수지의 소울 뷰티 다이어트

※ 이 도서의 국립중앙도서관 출판시도서목록(CIP)은 서지정보유통지원시스템 홈페이지(http://seoji.nl.go.kr)와 국가자료공동목록
(http://www.nl.go.kr/kolisnet)에서 이용하실 수 있습니다.
(CIP제어번호: CIP2018015414)

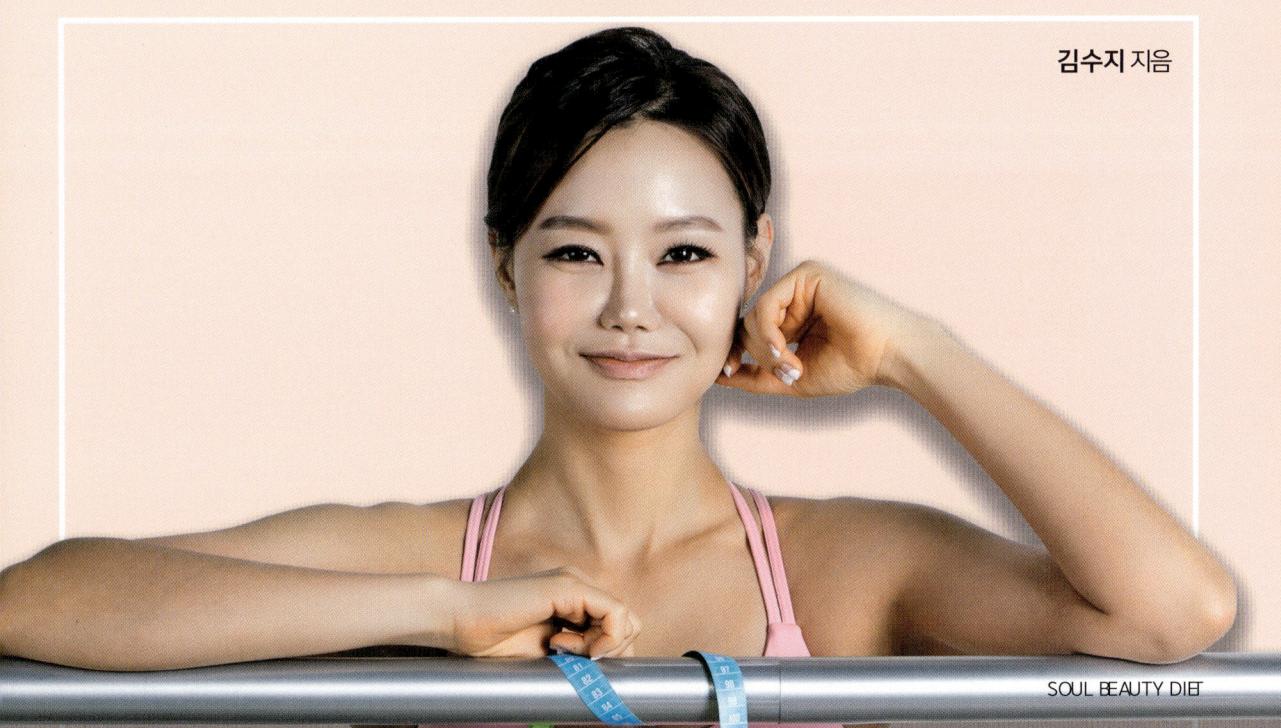

김수지 지음

수지의 **소울 뷰티** 다이어트

SOUL BEAUTY DIET

베가북스
VegaBooks

Contents

Part 1
삶의 또 다른 방식, 다이어트

- 9   다이어트? 내일부터 하지 뭐!
- 10   더 해야 돼, 더 줄이고, 더 달려야 해
- 11   슬픈 인정
- 12   폭주, 그리고 이상한 결과
- 14   '치팅데이'의 역습
- 15   제일 무서운 '아는 맛'
- 16   도망자의 말로
- 17   날씬한 데엔 이유가 있다?
- 19   급작스런 반성모드
- 20   직접 만들어보기
- 21   식단의 변화가 곧 혁명!
- 22   한 걸음씩 천천히
- 24   한가함을 타파하라!
- 25   다이어트 때문에 생계를 잃다
- 26   마음으로 다가서기
- 27   피할 수 없는 회식자리에서
- 29   잠들기 전, 10분의 투자
- 30   수지, 문제 발생!
- 31   또 다른 도전
- 32   수지는 언제나 현재진행형

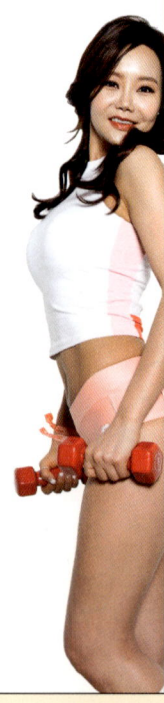

Soul Beauty Diet

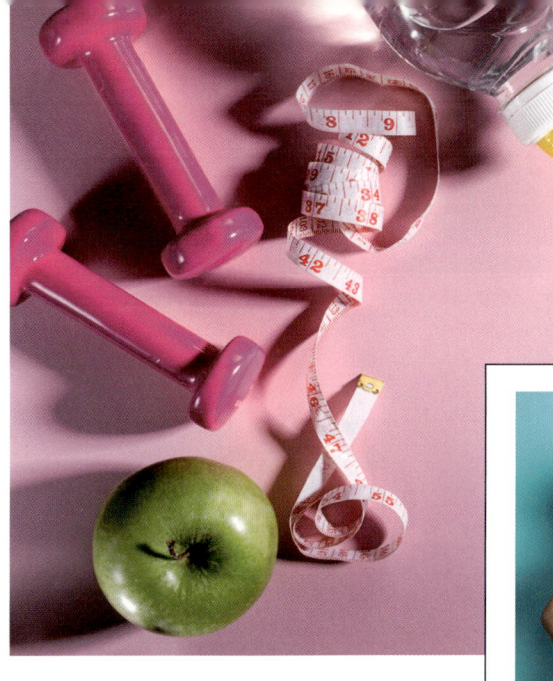

Part 2
수지의 **맛있는** 라이프

35	샐러드
49	샌드위치
70	파스타/피자/밀 프렙
81	밥/죽
98	조금은 특별하게, 특식
125	베이커리
135	도시락
140	요거트 볼

Part 3
수지의 **파워풀** 라이프

147	스트레칭
161	워밍업
173	맨몸 유산소
179	근력: 상체
186	근력: 복부
191	근력: 하체
201	고강도 자세
207	폼롤러 마사지
217	수지와의 7일

226 마치며
　　　세상의 모든 다이어터분들께

수지의 소울 뷰티 다이어트
Soul Beauty Diet

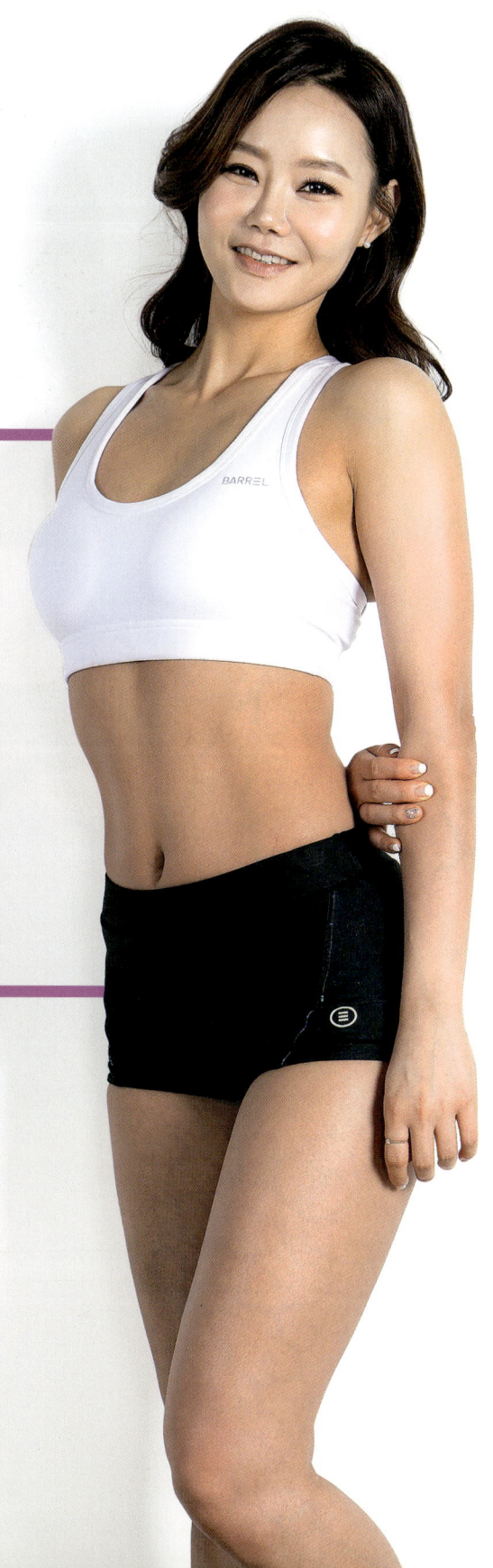

Part

1

삶의
또 다른 방식,
다이어트

수지의 소울 뷰티 다이어트

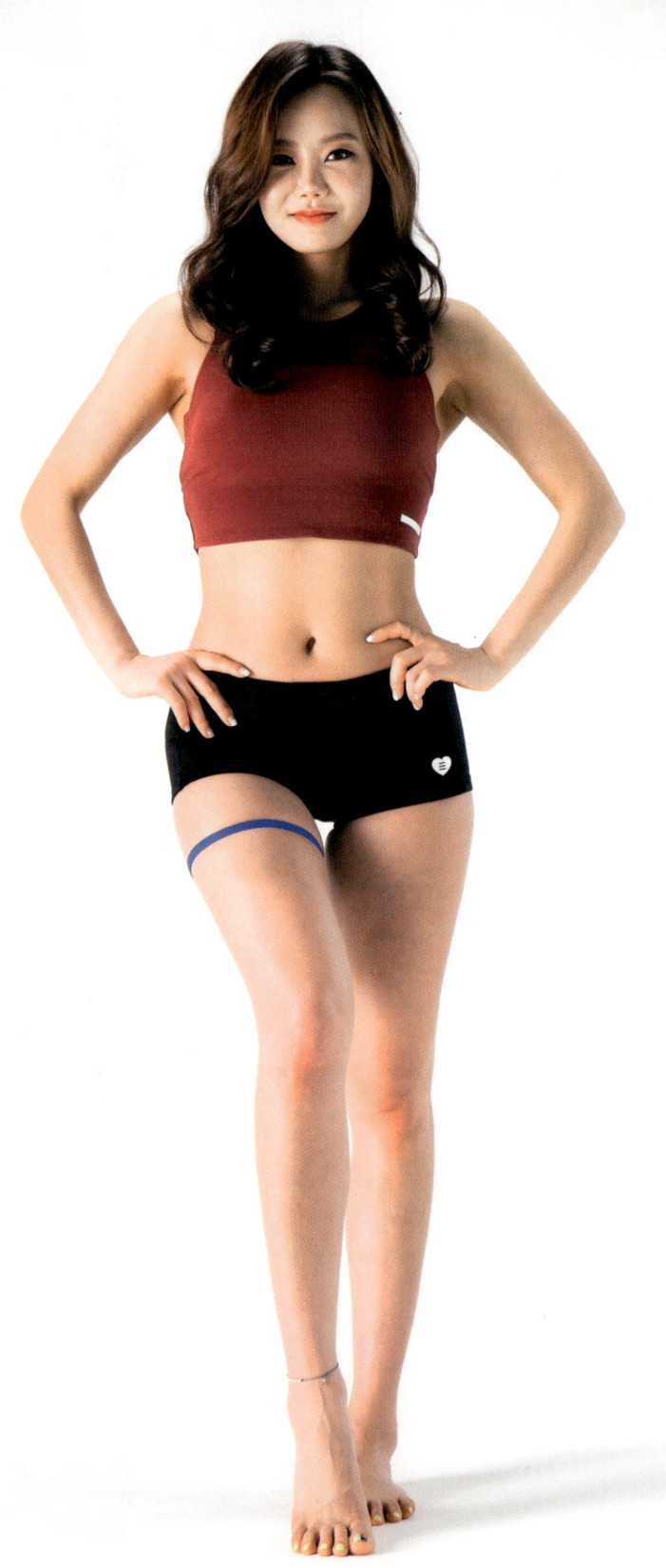

다이어트? 내일부터 하지 뭐!

저 사실 먹는 거 되게 좋아했어요. 그것도 고칼로리로!! 매콤하게 볶은 족발에, 더 매운 닭발……. 어디 그것뿐이겠어요? 밥 두 공기 추가해서 먹으면 천국이 따로 없었죠.

무슨 다이어트 책에서 먹는 아야기부터 하나 싶겠지만, 제 경험을 이야기하는 것인 만큼 솔직해지는 게 맞다고 생각돼서요. 지금도 그런 게 그립지 않다고 딱 잘라 말하기 힘들기는 해요. 돌이켜보면 채소나 과일은 입에도 안 댔고, 고기반찬이나 튀긴 음식 없이 하루나기가 짜증났어요. 야식은 기본이었고 성인이 되어 사회생활을 시작하면서는 술까지 곁들여지니 더 말할 게 있었겠어요? 웃고 떠드는 술자리는 또 어찌나 좋은지…….

그리고 사람은 자신도 모르게 핑계를 대기도 하잖아요. 일이 힘들다고, 혹은 일이 잘된다고. 비가 오니 동동주에 파전 생각나지, 날씨 좋으면 비빔면 사발로 비비고 싶지. 저도 마찬가지였어요. 직장 스트레스도 먹는 거 하나면 뚝딱 날려버릴 수 있었어요. 그리고 음주는 인맥 관리에 필수 아니겠어요? 회식자리는 또 얼마나 매력적인지, 나중엔 애주가 소리를 듣고 있더라고요, 제가.

운동이라면 딱 질색이었어요. 뭐 기본체력이 나쁘다고는 생각하지 않았으니까 더 그랬을지도 모르겠지만, 큰 착각이었죠. 아침마다 살 빼야지, 운동해야지, 생각은 하지만 정작 주위에서 다가오는 유혹들을 뿌리치지 못하고 그럴 생각도 못 했어요. 늘 거창한 계획만 세우고 입으로만 하는 다이어트. 제가 그랬어요.

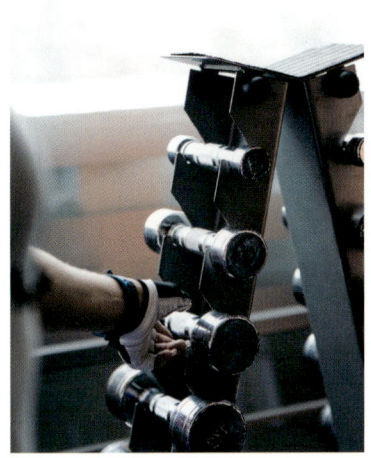

Soul Beauty Diet

더 해야 돼. 더 줄이고, 더 달려야 해

어느 날, 야식까지 배부르게 먹고 잠자리에 들려다가 무심코 전신거울을 봤어요. 펑퍼짐한 잠옷인데도 볼록 튀어나온 뱃살, 어두운 혈색, 피부에 트러블까지 한가득이었죠. 꽃다운 나이라는 게 믿겨지지 않았어요. 순간 정신이 번쩍 들더라고요. 언젠가부터 콤플렉스가 돼버린 퍼진 엉덩이, 그걸 또 가리겠다고 걸쳐 입은 긴 티셔츠, 허리 쪽이 편하다는 이유로 쭉쭉 늘어나는 고무 밴드 바지만 입었어요. 비키니? 그런 건 꿈도 못 꿨죠. 그래서 이번에도 무작정 굶는 걸 생각했어요. 눈 딱 감고 6개월만 먹을 거 참고 죽도록 뛰어보자! 나도 소셜네트워크 속 그 누군가처럼 예뻐지고 싶었어요.

닭가슴살과 달걀만 먹으면서 한동안 버텼죠. 홈쇼핑에서 실내 사이클을 구매해 하루에 4시간은 넘게 달렸고, 종일 1000칼로리도 되지 않는 섭취량은 체중계 위에서 기뻐하는 저를 만들어줬어요. 어느 날 체중이 49kg을 찍었을 땐 하늘을 날 것만 같았어요. 초등학교 때에도 못 본 숫자였으니까. 욕심이 났어요. 40kg 후반은 안정권이 아니라고 생각했어요. 여기서 안심한 나머지 해이해졌다간 더 큰 후회만 남을 것 같았어요.

"더 해야 돼. 더 줄이고, 더 달려야 해."

45kg쯤은 되어야 맘이 편할 것 같아 주문 외듯 '더 해야 된다'는 말만 되뇌었어요. 먹고 싶다는 욕구를 극한으로 억누르고 닭가슴살이나 달걀이 아닌 음식을 조금이라도 먹는 날엔 실내 사이클에 더 매달렸어요.

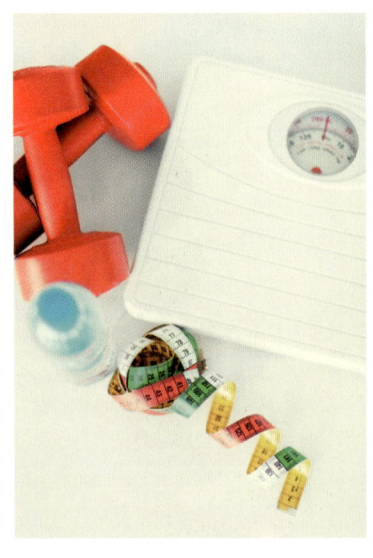

슬픈 인정

영양소에 대한 명확한 지식이 없었어요. 제게 탄수화물과 지방은 무조건 살찌는 음식이었죠. 다이어트를 시작하고 6개월은 그런 종류들을 입에도 대지 않았답니다. 눈 질끈 감고 채소라면 아무거나 입에 우겨넣고, 배고픔과 피로에 지친 날에도 사이클에 앉았어요. 그렇게 얼마나 날을 세웠는지 몰라요.

가족들이 먹는 밥상 갖고도 시비를 걸어서 괜한 싸움이 나기도 했고, 왜 예쁘게 낳아주지 않았냐는 못된 말로 부모님의 마음에 대못을 박기도 했어요.

친구들과의 관계는 어땠겠어요. 외출하면 적어도 한 끼는 함께 먹어야 하는 데다, 카페의 디저트는 정말 견딜 수 없을 것 같아서 만나자고 하면 도망치기 바빴어요. 그래놓고 성공이라 믿고는 기뻐했죠. 주위에서 말랐다고 말해주는 게 정말 듣기 좋았어요. 그 뒤로 해골 같다느니, 나이 들어 보인다는 말들도 들려왔지만 웃기는 소리라며 콧방귀를 뀌었죠. 모두 내가 부러워서 그러는 줄 알았어요.

그러나 기분과는 반대로 몸에 이상이 왔어요. 생리 주기가 비정상적으로 변했고 잔병치레에 이유 없이 많이 아프기도 했죠. 건강하지 않았고, 예쁘지 않았고, 외로움만 더 커졌어요. 마르기만 하면 모든 게 해결될 줄 알았는데 자존감은 바닥을 치고 옷태도 전혀 살지 않았어요.

결국, 전 병들었다는 걸 인정할 수밖엔 없었답니다. 그럼에도 굶고 운동하는 데 매달렸어요. 그걸 멈추면 모든 게 무너져 내릴 것만 같은 공포에 시달리며 살았어요.

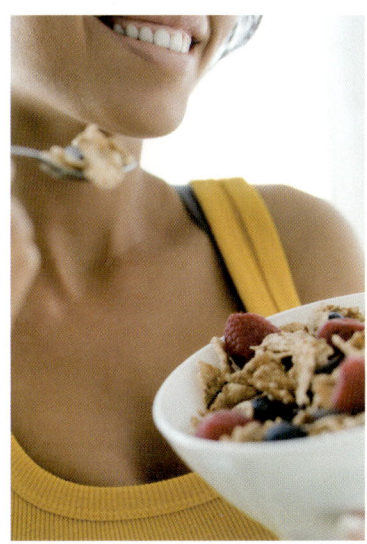

폭주, 그리고 이상한 결과

카페에서 커피를 마시고 있었어요. 어떤 친구를 만나기로 한 날이었죠. 한 여름임에도 따뜻한 아메리카노를 마셨는데, 차가운 음식이 다이어트에 방해가 된다는 이야기를 철석같이 믿었기 때문이에요. 친구가 멀리서부터 걸어오는데, 손에 무슨 비닐봉투를 하나 가져오더라고요. 그러더니 자리에 앉자마자 입이 심심해서 사온 거라며 몇 가지 과자를 테이블에 올려놨는데, 아뿔싸, 정신을 차려보니 텅 빈 과자 봉지만 죽 늘어서 있는 게 아니겠어요? 저도 모르게 제가 그걸 다 뜯어 먹어버린 거예요. 자책에 빠져 스스로에게 온갖 비난을 늘어놨어요. 미친X, 덜 떨어진 X, 온갖 욕설들이 한 여름 소나기처럼 쏟아져 내렸어요.

잘 하고 있다고 믿었는데, 이렇게 무너질 줄이야. 아무 일도 손에 잡히지 않는 불안감과 당장 뱃살이 다시 불어나는 것 같은 공포에 친구랑은 급히 헤어지고 집으로 돌아왔어요. 저녁 여섯 시부터 다음날 새벽까지 실내 사이클과 복근운동을 죽어라 하고도 공포에 질려 겨우겨우 체중계에 올랐어요. 다행스럽게도 체중변화는 없었고 마음은 금방 편해졌죠. 그리고 이 같은 결과에 만족하며 혼자 다짐했어요.

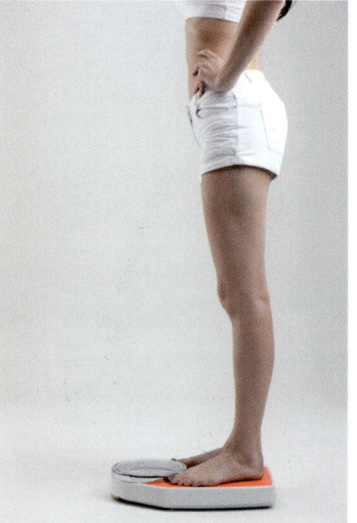

"먹고 살이 되기 전에 미친 듯이 운동하자. 그러면 유지할 수 있을 거야!"

Soul Beauty Diet

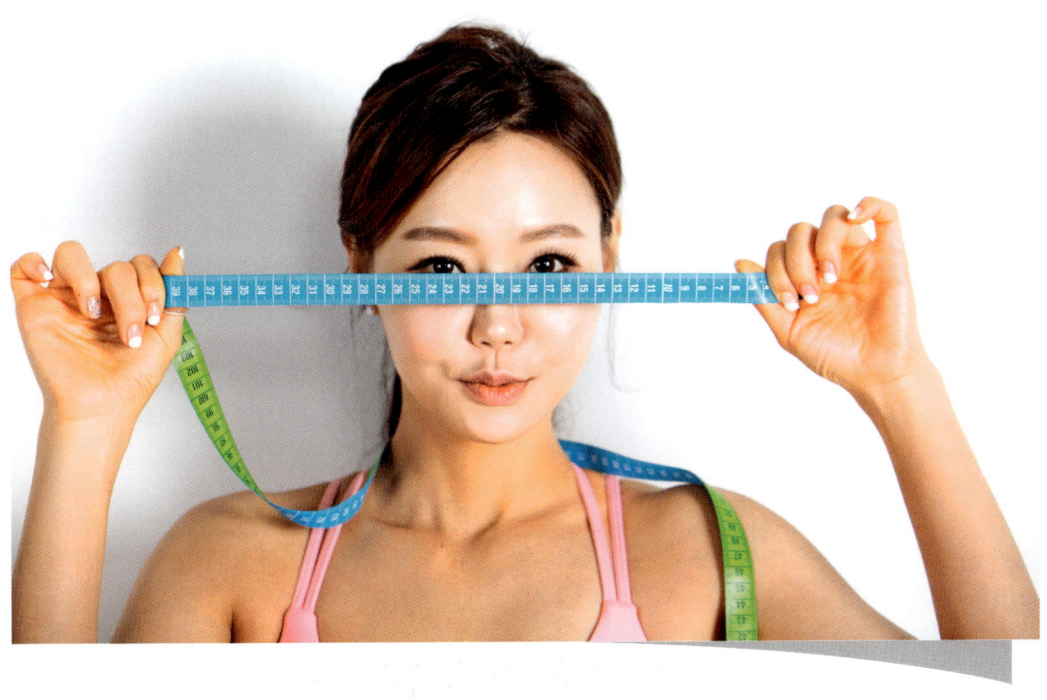

Soul Beauty Diet

치팅데이의 역습

과자 앞에서 무너지고 난 후 자꾸만 먹을 게 눈 앞에 아른거렸어요. 그 와중에 '치팅데이'라는 걸 알게 됐는데, 일주일에 한 번쯤은 먹고 싶은 걸 마음껏 먹어도 된다고 하더라고요. 정말 꿈같은 소리 아니에요? 하루라도 맘 편히 먹을 수 있다는 게 얼마나 축복처럼 들렸는지 몰라요.

언제를 치팅데이로 잡을까 고민하다가 전 토요일로 결정했어요. 직장 스트레스에서 벗어나는 날이기도 했고, 그 날이면 맘도 편하고 몸도 편해 더욱 즐거울 것만 같았어요. 그래서 토요일을 손꼽아 기다렸죠. 한 주를 독하게 버티고 결국 저만의 치팅데이를 맞게 되자, 전 꽉 쥐었던 고삐를 풀어버리고는 달고 맵고 짠 음식, 디저트와 탄산음료에 술까지 정말 쉬지도 않고 먹었어요.

너무 맛있었고, 더할 나위 없이 행복했답니다. 하지만 30분 정도의 행복을 빙자한 고통은 3시간도 아닌 3일이 넘게 저를 괴롭혔어요. 자극적인 소스에 잔뜩 버무린 수많은 음식과 그토록 짜릿했던 술은 위장에 큰 무리를 줬고, 며칠을 배앓이를 하며 끙끙댔어요. 게다가 신발을 신지 못할 만큼 다리가 부어올랐고, 덜어낼 수 없는 죄책감까지 더해져 더욱 극심하게 운동에 매달렸어요. 그러나 더 큰 문제는 그다음에 일어났답니다.

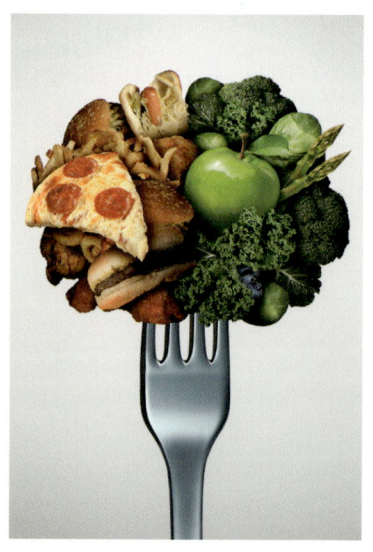

제일 무서운 '아는 맛'

치팅데이는 그동안 열심히 닫고 있었던 어떤 기억을 되살렸어요. 막고 싶었던, 이젠 내게서 사라졌을 거라 믿었던 부분. 폭식과 과식을 야기했던 좋지 않은 '아는 맛'에 대한 기억을 말이죠. 마치 기억상실증 환자에게 한꺼번에 찾아온 과거처럼 폭식이 제게 달려들었어요. 전 그걸 버텨낼 재간이 없었고, 그렇게 입에 음식물을 밀어 넣은 뒤 지독한 후회에 눈물을 흘렸어요.

그리고 젖은 눈을 닦기도 전에 사이클을 탔어요. 지금까지 해온 고생 때문에라도 이 악물고 뭐가 됐든 닥치는 대로 운동했죠. 이걸 매일같이 해야 하는 삶은 자유로운 외출조차 이상한 일처럼 만들었어요.

회사 회식이라도 있는 날이면 불안한 마음에 조퇴하고 집으로 돌아왔죠. 그리고 다시 운동했어요. 계속되는 폭식과 운동의 반복으로 체중계는 주말과 평일 사이 갈피를 잡지 못하고 눈금이 흔들렸어요. 휘청거리는 다리로 체중계에 올라서는 저도, 그리고 이 모든 상황들도, 모조리 다 끔찍했어요.

정말 고생했는데 식욕 하나 다스리지 못하고 이렇게 되어버린 제 자신을 혐오했어요. 폭식과 운동이라는 지독한 반복은 시계의 톱니바퀴처럼 멈추지 않았고, 식욕을 이겨낼 용기가 사라지자 처음 다이어트를 다짐했던 제 모습도 흐려졌어요.

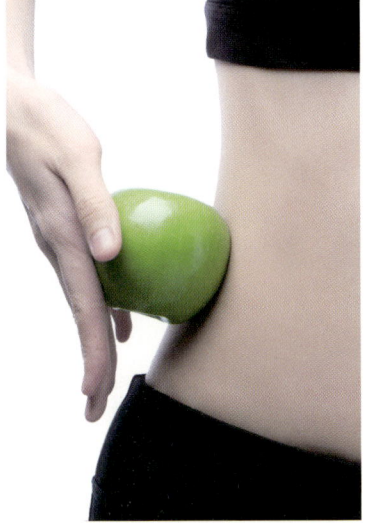

도망자의 말로

식욕을 제어하지 못한 채 자학하듯 해야 하는 운동에 몸도 마음도 지쳐갔어요. 결국 만사가 귀찮아지더라고요.

그러다보니 요령을 피고 싶어졌어요. 그런 거 있죠? 한 종류의 음식만 먹고 살을 뺀다는 원푸드 다이어트, 오직 육류만 먹으면 체중이 감소한다는 황제 다이어트 같은 거요. 하다하다 안 되니 하루 종일 설사를 유발해서 다이어트를 성공할 수 있다는, 아주 근본도 없는 다이어트도 시도해봤을 만큼 저는 죽도록 다이어트에 매달렸어요.

그 외에 유행한다는 다이어트는 하나도 빠짐없이 해가며 자꾸만 움찔거리는 체중계의 눈금을 원래 상태로 되돌려놨지만, 지금에 와서 생각해보면 가장 후회되는 일들이기도 해요. 저를 지탱해준 몸 안의 좋은 것들만 날려버린 셈이니까요. 심지어 그 뿐만이 아니었어요. 나태하게 벗어나고자 했던 도망자의 길 끝엔 탄력 없는 피부, 안 그래도 얇았는데 더 가늘어진 손목과 발목, 늘어진 복부와 허벅지가 서슬 퍼런 눈빛으로 날 비웃고 있었어요. 후회가 밀려오고, 나를 위한 선택이라 믿었던 것들이 칼로 변해 가슴에 박히는 느낌이었어요.

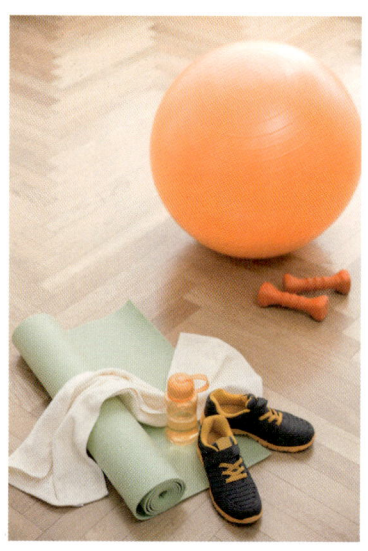

Soul Beauty Diet

날씬한 데엔 이유가 있다?

끝 간 데 없이 가라앉은 마음을 진정시키고 정신을 차려보니, 저만의 생각으로는 도무지 답이 없을 것 같았어요.

그래서 인터넷을 뒤지며 날씬한 걸로 잘 알려진 스타들과 SNS 속 유명인들을 찾아봤어요. 도대체 날씬한 친구들은 저와 뭐가 다른 걸까요? 사는 방식도 크게 차이가 없는 것 같고, 분명 저 사람들도 먹는 거 신경 쓰고 운동에 죽도록 목매야 맞는 것 같은데 말이죠.

인스타나 페북의 사진 속에선 어쩜 저리 행복해 보이는지요. 분명 저렇게 유지하기 위해선 어떤 비법 같은 게 있을 거라는 생각도 들었죠. 그래서 더욱 예민하게 관찰했어요.

운동은 되게 싫다면서도 참 바쁘게 산다 싶었어요. 그래서인지 하루 중 쳐져 있는 시간은 거의 없었고, 밥도 삼시 세끼 다 먹는다고 해도 그거 이외엔 아무것도 안 먹는 것 같았어요. 배부르면 숟가락을 딱 놓는 대범함까지! 그러니 체형을 유지할 수 있었던 거겠죠.

괜스레 심통 난 기분으로 보다가, 어느 순간 갑작스런 깨달음? 그 비슷한 느낌이 왔어요.

정리해보면 그들은 평소에 많이 움직이고, 맛없어 보이는 음식도 맛있게 먹었던 거예요. 아니, 그들에겐 맛없는 게 아니라 정말로 맛있는 것이었을지도 모르죠. 항상 움직이고, 건강한 걸 맛있게 먹는 방법. 그걸 찾아야 했어요.

Soul Beauty Diet

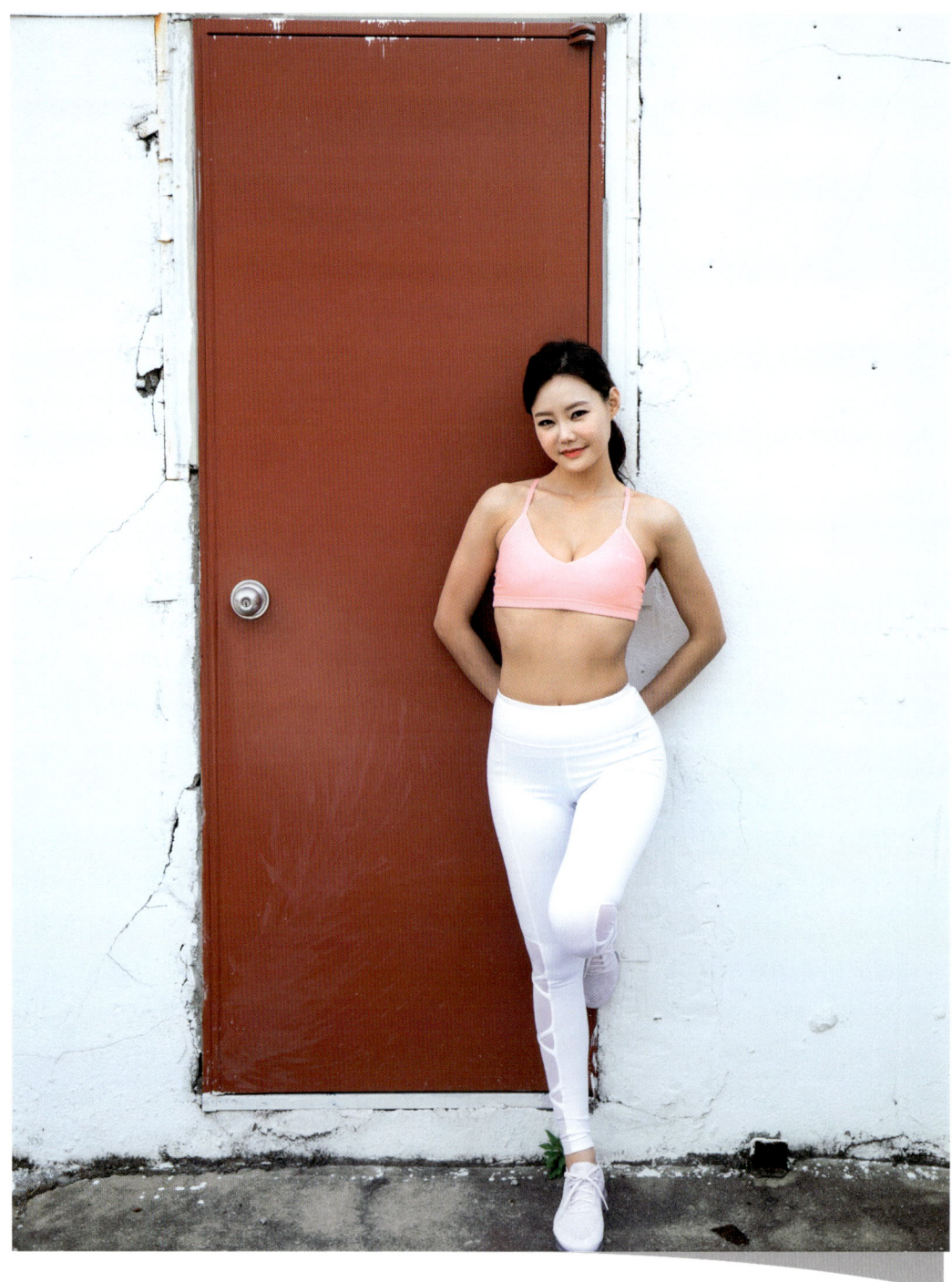

급작스런 반성모드

일상에 움직임을 더하는 데 큰 어려움은 없을 것 같았어요. 그렇다고 누군가의 운동을 그대로 따라하는 건 제 생활과 습관에 너무 큰 변화를 주는 것이라 힘들어 보였어요. 난 그 누구도 아닌 나 자신이기에 그동안의 내 모습을 무조건 문제 삼는 건 스스로를 부정하는 것과 다름이 없었죠. 그동안의 나는 어땠을까 생각하다가 불현듯 '강박'이라는 단어가 섬뜩하게 떠올랐어요. 많이 먹어서, 혹은 어떤 특정한 음식을 먹어서 운동을 더 해야 한다고 생각하는 건 그저 강박이 아닐까 싶었어요. 내 몸을 마치 적군처럼 생각하고 공격한건 아닐까, 난 정말 날 사랑하지 않았던 걸까 하는 생각도 들었고요.

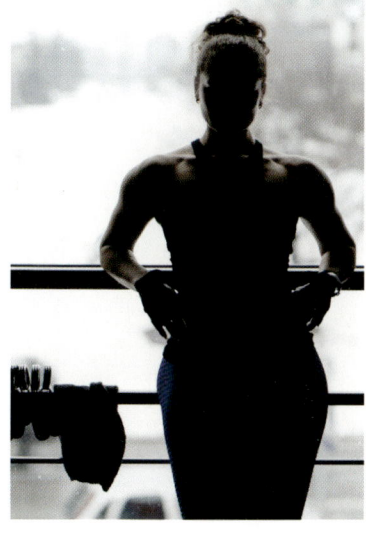

하루 종일 음식 생각에 지치다 못해 과식과 폭식으로 계속된 후회의 굴레에 빠지는 이유는 제가 그동안 해왔던 습관에 있었어요.

억지로 참는 게 아니라 스스로 찾지 않도록 몸과 생활습관을 기본부터 바꾸는 방법, 그게 필요했어요.

일상생활 속에서 잘못이 있었다면 무엇이었을까 고민해보니 평소 맛있게 먹었던 음식들에서 이유를 조금이나마 찾을 수 있었어요. 우선 그것들이 무엇으로 만들어졌는지부터 알아보기 시작했어요. 관심도 없던 음식을 먹고 싶도록 만들기 위한 준비이자, 그동안 혹사시킨 몸에 대한 깊은 반성도 함께 했던 순간이었어요.

직접 만들어보기

아무래도 뭔가를 만들어보는 것이 이해가 빠를 것 같아 간단한 국과 반찬을 만들어봤는데, 제가 생각한 적당량으로 간을 하니 모조리 맹탕에 가까웠어요. 간을 맞춰보다가 아 이쯤이면 맛있네, 싶었던 건 모든 조미료가 기준치를 훨씬 웃돌고 나서였어요.

나중에 MSG까지 넣으니 그제야 엄마가 해준 맛 같은 게 느껴지더라고요. 그렇게 직접 요리를 해보니 기존에 파는 음식이든 엄마가 만들어준 음식이든, 첨가물들의 혼합체라 해도 틀린 건 아니었어요. 설탕과 소금은 어찌나 많이 들어가는지 상상도 못할 수준이었어요.

그때부터 여러 가지를 직접 만들기 시작했는데 내가 먹는 음식의 양, 조미료 등을 생각하며 만들다보니 불필요한 영양소를 제외시킬 수 있어 참 좋았어요. 물론 칼로리 측정과 필요한 영양소의 판단에도 큰 이점이 있었죠. 특히 부종이 심한 저에겐 저염식단이 딱 이었는데, 저염식단이라는 게 말만 좋지 그게 왜 살이 안 찌고 몸에 좋은지 잘 모르잖아요. 직접 느껴본 바로는 식사에 염분을 감소시키니 체중변화는 둘째 치고 몸이 가벼워지더라고요. 전체적인 부피도 줄어드는 느낌이고. 그동안 '단짠'이라는 말장난과 지나친 탄수화물에 길들여져 운동 아니면 답이 없을 것 같은 부종도 서서히 가라앉았어요.

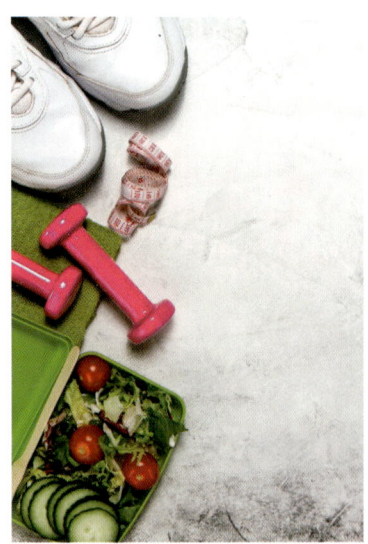

Soul Beauty Diet

식단의 변화가 곧 혁명!

저염식과 건강식으로 내 몸을 가꾸자는 마음으로 식단을 짜서 먹다보니 채소나 과일이 조금씩 좋아지는 게 정말 신기하더라고요. 예전엔 입에도 안 댔던 식재료들이 그토록 저를 건강하게 만들 줄은 미처 몰랐거든요. 싫다고 밀어낸 음식들 대부분이 채소였고 아보카도는 아예 거들떠도 안 보던 그저 이상한 맛의 열매였어요.

그런데 이젠 그 하나하나가 제게 힘을 주고 용기를 북돋는 귀한 음식이 되었어요.

쌈장을 찍어먹지 않아도 하나씩 맛을 음미하다보면 은근한 단맛과 상쾌한 내음이 불쾌한 스트레스마저 날려주는 것 같은 기분이었어요. 물론 저도 처음에는 생채소를 바로 썰어 먹긴 힘들어서 소스나 직접 만든 스프레드를 첨가하며 먹었어요. 그렇게 하나 둘 계속 시도하다보니 향이 강해 싫어했던 샐러리도, 카레에만 들어가도 빼버리던 당근도 소중한 먹거리가 되었고, 각종 채소를 냉장고에 구비해놓고 냉장고 문을 열었을 때 바로 손이 가는 위치에 두었어요. 간식 생각이 날 때 언제든 꺼내 먹을 수 있도록 말이죠. 먹을 게 없는 것이 아니라 먹지 않았던 것뿐이었어요. 조금이라도 일찍 알았더라면 얼마나 좋았을까 싶은 생각이 들 만큼 식단의 변화는 혁명에 가까운 효과를 가져왔어요.

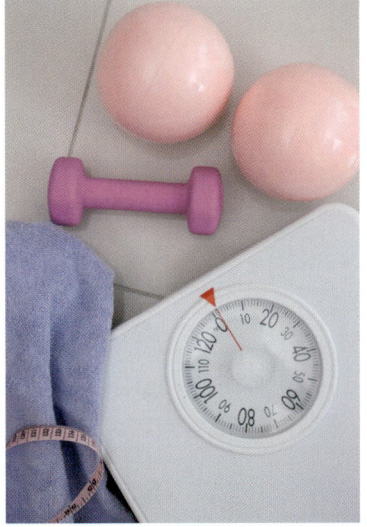

한 걸음씩 천천히

생활습관을 바꾸니 좋긴 좋은데, 심리적으로 이상한 불안감이 찾아왔어요. 먹고 살아온 많은 부분이 바뀐 셈이잖아요. 앞으로 얼마만큼 바꿔야 할지, 지금 잘하고 있는지 불안했어요. 지난번 역효과를 경험한 저는 한꺼번에 큰 변화를 준다고 능사가 아니라는 걸 알고 있었거든요. 조금만 천천히 가자고 마음속으로 되뇌었어요. 어느 것도 늦지 않았다는 마음으로 식단을 변경하려 노력했어요.

세 끼니를 다 건강식으로 먹을 수는 없으니 그 중 어떤 끼니를 건강한 패턴으로 삼을 수 있을까 고민했는데,

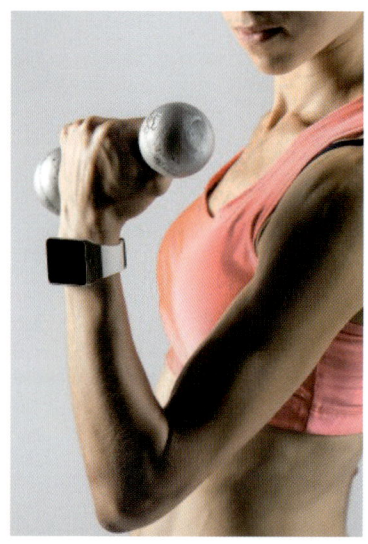

아침은 늦잠 때문에 거르는 경우가 많아서 제외, 점심은 직장에서 먹어야 하니 일반식밖엔 답이 없었죠. 그나마 저녁이 제가 가진 마지막 답이었어요. 그렇게 하루 한 끼, 저녁을 다이어트식에 집중했어요. 탄수화물, 단백질, 지방을 고루 갖춘 식단을 구성했고, 적당히 포만감을 느낄 때 멈추는 연습을 했어요. 이게 그리 쉽진 않았는데, 계속해서 위장에 신경을 써야 한다는 이야기잖아요. 내가 얼마나 먹어야 하는지를 미리 예상해두고 천천히 먹는 식습관에 신경을 썼답니다.

Soul Beauty Diet

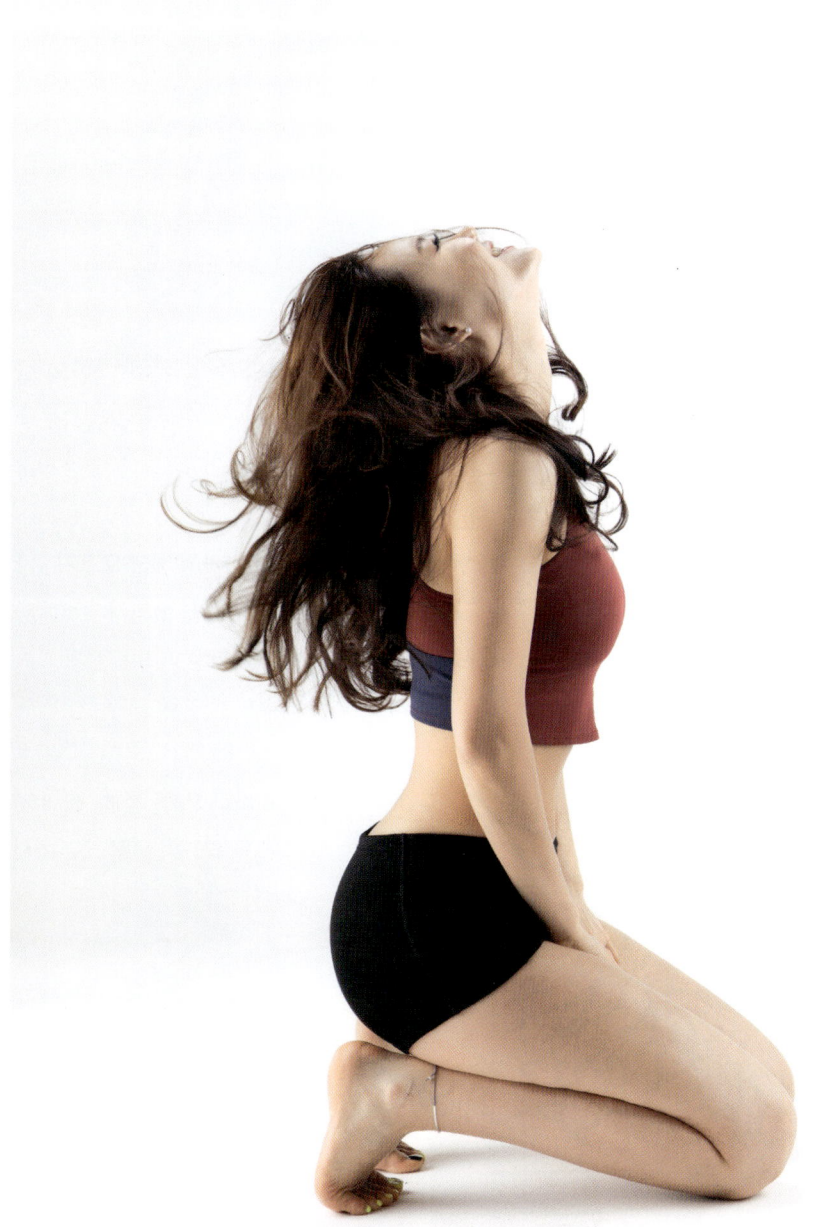

한가함을 타파하라!

몇 달간 건강하게 살긴 했지만 30년의 식탐 인생이 그리 쉽게 무너질 리 없었어요. 참 놀랍죠? 여전히 굳건한 식욕이라는 거 말이에요. 식욕이 가장 왕성할 때가 언제인지를 알아야 효과적으로 제어할 수 있을 것 같아 이것저것 고민해보니, 업무 시간 중 가장 한가한 점심 식사 이후, 이동 중 운전하는 시간, 드라마 보면서 멍 때리는 시간, 거기에 요새는 그놈의 빵스타그램이니 먹스타그램 같은 걸 자신도 모르게 보고 있을 때! 바로 이런 시간들이 제가 가장 많은 번뇌에 시달리는 시간들이었어요. 결국 군것질을 하게 되기도 했죠. 이 순간들엔 한 가지 공통점이 있는데, 바로 '한가함'이었어요. 요 녀석을 어떻게 타파할 수 있을까 궁리하다가 몇 가지 저만의 답을 찾았답니다.

회사에서
- 업무 중 짬이 날 때 잠깐 나가서 계단 오르기
- 장거리 이외에 운전하는 시간을 줄이기
- 대중교통을 이용하거나 가까운 거리는 걷기

집에서
- 드라마나 TV를 볼 때 실내 사이클을 타거나 폼롤러로 마사지하기

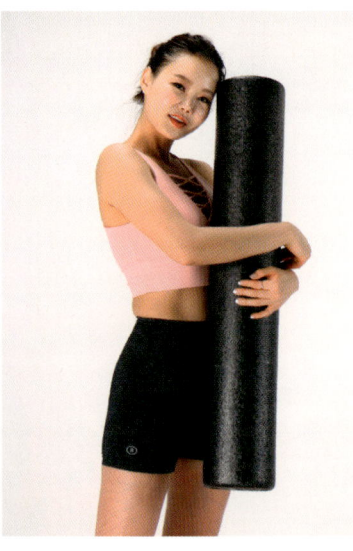

한가함을 줄이는 건 제게 꽤 큰 도움을 줬어요. 그럼에도 간식은 언제나 생각났던 건 안비밀!

다이어트 때문에 생계를 잃다

식단과 운동, 습관까지 하나하나 챙겨가며 조금씩 범위까지 늘리다보니 저녁 한 끼에서 시작된 식단이 하루 세끼를 다 챙기는 수준까지 도달했어요. 바로 여기서 생각지도 못한 큰 태풍을 만났어요. 회사생활이었죠. 공동체 생활에서의 점심을 따로 챙겨 먹기란 정말 쉽지가 않았어요. 모두에게 다이어트 중이라고 이야기를 하고 어느 정도 양해를 구했지만, 점심은 식단에 맞춘 건강도시락으로 해결하고 회식자리엔 무조건 빠져야 했으니 동료들과의 관계가 급속도로 냉각됐어요.

그리고 그게 결국 상사의 귀에 들어가서 일에는 집중 안 하고 다이어트에만 신경이 쏠린 정신 나간 여자처럼 저를 대했어요. 결국 한 번 불려가기도 했는데, 공동체 생활에서 어울리지 못하는 건 잘못된 행동이라 지적받고 다이어트가 무슨 대수라고 이 난리냐는 핀잔까지 들어야 했어요.

그럼에도 저는 계속할 수밖에 없었어요. 이미 다이어트는 제 삶의 방식이었고, 건강을 위해서라도 퇴근 후 음주나 야식은 하고 싶지 않았으니까요. 계속 그런 식으로 버티고 또 버텼어요. 그러다 나중엔 물을 많이 마신다는 이유로 물병이 날아오더라고요. 그쯤 되니 저도 더 이상은 참을 수가 없어서 소리를 질러버렸어요. 개인의 사생활을 존중해주지 않는 회사는 저도 싫다고 말이죠. 뒤돌아서서 걸어 나오는 길이 어찌나 외롭고 슬펐던지 아직도 기억이 생생해요. 너무 많은 감정이 휘몰아쳐서 머리가 무척이나 복잡했어요.

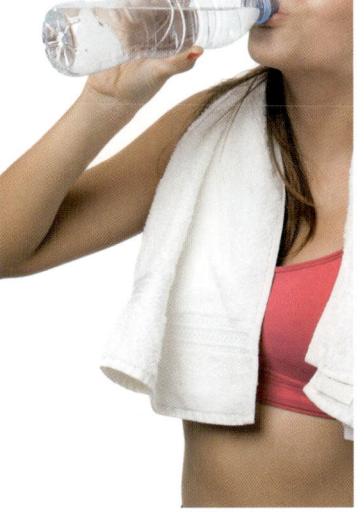

마음으로 다가서기

그렇게 회사를 관두고 나니 다이어트를 삶의 방향이랍시고 좇는 게 정말 맞는 것인지 큰 의문과 실망감이 들었어요. 가슴 한편이 꽉 막히고 너무 답답하더라고요. 생계를 잃는 건 다이어터의 삶도 끝이라는 의미이기도 했기에 수소문 끝에 힘들게 다른 회사에 입사했어요. 결국 거기서도 식사이야기가 나왔는데, 따로 밥을 먹어야 한다는 말을 꺼내는 게 어찌나 두렵던지요. 그 누구도 저를 이해하지 못할 거라는 생각에 괴롭기도 했지만, 일단 말을 꺼냈어요.

"건강이 좋지 않아 점심을 도시락으로 먹어야 해요."

저도 모르게 거짓말을 했어요. 몸을 위한 선택이니 완전한 거짓말은 아니었지만 꼭 그렇게 먹지 않으면 안 된다고 말해버렸어요. 그렇지 않고서는 저를 방어할 수 있는 게 하나도 없었거든요. 조마조마한 마음이었지만, 정말 다행스럽게도 많이 이해해주시더라고요. 그렇게 시작한 또 다른 회사생활에서 저는 좀 더 적극적으로 제가 피해야 할 부분에 대해 알렸어요. 그랬더니 사람들은 술이나 군것질을 권하지 않았고, 만에 하나 권하는 경우에도 거절한다고 부정적으로 생각하지도 않았어요. 그럼에도 사람들과 어울릴 시간이 부족했는데, 그때부터 저는 제가 만든 음식들을 나눠먹으며 소통될 수 있기를 간절히 바라고 노력했어요. 맛있다는 평보다는 생각보단 훨씬 괜찮고 든든하다는 말에 얼마나 기뻤는지 몰라요. 그렇게 동료들은 절 이해해주었고, 저도 사회생활 속에서 내 자신을 지키는 융통성과 지혜를 얻을 수 있었어요.

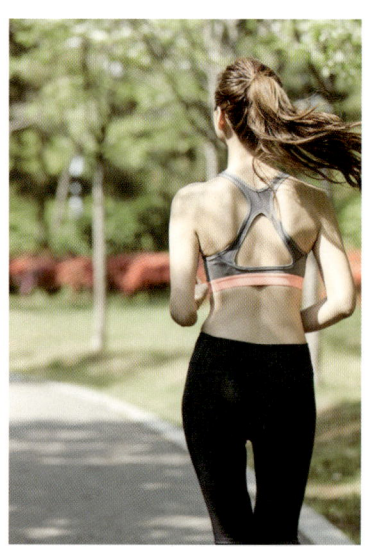

피할 수 없는 회식자리에서

아무리 그래도 회식자리를 다 피해가긴 힘들었어요. 일의 외적인 부분에서 동료들과 진정으로 친해지려면 속에 담긴 이야기를 해야 하는데, 그게 거의 대부분 회식자리니까요. 그래도 술과 자극적인 음식들은 건강한 다이어트를 위해 필수적으로 빠져야 하니 그때마다 저는 오히려 적극적으로 대응했어요. 과장님이나 부장님이 물어보시잖아요. 오늘 회식은 뭘 먹을까? 하시면서요. 그때마다 저는 당당히 손을 번쩍 들고 '회'를 외쳤어요.

그뿐만 아니라 지방이 적은 목살, 등심, 오리고기 등을 강력히 밀어붙였고 보통 그 정도는 다들 먹는 음식이니 거의 그렇게 먹게 됐어요. 쌈채소까지 잔뜩 있으면 금상첨화였죠.

다만 술은 도저히 피할 수 없을 때도 있었지만, 그럴 땐 물도 함께 마셔서 가능한 몸이 타격 받지 않도록 주의했어요. 밥그릇도 완전히 남길 순 없어서 3분의 1정도만 먹으며 눈치껏 잘 버텼답니다.

다만 아무래도 평소보단 많은 음식을 먹게 되니 속이 좀 불편할 때도 있었는데, 그럴 땐 따뜻한 홍차나 녹차 등을 먹으며 속을 달랬어요.

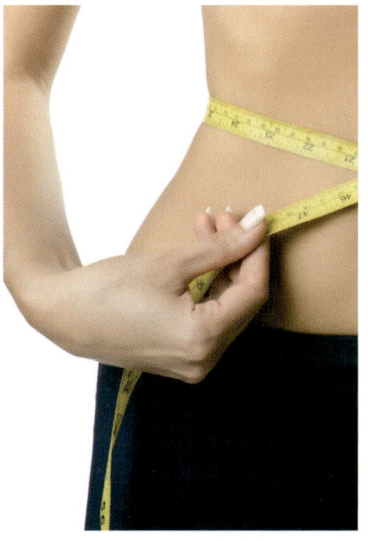

Soul Beauty Diet

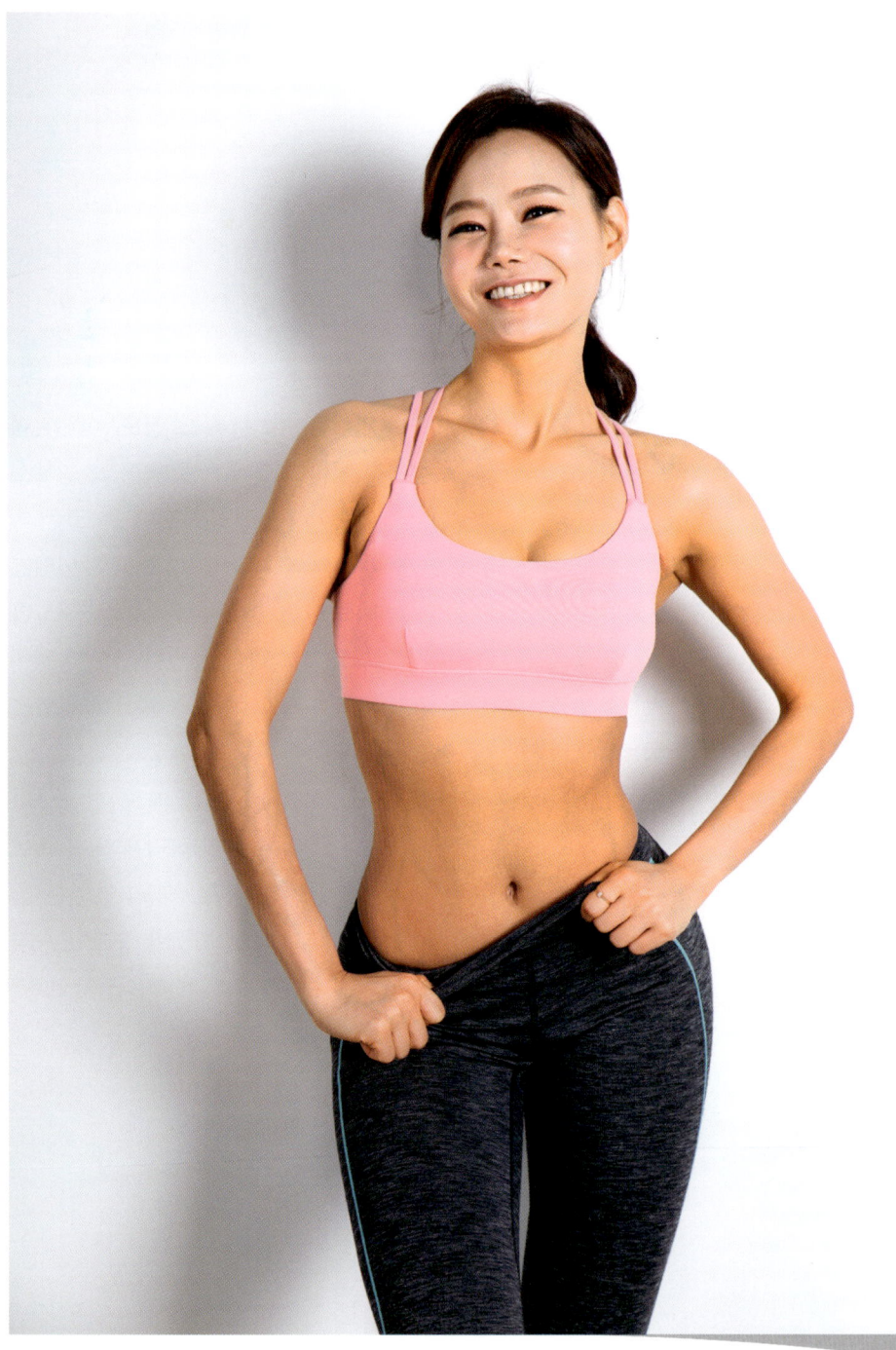

Soul Beauty Diet

잠들기 전, 단 10분의 투자

고된 회사생활 속에서 틈을 내서 운동을 한다고 해도 집에 오면 뭔가 모자란 기분이 들었어요. 지친 몸으로 침대에 누워 벽시계를 보고 있다가 문득 의아해졌어요.

"와~ 그것 참 느리기도 하네."

누워서 뒹굴 거리며 TV를 볼 때는 그렇게 빨리 가더니만 감시하듯 쳐다보고 있자니 초침이 그렇게 느릴 수가 없었어요. 그거 아세요? 시간은 눈치 보다가 우리가 안 볼 때 휙 지나간다는 거! 혼자 히히거리다가 길면 길고 짧으면 짧은 10분, 딱 그 10분만 운동에 투자하면 어떨까 싶었어요. 뭐 이런 이야기야 수많은 다른 다이어트 책이나 TV에서도 나왔겠지만, 제 스스로 답을 찾아낸 것 같아 너무나 뿌듯했어요. 당장 두 다리를 복부의 힘으로 올리는 '레그 레이즈'라는 운동을 했는데, 일부러 시계를 뚫어져라 쳐다보면서 했어요. 1분간 레그 레이즈, 30초간 쉬고, 또 1분간 운동을 반복하다보니 10분은 오히려 너무 긴 시간이겠다 싶을 만큼 확실히 운동이 되더라고요.

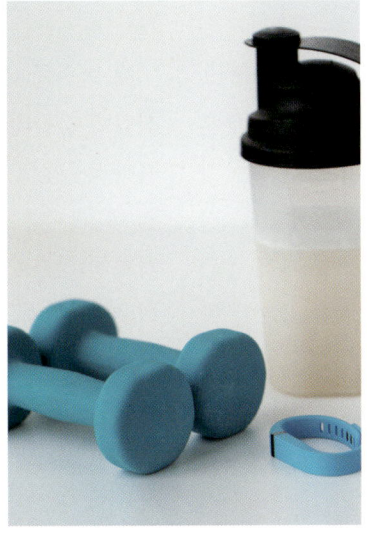

10분으로 시간을 정해서 친구와 같이 즐거운 시간을 보내고 있다고 생각을 바꿨더니 부담이 훨씬 덜했어요. 이쯤이야 충분히 할 수 있다는 자신감이 생겼고, 그것은 곧 계속 달려 나갈 수 있는 원동력이 됐어요.

수지, 문제 발생!

그렇게 모든 게 잘 돼간다고 생각하고 있던 어느 날, 허리에 이상한 통증이 느껴졌어요. 운동이 일상에 자연스럽게 들어와서 다행이라고 여겼는데, 병원에 갔더니 디스크라고 말하더라고요. 큰 충격이었어요. 치료를 받아도 그때뿐인데다 좀처럼 나아질 기미가 없었고, 통증에 시달리다보니 운동을 못하면서 불안감에 시달렸어요. 허무한 마음에 친한 친구를 불러냈고, 넋두리를 늘어놓는 제게 친구는 그 많은 운동 중 요가는 안해봤다며 묻더군요.

처음에만 해도 그냥 손사래를 쳤어요. 왜 요가라는 게 딱 와 닿지 않잖아요. 아마 대부분 그러실 거예요. 그냥 어려운 자세만 취하는 것처럼 보여서 운동이 될까 싶기도 했어요. 그런데 제겐 더 남은 방법이 없었어요. 요가가 통증에도 도움이 된다고 하니 속는 셈 치고 요가 학원에 등록했어요. 일단 가벼운 마음으로 나가긴 했는데 이건 뭐 첫 날부터 완전 좌절좌절! 몸은 돌덩이마냥 굳어있는데다 앞에서 하는 자세대로 이것저것 따라하느라 정신이 나가는 줄 알았어요. 강사님은 차분한데 저는 얼마나 혼자서 바빴는지 몰라요. 그렇게 지치고 힘든 와중 명상의 시간을 갖게 됐는데, 강사님의 말씀에 애써 눈물을 삼켰어요.

"타인과 나를 비교하지 않으며, 오늘 하루 수고한 나의 몸에게 사랑한다는 말을 전해주세요."

제 면전에 대고 못생겼다, 뚱뚱하다, 저렇게 식탐이 강한데 살이 안 찔 수 있겠냐 등등 가족들마저 무심코 던진 말들에 얼마나 많이 상처를 받았는지 몰라요. 타인의 시선이 두려워 안경과 머리카락, 큰 옷들로 가리기 바빴던 과거의 제가 강사님의 말씀을 진작 들었다면 얼마나 좋았을까요. 많이 늦었지만 내 자신에게 말했어요. 사랑한다, 수지! 너 잘하고 있어!

또 다른 도전

요가 수련을 받으며 제 체형에 대해 많은 것들을 파악하게 됐어요. 처음엔 정말 너무 뻣뻣해서 과연 요가수업을 끝낼 수나 있을까 싶었는데, 6개월이 지난 시점부터는 내 눈이 여길 보고 있어도 되나 싶은 각도까지 유연해져 있더라고요.

요가를 배우는 속도는 빠르진 않았지만, 그 누구보다 열심히 하려 노력했어요. 결국 그토록 원했던 부드럽고 유연하며 날렵한 몸을 갖게 되었는데, 진짜 놀라운 건 체중은 죽도록 운동하던 그때와 거의 같았다는 점이에요. 그렇게 하나 둘씩 쌓인 자신감이 예전 같았으면 생각도 못했을 요가강사라는 꿈을 갖게 했어요. 정식 과정을 밟았고, 꿈을 이뤘어요. 꼭 고강도의 운동이 아닌 하루 한 시간 요가 수련이 제게 준 보답이었답니다.

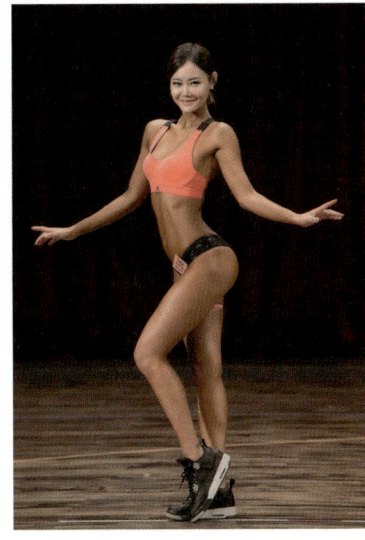

요가강사가 제 꿈의 마지막일 줄 알았는데, 어느 정도 예쁘게 살아난 몸매에 근육을 붙이면 어떨까 싶은 욕심이 생기더라고요. 화려한 무대에서 몸매를 뽐내는 보디빌딩 비키니 선수가 참 멋있었거든요. 그게 또 고생의 시작일 줄이야! 요가강사랍시고 당당하게 나댄 제가 또 얼마나 호락호락하지 않은 도전을 한 것인가 싶어 후회를 할 만큼 쉽지 않은 운동루틴들이 저를 기다리고 있었어요.

그러나 지금껏 지내온 실패와 좌절의 시간만큼 저를 빛내준 식단과 제게 맞는 운동들이 함께하면서 당당히 대회장에서 제 몸을 뽐냈고, 첫 대회 '뷰티바디 1등'이라는 놀라운 결과를 낳았어요.

수지는 언제나 현재진행형

식단과 운동, 그리고 다이어트. 제가 찾은 정답은 생활의 방식으로 이 모두를 받아들이라는 것이었어요.

이 답을 얻기 위해 저는 참으로 힘들게 돌아왔지만, 이제라도 당당하게 말하고 싶어요. 자신의 숨은 아름다움을 찾기 위한 도전은 그저 도전이 아니라 삶의 한 방향이라고 말이죠.

오직 먹기 위해서만 사는 것 같았던 제게 좋아하는 것이 생기고 잘 하고 싶은 것이 생겼어요. 도전하고 싶고, 용기 내어보고 싶은 것도 많아졌어요.

삶의 군더더기를 덜어낸 고통과 아픔의 시간을 떠올리다 마주한 거울 앞에서 오늘도 두 주먹을 불끈 쥐었어요.

그리고 다시금 편안히 온몸의 긴장을 풀었죠. 맛있게 먹을 건강한 음식들과, 친구가 된 운동을 만날 일들이 차례대로 떠오르자 가벼운 미소가 번졌어요.

내일도, 모레도. 그렇게 수지는 행복한 현재진행형!

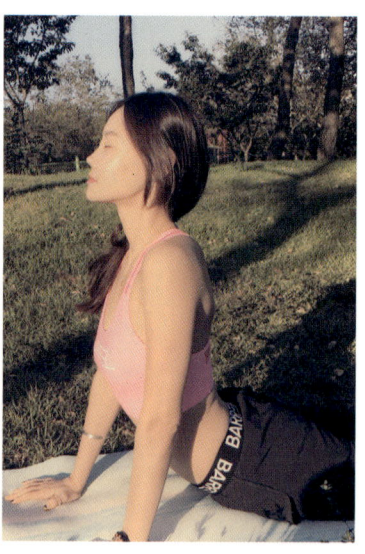

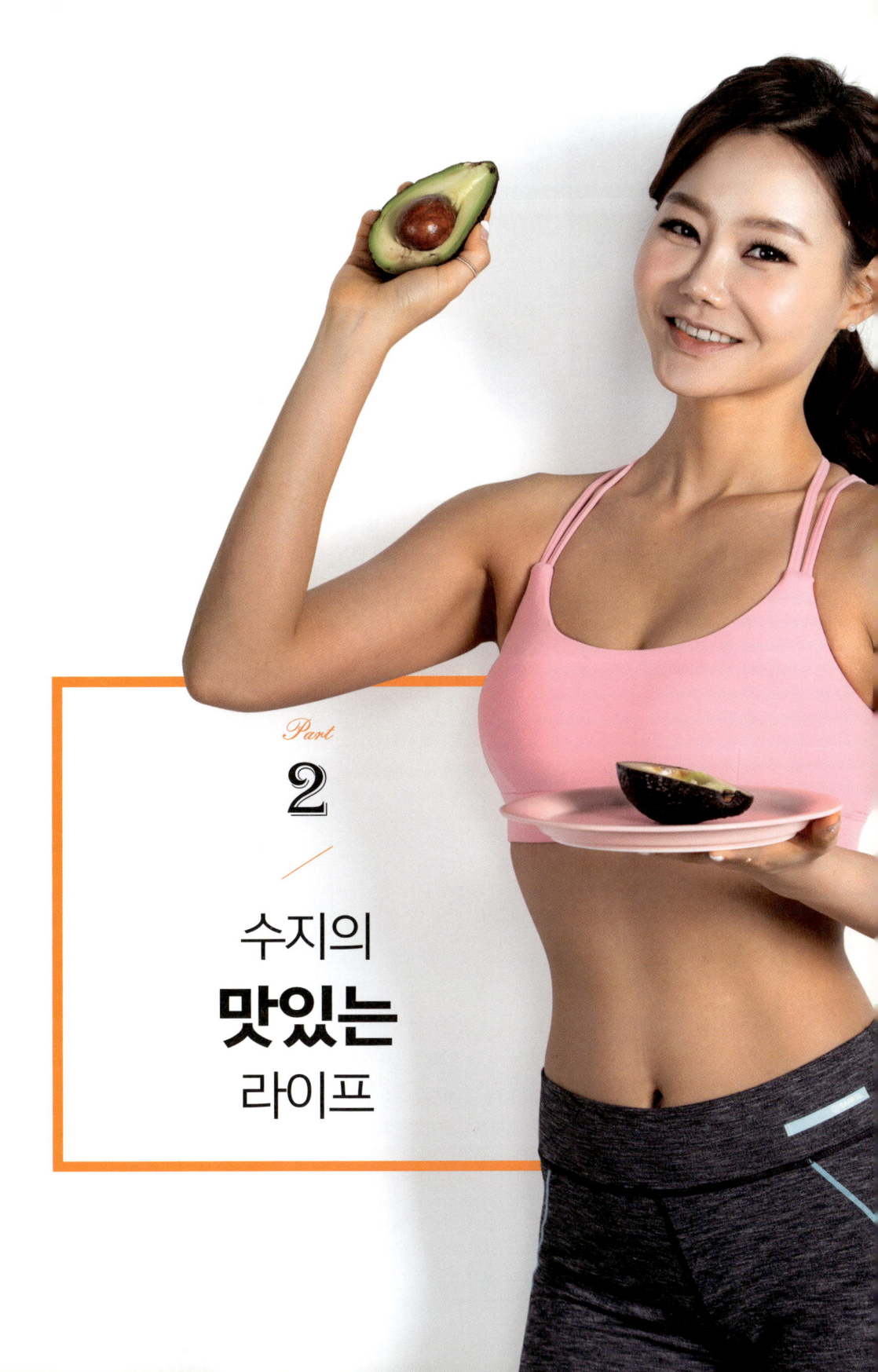

Part

2

수지의
맛있는
라이프

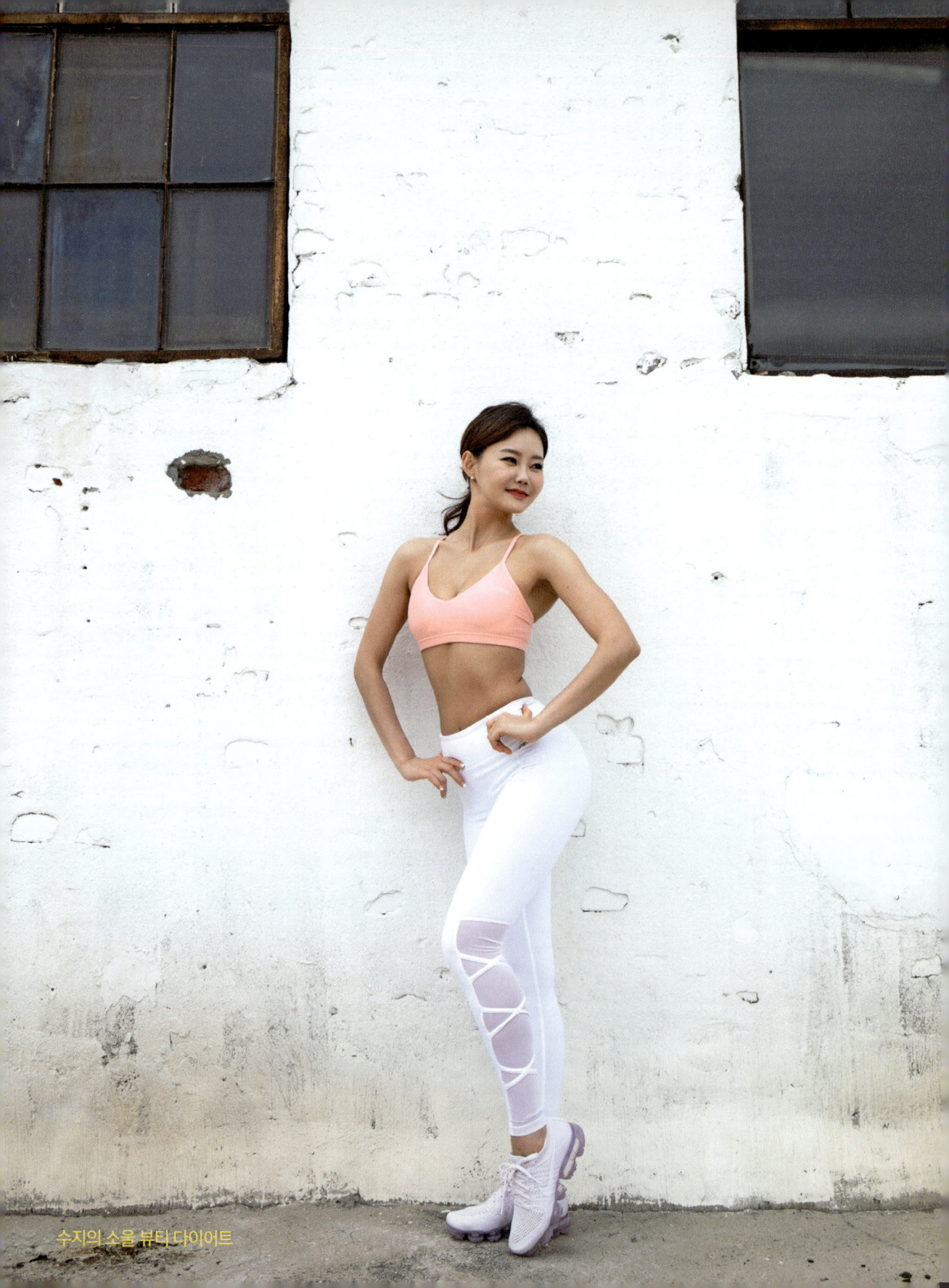

수지의 소울 뷰티 다이어트

Soul Beauty Diet

• 샐러드 •
귀리 샐러드

귀리라고 하면 고개를 갸우뚱하실지 모르겠어요. 하지만 오트밀은 익숙하시죠? 바로 그 오트밀의 원료랍니다. 국내에선 얼마 전부터 수퍼푸드라 불리며 사랑받고 있는데요. 쌀보다 2배 많은 단백질을 갖고 있고 지방질과 섬유소도 현미보다 많아 섭취 시 변비 해소에도 좋아요. 또한 콜레스테롤 수치를 감소시켜 동맥경화와 같은 심혈관계 질환 예방에도 좋고, 지질 대사를 개선하여 체지방 축적도 막아준답니다.

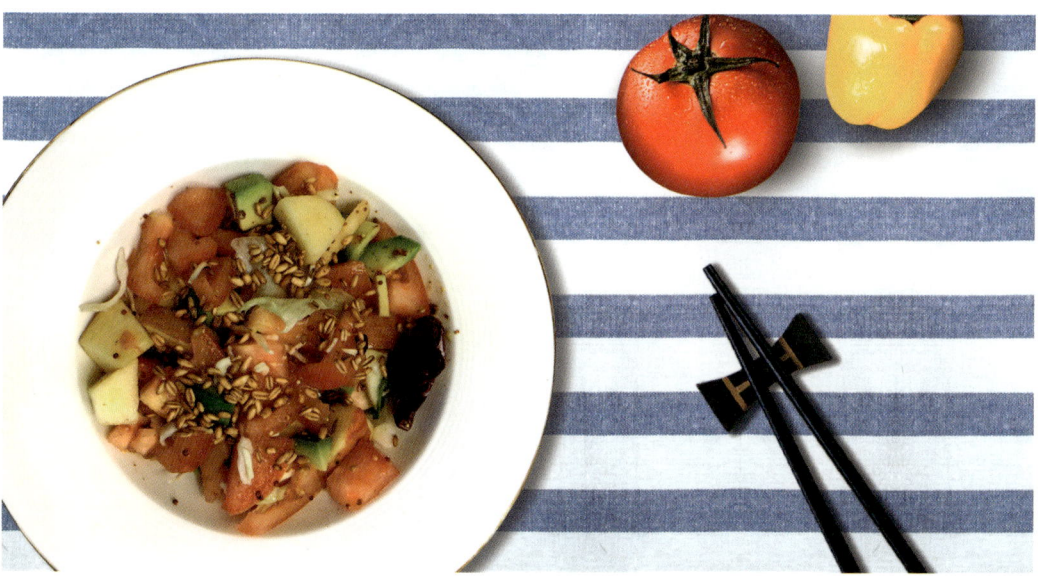

| 재료 |

토마토 1개, 아보카도 1/2개, 사과 1/2개, 볶은 귀리, 올리브유 1티스푼

| 요리법 |

❶ 귀리는 2시간 정도 불렸다가 30분 정도 체에 담아 물기를 빼주세요.
❷ 불린 귀리를 30~40분 잘 볶아주세요. 고소한 냄새가 올라올 때 까지!
❸ 잘 씻은 토마토와 사과를 자박자박 썰어주고 아보카도도 비슷하게 썰어 올린 후, 올리브유를 둘러서 마무리!

• 샐러드 •

낫토 토마토 안티에이징 샐러드

'낫토'라는 이름은 절의 주방을 일컫는 말인 낫쇼納所에서 유래됐어요. 육식이 허용되지 않는 승려들에게 대두는 매우 중요한 식재료였답니다. 이 외에도 신에게 콩을 바쳤다는 의미로 낫토納豆라고 불리게 되었다는 설도 있어요.

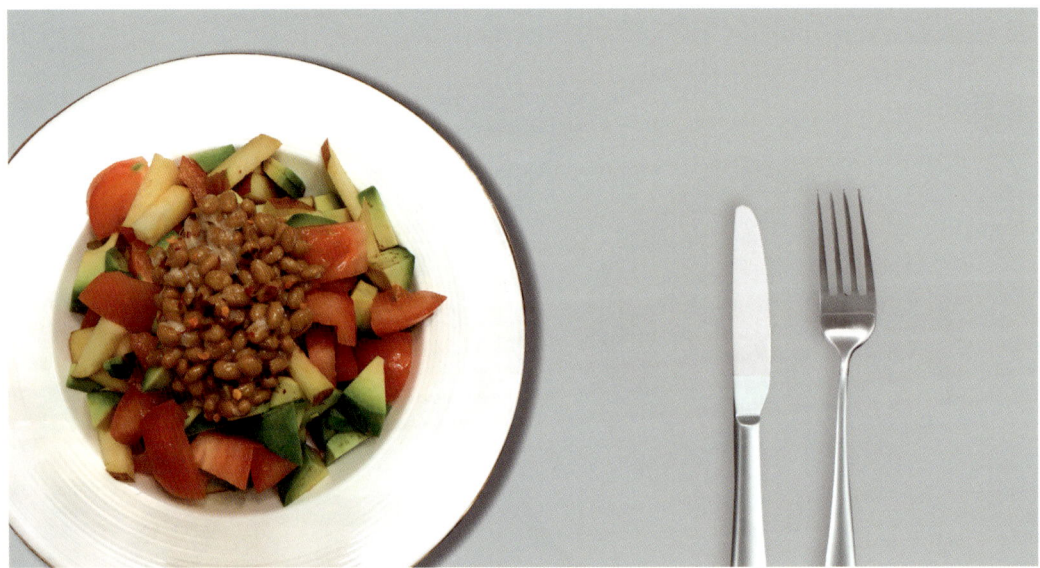

| 재료 |

낫토 적당량, 아보카도 1/2개, 토마토 1/2개, 사과 1/2개

| 요리법 |

모든 과일을 한 입 거리로 잘라 낫토를 섞어 드시면 끝!

Soul Beauty Diet

• 샐러드 •

당근 소고기 샐러드

당근의 퍽퍽함을 사과의 아삭함이 잡아주고, 입안 가득 퍼지는 새콤달콤함이 집 나간 입맛을 돌아오게 만드는 샐러드에요. 소고기로 모자란 단백질까지 잡아주는 센스!

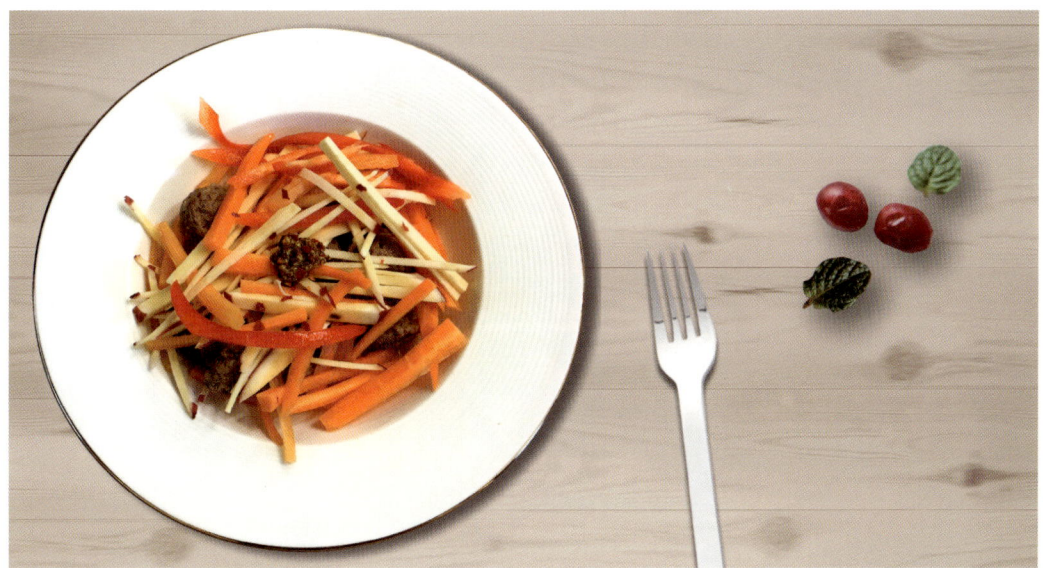

| 재료 |

당근 1/4개, 사과 1/2개, 파프리카 조금, 불고기용 소고기 100g, 간장 1/2티스푼, 올리브유 1티스푼

| 요리법 |

❶ 당근과 사과, 파프리카를 비슷한 길이로 썰어주세요.
❷ 소고기를 간장에 살짝 버무려 구워주세요.
❸ 고기를 접시에 담고 1번을 얹은 후 올리브유를 살짝 둘러서 드시면 된답니다.

Soul Beauty Diet

• 샐러드 •

베이비 채소 등심 샐러드

어린 잎채소에는 각종 무기질과 비타민, 섬유소가 풍부하게 들어있어요. 어린 순, 베이비 채소라는 이름으로도 불려요. 케일, 로메인, 치커리, 적청경채, 적상추, 루꼴라, 비트 등이 완전히 자라기 전 10~15센티 정도일 때 수확해서 샐러드용으로 따로 나온답니다!

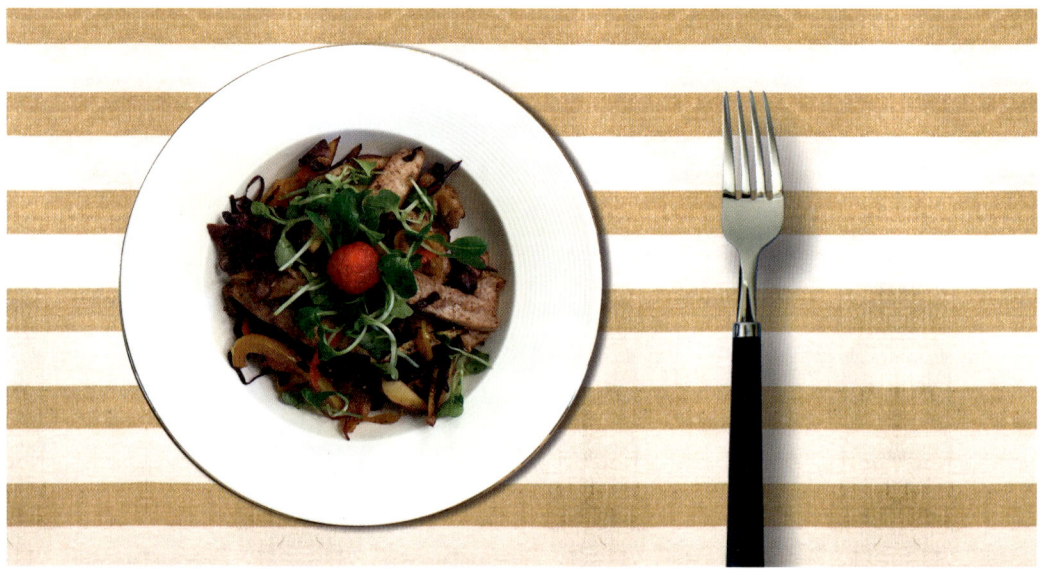

| 재료 |

어린 채소 모음, 딸기나 방울토마토 조금, 돼지고기 등심 100g, 파프리카 약간, 후추, 소금, 간장, 올리브유 1티스푼

| 요리법 |

❶ 돼지고기 등심을 적당하게 썰어 후추와 소금 약간, 간장 약간으로 30분 정도 숙성시켜요.
❷ 고기를 재는 동안 채소를 다듬고 파프리카도 손질해서 썰어주세요.
❸ 올리브유를 살짝 두른 팬에 돼지고기 등심을 볶아주세요.
❹ 접시에 고기를 담고 어린 채소를 얹은 후 잘 씻은 방울토마토나 딸기 하나를 딱!

Soul Beauty Diet

• 샐러드 •

소고기 과일 샐러드

이젠 채소를 섞어 먹는 음식의 종류를 모두 샐러드라고 부르지만, 샐러드의 어원인 라틴어의 살sal은 소금이라는 뜻이에요. 그런데 왜 하필 소금일까요? 기원전 로마시대부터 먹던 샐러드는 원래 생야채에 소금만을 뿌려서 먹었다고 해요. 소금과 채소는 참 뗄 수 없는 관계인가봐요!

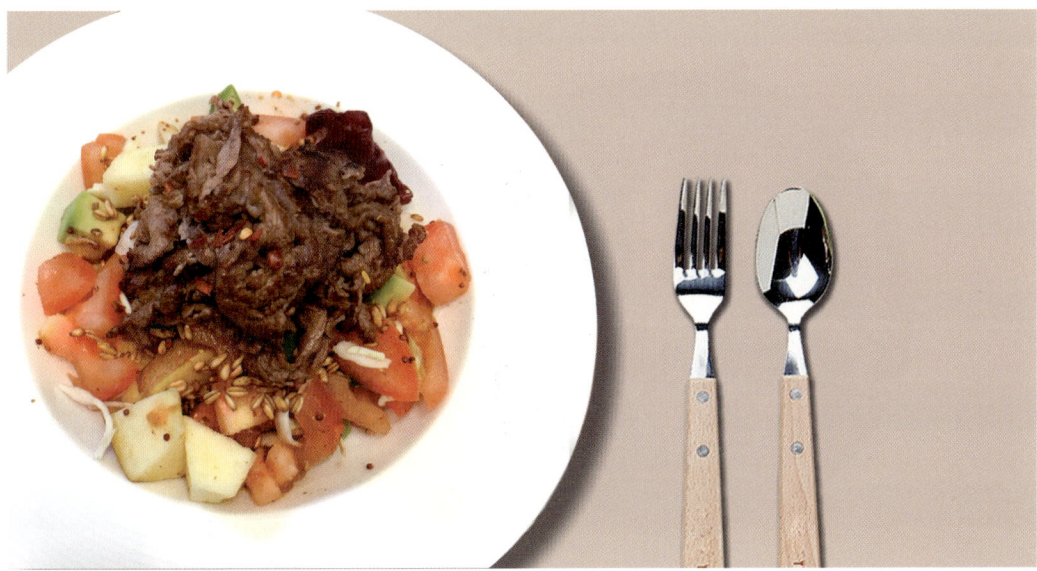

| 재료 |

불고기용 소고기 100g, 간장 1티스푼, 다진 마늘 조금, 아보카도 1/4개, 토마토 1/2개, 사과 1/2개, 볶은 귀리 적당량

| 요리법 |

❶ 불고기용 소고기를 간장과 다진 마늘에 버무려 둡니다.
❷ 아보카도와 사과, 토마토를 한입 거리로 썰어주세요.
❸ 소고기를 볶은 후 2번 위에 얹고, 볶은 귀리도 함께 뿌려서 맛있게 냠냠!

Soul Beauty Diet

• 샐러드 •
리코타 치즈 병아리콩 샐러드

많은 오해를 사곤 하지만 치즈는 다이어트 간식으로는 매우 좋아요. 물론 많이 먹으면 곤란하고, 적당히 먹었을 때 유지되는 포만감 효과가 크기 때문이죠. 그 중 리코타 치즈는 치즈를 만들고 남은 액체인 유청을 이용한 치즈에요. 부드러우면서도 지방이 거의 없어 다이어트엔 최적!

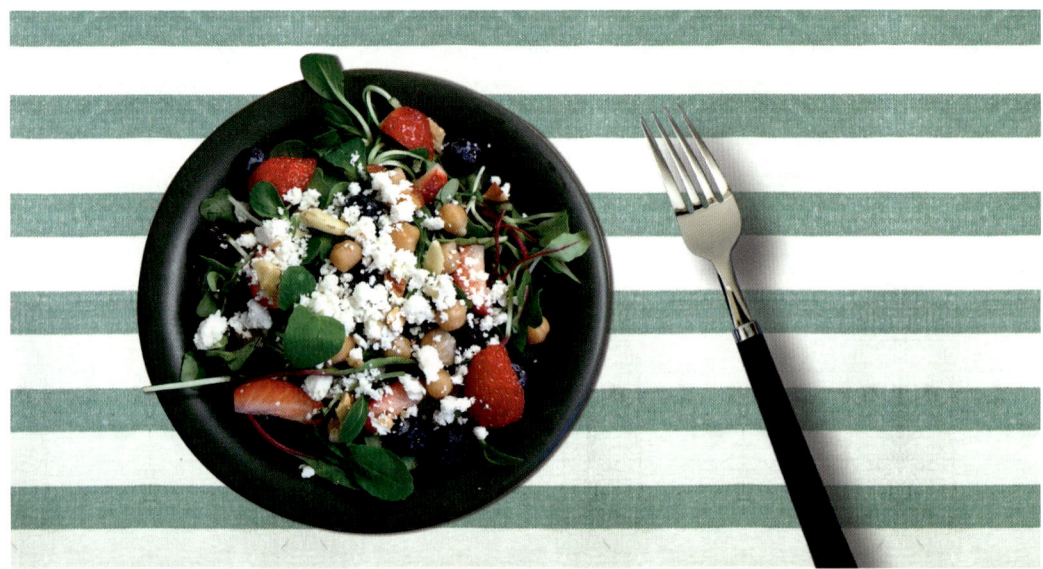

| 재료 |

리코타 치즈, 딸기 적당량, 블루베리 적당량, 어린 채소 한 줌, 삶은 병아리콩 한 줌, 올리브유 1티스푼

| 요리법 |

❶ 병아리콩은 12시간 정도 불려서 40분 정도 삶아 한 번 식히세요.
❷ 딸기와 블루베리, 어린 채소를 다듬어 접시에 담아주세요.
❸ 어린 채소, 그 위에 병아리콩, 리코타 치즈를 얹고 올리브유를 두르면 완성!

Soul Beauty Diet

• 샐러드 •

크래미 병아리콩 샐러드

병아리콩은 칼로리가 낮고 단백질 함량이 높아서 다이어트에 좋아요. 삶은 밤 같은 맛도 한국인에겐 익숙해서 더욱 맛있게 즐길 수 있답니다.

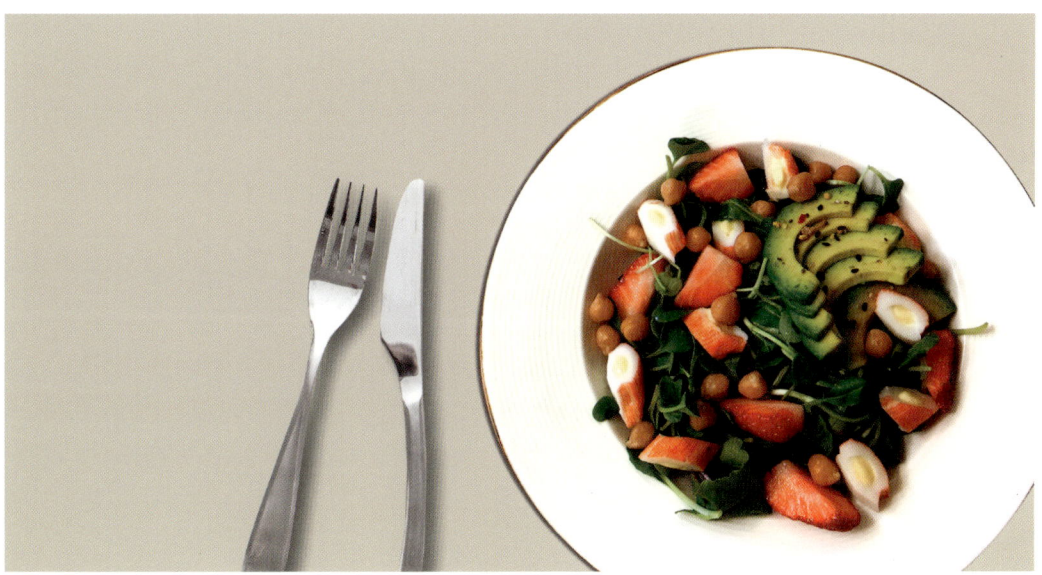

| 재료 |

크래미(게맛살) 3~4개, 아보카도 1/2개, 딸기 5개, 어린 채소 한 줌, 병아리콩 적당량

| 요리법 |

❶ 크래미같은 부드러운 게맛살을 3~4개 정도를 잘라서 준비하세요.
❷ 아보카도와 딸기, 어린 채소를 잘 다듬어 접시에 담아주세요.
❸ ❷에 크래미를 올리고 삶은 병아리콩을 얹어 마무리!

Soul Beauty Diet

• 샐러드 •
크루통 아보카도 샐러드

크루통이 최초로 언급된 건 17세기 프랑스 책에서였어요. '빵껍질'이라는 뜻이기도 하죠. 먹을 것이 부족했던 서민들이 상태가 좋지 않은 빵을 먹기 위한 조리법에서 출발했고, 현재 스프나 샐러드에 자주 응용되는 식재료예요.

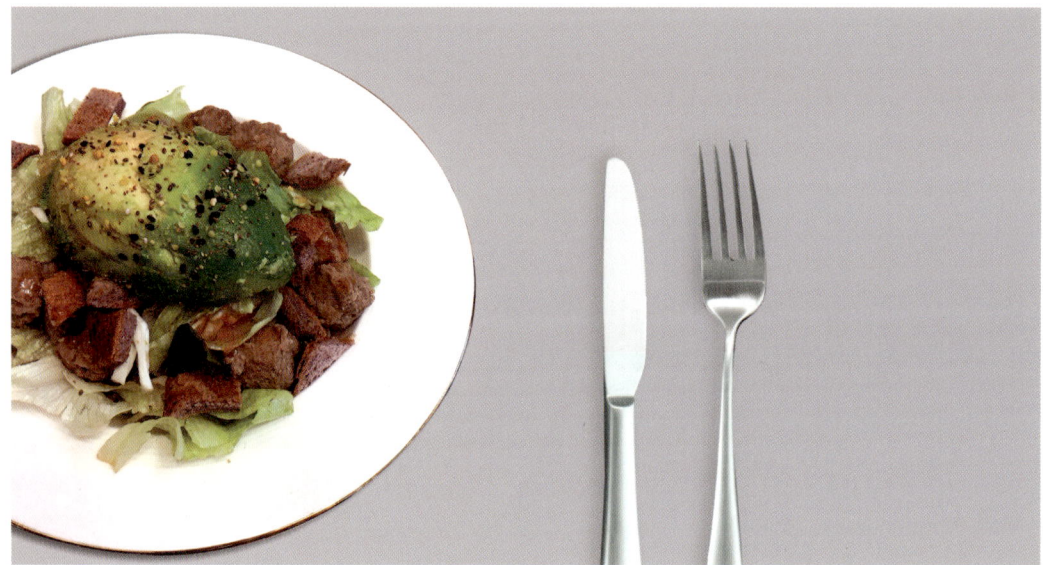

| 재료 |

양상추, 아보카도 1/2개, 크루통(쌀 식빵을 큐브 모양으로 썰어 레인지에 2분)

| 소스 |

간장+알룰로스+식초 약간

| 요리법 |

❶ 양상추를 잘 씻어 준비해요.
❷ 크루통을 ❶의 위에 얹고 아보카도를 올려주세요.
❸ 소스를 살짝 끼얹으면 완성이에요.

Soul Beauty Diet

• 샐러드 •

갈릭 치킨 샐러드

마늘이 급여를 대신했다는 사실, 아셨나요? 기원전 4000년, 이집트의 피라미드를 건축하는데 고용됐던 노동자들에게 무, 양파, 마늘을 지급하고 그 소요비용을 상형문자로 적어놓았다고 해요.

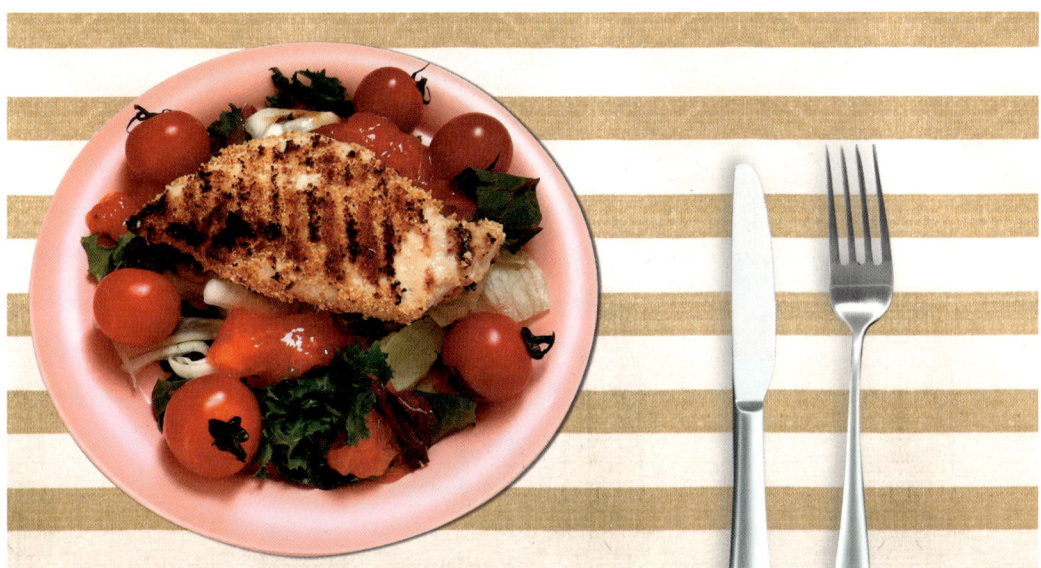

| 재료 |

방울토마토 6~7개, 갈릭플레이크 1큰술, 닭가슴살 한 덩어리, 간장, 쌈채소 적당량, 홍시

| 요리법 |

❶ 간장으로 간을 한 닭가슴살에 갈릭플레이크를 버무려 구우세요.
❷ 팬에 닭가슴살을 굽는 동안 채소와 방울토마토를 씻어주세요.
❸ 채소 → 고기 순으로 얹고 방울토마토로 마무리한 후 홍시를 잘 으깨 뿌려 드세요.

Soul Beauty Diet

• 샐러드 •
낫토 고구마 샐러드

고구마 다이어트 열풍이 불었던 기억이 나요. 고구마는 급격한 혈당 상승을 막아주는, 일명 G.I수치가 낮은 제품으로도 유명하죠. 그래서 당뇨로 고생하시는 분들이 식사대용식으로 많이 찾는답니다.

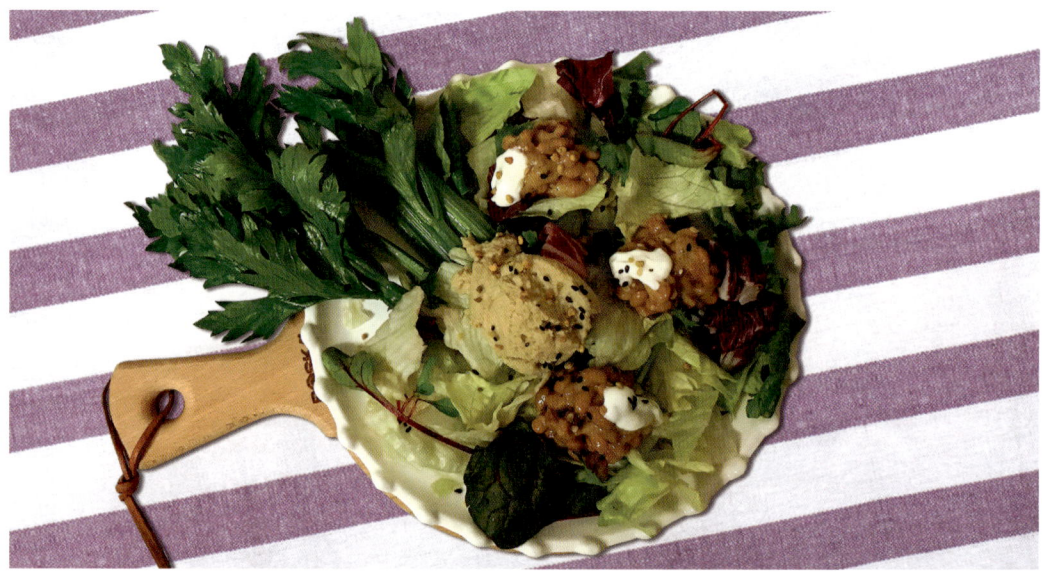

| 재료 |

으깬 고구마, 쌈채소 약간, 낫토 적당량, 샐러리, 하프마요네즈

| 요리법 |

❶ 고구마를 잘 삶아 으깨주세요.
❷ 깨끗하게 다듬은 쌈채소와 샐러리를 접시에 담아주세요.
❸ 낫토에 하프마요네즈를 얹고 샐러리 쪽에 고구마를 얹어 맛의 균형을 잡아주세요.

Soul Beauty Diet

• 샐러드 •

낫토 콥 샐러드

콥 샐러드는 로버트 콥Robert Cobb이라는 LA의 한 레스토랑 사장이 늦은 밤에 찾아오는 손님들을 위해 주방에서 남은 야채로 만들었던 샐러드에서 유래했다고 해요.

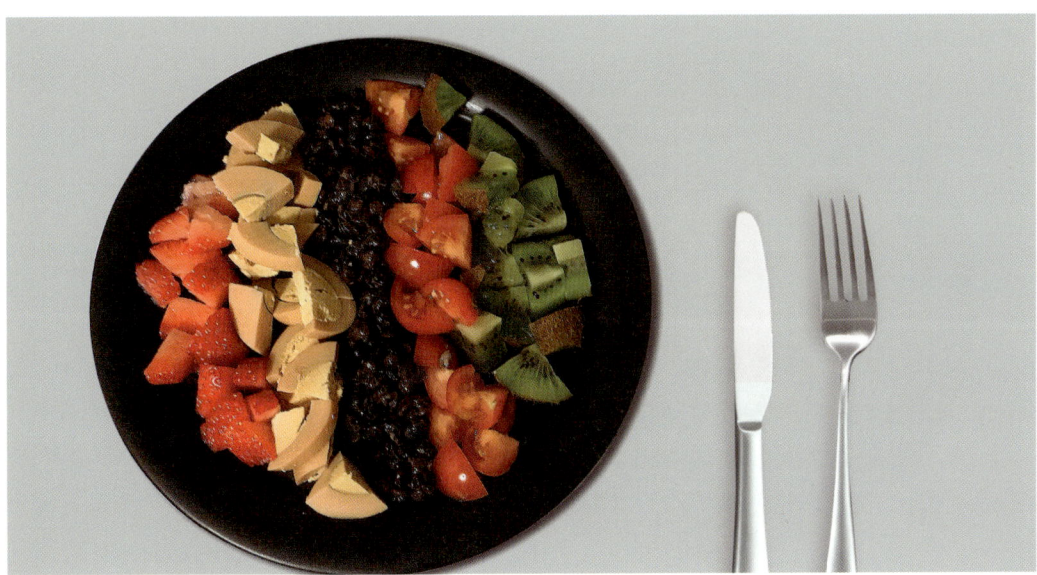

| 재료 |

맥반석 계란 2개, 딸기 2개, 키위 1개, 낫토를 섞은 흑미밥, 방울토마토 3~4개

| 요리법 |

❶ 과일에서 계란 순으로 비슷한 크기로 썰어주세요.
❷ 낫토를 섞은 흑미밥을 접시 중앙에 길게 놓고, 나머지를 예쁘게 담아주세요.
❸ 마치 반찬처럼 계란과 과일들을 먹어보세요. 생각보다 맛있답니다.

• 샐러드 •

탱탱 닭가슴살 샐러드

생각해보면 닭가슴살은 먹기가 굉장히 편해요. 뼈도 없는 완전한 덩어리 상태로 가공돼서 나오기도 하니 더 그렇죠. 기본적으로 조류는 날갯짓을 해야 하기 때문에 가슴 부위의 근육이 발달돼 있는데, 다이어트뿐만 아니라 보디빌딩에도 더없이 좋은 이유는 말 그대로 통 근육이기 때문 아닐까요?

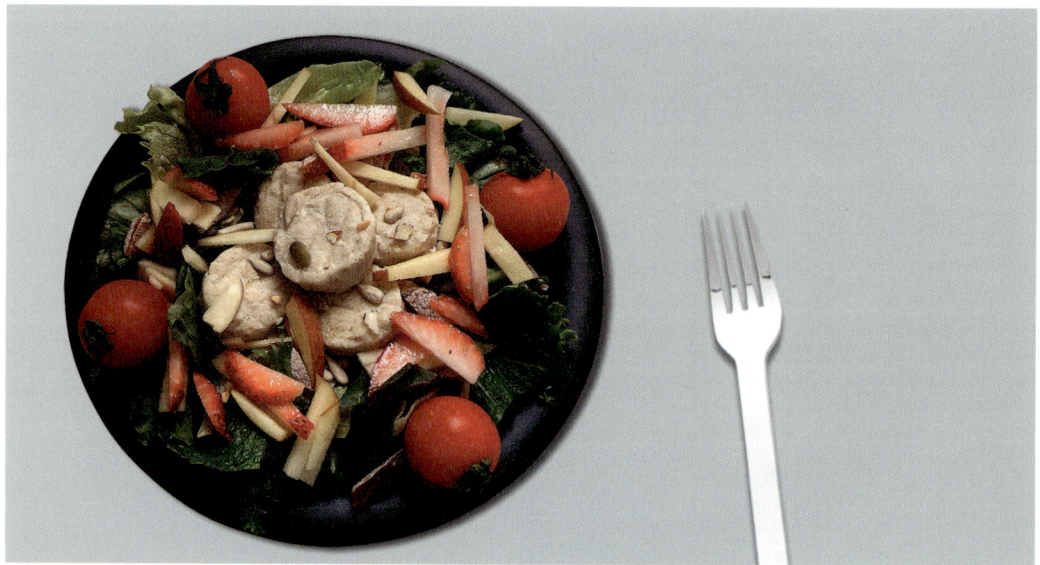

| 재료 |

명주실, 닭가슴살, 청주 약간, 딸기 2개, 사과 1/2개, 쌈채소 약간, 방울토마토 4~5개

| 요리법 |

❶ 명주실로 닭가슴살을 타원형의 공처럼 꽁꽁 묶어주세요.
❷ 살짝 잠길 정도의 물에 청주를 약간 넣고 닭가슴살을 삶아주세요.
❸ 과일과 쌈채소 등도 함께 담아 맛있게 즐기세요.
※번거로우면 다노샵의 닭가슴살볼도 괜찮아요.

Soul Beauty Diet

• 샐러드 •
두부 마요 샐러드

두부의 기원에 관한 가설은 3가지인데, 첫 번째는 이가 아파 콩을 씹기 힘들어하는 어머니를 위해 한 효자가 만들었다는 이야기와, 콩을 끓이던 도중 잘못해서 들어간 바닷물이 들어가 굳어진 것이 두부의 시작이었다는 설과, 고대 중국인이 몽골 지역의 치즈 만드는 법을 따라하다 만들어졌다는 설, 이렇게 세 가지나 된답니다. 개인적으로는 첫 번째였으면 좋겠네요! 가슴 따듯~

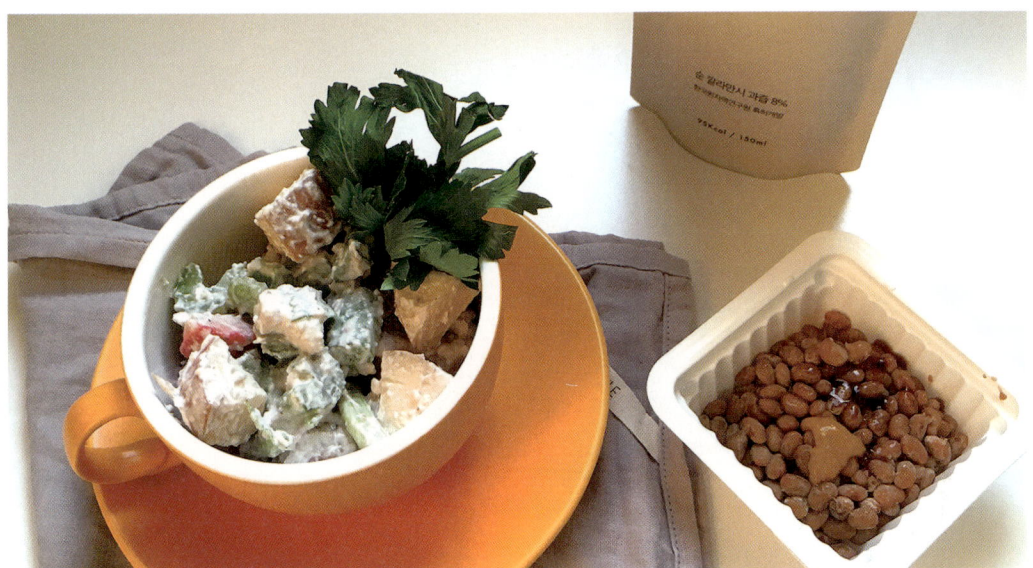

| 재료 |

사과 1/2개, 오이 1/2개, 당근 1/2개, 딸기 5개

| 소스 |

두부 1/2모, 알룰로스 1티스푼, 코코넛 오일 1티스푼, 견과류 약간, 치즈 1장, 두유 2큰술

| 요리법 |

❶ 채소와 과일을 큐브 모양으로 썰어주세요.
❷ 소스의 재료를 모두 섞어 믹서기에 갈아주세요.
❸ 잘 섞으면 완성!

Soul Beauty Diet

• 샐러드 •
스테이크 낫토 샐러드

스테이크는 엄밀하게 말해 고기를 자른 방식을 의미해요. 적어도 2~2.5cm의 두께로 근섬유의 반대방향으로 썬 고기를 스테이크라고 하는데, 스테이크라는 말 자체는 굽는 것을 의미하는 노르웨이의 고어 '스테이크steik'에서 유래했어요.

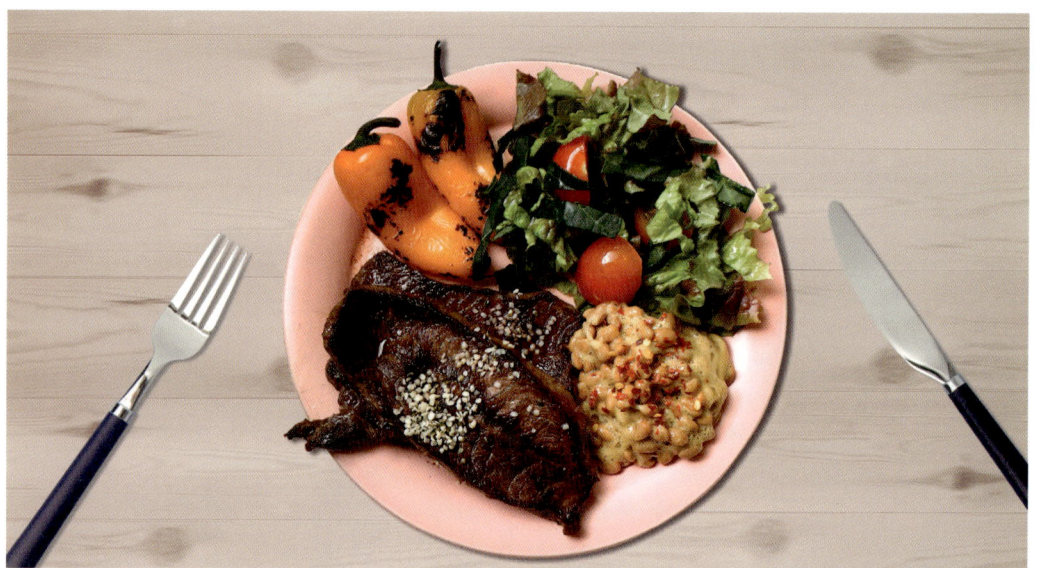

| 재료 |

파프리카, 쌈채소 약간, 방울토마토 1~2개, 스테이크용 소고기 한 덩어리, 낫토 적당량

| 요리법 |

❶ 팬을 달궈서 파프리카와 소고기를 구워주세요.
❷ 구워지는 동안 쌈채소와 방울토마토를 씻어주세요.
❸ 잘 구운 재료와 채소, 방울토마토를 접시에 담고 한쪽에 낫토를 담아 완성!

Soul Beauty Diet

• 샌드위치 •
닭가슴살 샌드위치

통밀 식빵은 시중에서 일반적으로 구할 수 있는 안전한 식품 중의 하나에요. 그렇다해도 뒤의 성분표를 꼭 잘 보셔야 해요! 통밀이 건강하다는 이유만 선전하고 안 좋은 첨가물을 잔뜩 넣은 것도 있다는 게 함정!

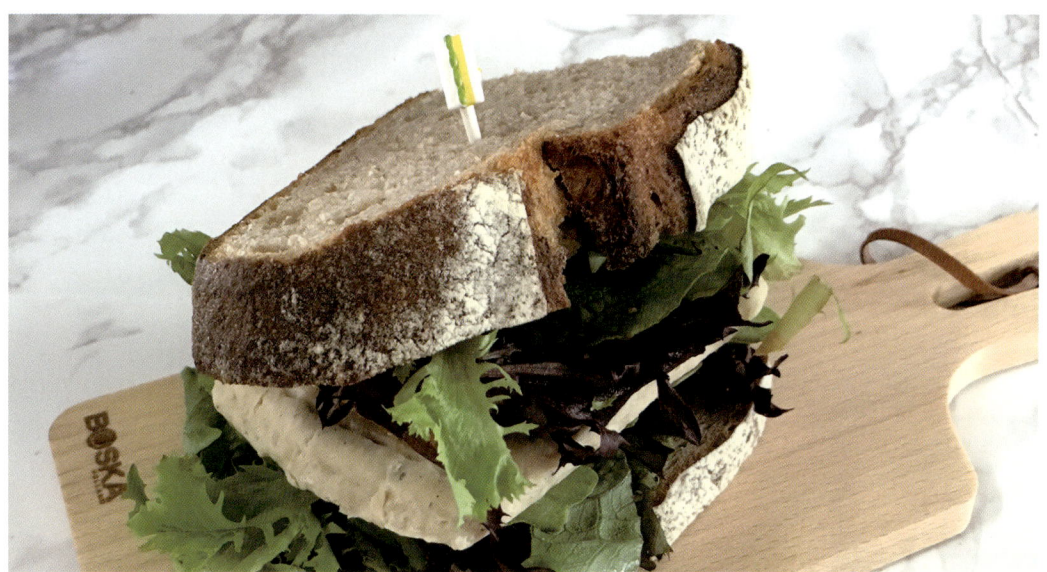

| 재료 |

통밀식빵 2조각, 훈제 닭가슴살, 쌈채소

| 소스 |

발사믹 소스

| 요리법 |

빵 사이에 닭가슴살, 쌈채소를 넣고 소스를 뿌리면 끝!

Soul Beauty Diet

• 샌드위치 •
피치브런치

레드페퍼는 거칠게 빻은 서양식 고춧가루에요. 없으면 굵은 고춧가루로 얼마든지 대체 가능하답니다.

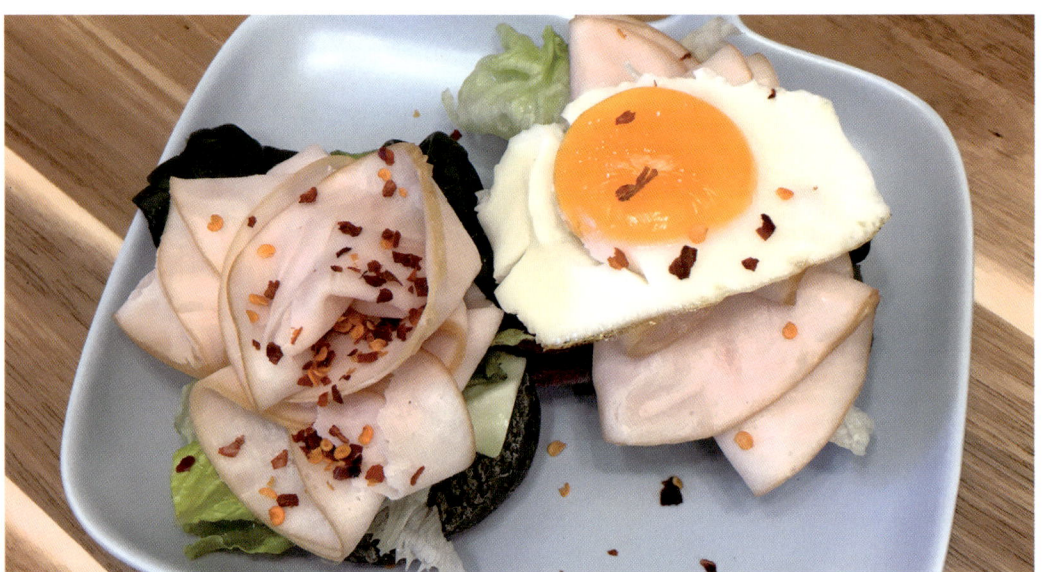

| 재료 |

쌀식빵 2조각, 닭가슴살 슬라이스, 달걀프라이 1개, 쌈채소, 레드페퍼

| 소스 |

홀그레인 머스타드

| 요리법 |

❶ 식빵은 팬이나 토스터기에 살짝 구워주세요.
❷ 식빵 양쪽에 소스를 바르고 한 쪽엔 쌈채소와 닭가슴살 슬라이스를, 다른 쪽엔 쌈채소와 닭가슴살 슬라이스, 달걀프라이를 얹어주세요.
❸ ❷의 위에 레드페퍼를 뿌리면 끝!

Soul Beauty Diet

· 샌드위치 ·

요거 닭쏘 오픈샌드위치

다이어터의 세상인가 싶을 만큼 시중에 좋은 상품들이 많아요. 그중 그릭 요거트와 닭가슴살 소시지는 먹을 수 있는 재미를 한층 끌어올려줬죠. 물론 이런 제품들도 항상 뒷면의 내용 표기를 확인하는 건 상식! 첨가물과 합성보존료가 적게 들어간 것으로 고르는 안목이 필요해요.

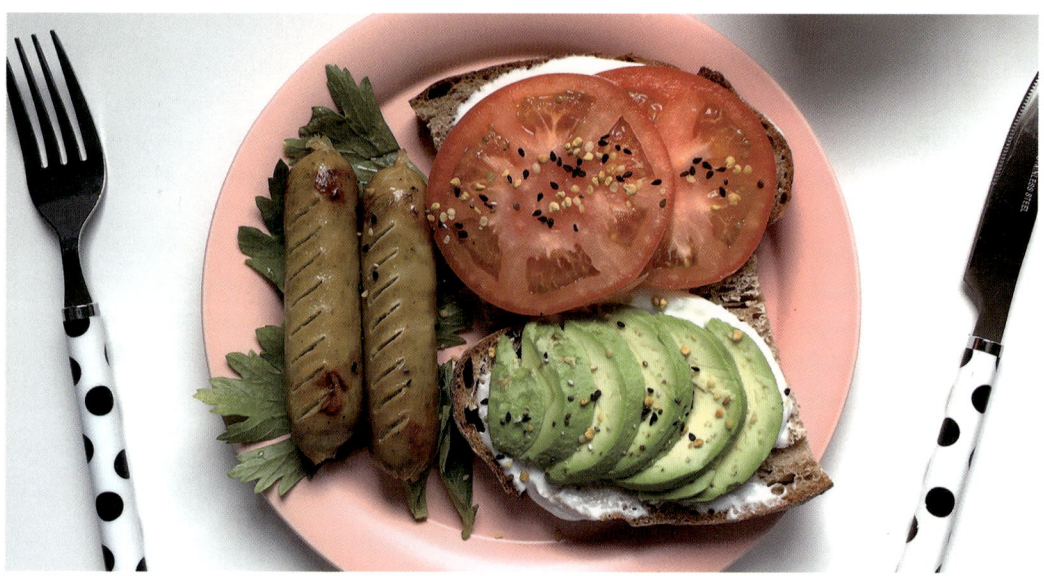

| 재료 |

호밀식빵 2조각, 구운 닭가슴살 소시지 2개, 토마토 1/2개, 아보카도 1/2개, 그릭 요거트 2큰술

| 요리법 |

❶ 살짝 구운 호밀빵에 그릭 요거트를 발라주세요.
❷ 나머지 재료를 예쁘게 플레이팅하면 끝!

Soul Beauty Diet

• 샌드위치 •
허브안심 오픈샌드위치

'허브' 하면 왠지 푸릇푸릇한 이미지가 생각나죠? 푸른 풀을 의미하는 라틴어 '허바^{herba}'가 어원이라고 해요. 생활 속에서 많이 익숙해진 허브는 예로부터 치료뿐만 아니라 살충, 방부제로도 사용됐어요.

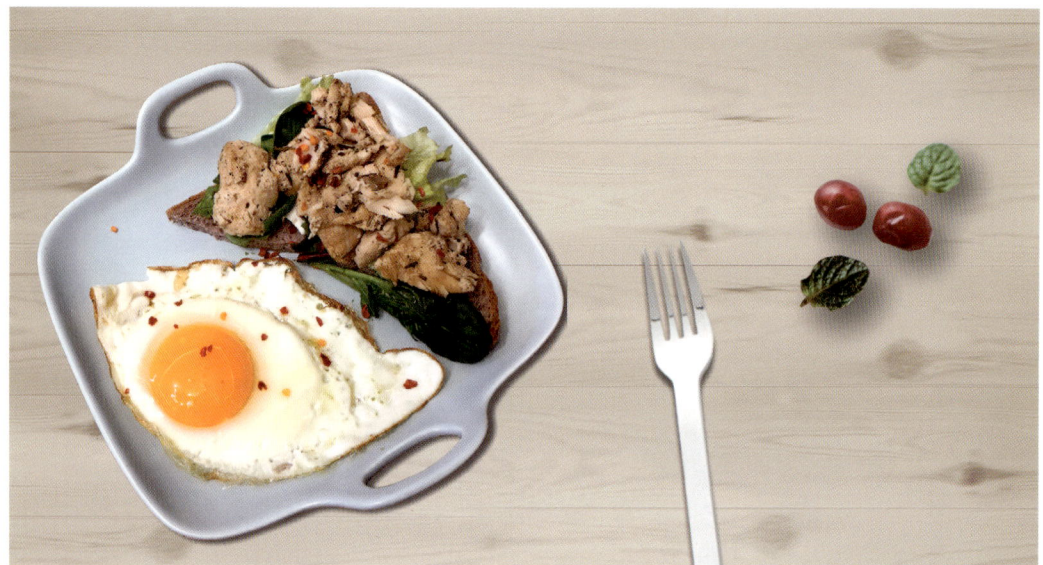

| 재료 |
허브안심팩 or 닭가슴살, 쌀식빵 1/2조각, 달걀프라이 1개, 쌈채소 약간, 레드페퍼

| 소스 |
홀그레인 머스타드

| 요리법 |
❶ 쌀식빵에 홀그레인 머스타드를 발라주세요.
❷ 채소, 안심팩(닭가슴살 슬라이스) 순으로 올리고 달걀프라이를 예쁘게 플레이팅한 후 레드페퍼를 뿌리링~

• 샌드위치 •

가지 샌드위치

가지가 몸에 좋다지만 참 손이 안 가는 식재료죠. 아마 한국에선 가지를 나물로 만들어 먹기 때문에 물컹한 식감이 싫게 기억될 수 있지만 가지는 굽거나 튀기면 상상 이상으로 맛이 좋아요. 비타민도 풍부한 데다 식이섬유까지 넉넉해서 장 건강에도 큰 도움을 준답니다.

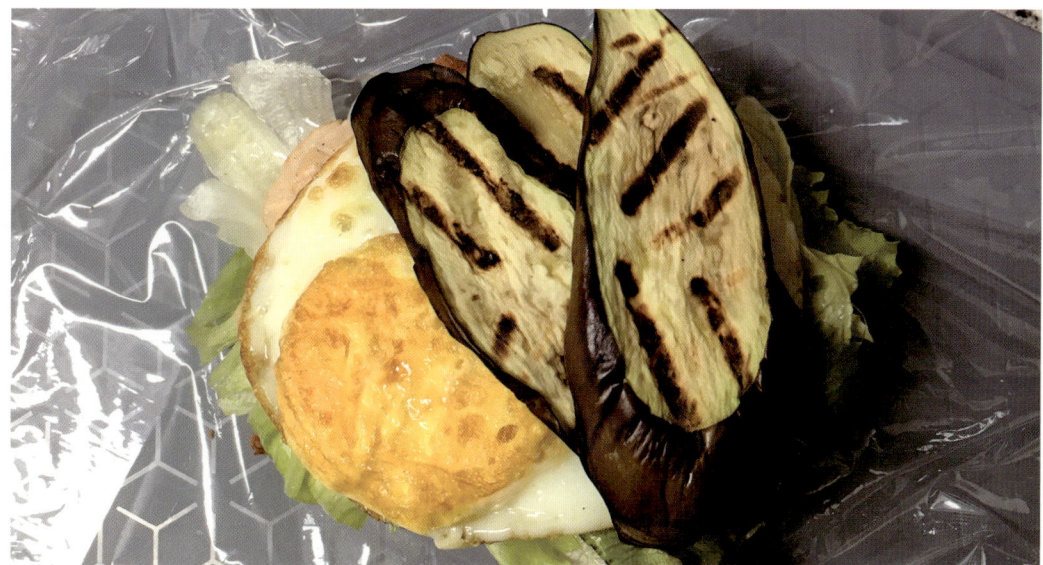

| 재료 |

통밀식빵 2조각, 달걀프라이 1개, 구운 가지 3조각, 쌈채소 약간

| 소스 |

발사믹 소스

| 요리법 |

❶ 통밀식빵을 살짝 구워주세요.
❷ 식빵 위에 쌈채소를 얹고 소스를 살짝! 그 위로 계란과 가지를 올리고 소스를 살짝 뿌린 후 식빵으로 덮어주세요.

Soul Beauty Diet

• 샌드위치 •
촉달 샌드위치

다이어터의 진정한 수퍼푸드는 단호박이라 말할 수 있어요. 맛이 달콤하고 부드러우며 아미노산이 풍부하게 들어있어서 스트레스를 해소하는데 효과적이랍니다. 섬유질과 탄수화물에 비타민, 미네랄, 칼슘, 철분까지! 남녀노소에게 사랑받는 건 그만한 이유가 있겠죠?

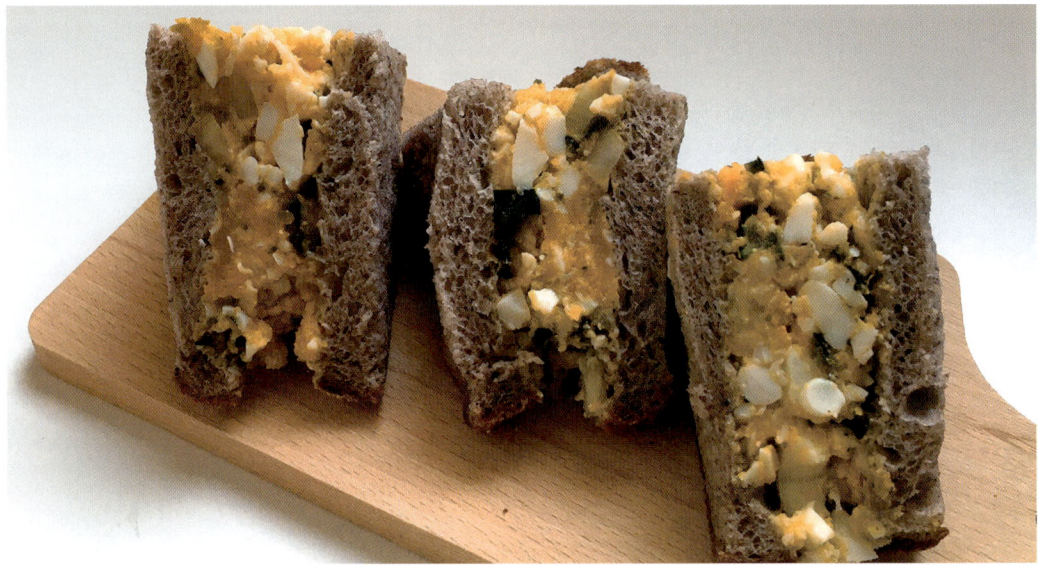

| 재료 |

쌀식빵 2조각, 단호박 100g, 달걀 4개

| 소스 |

홀그레인 머스타드

| 요리법 |

❶ 세척한 단호박을 전용 용기에 넣어 레인지에 8분 정도 돌려 익히세요.
❷ 삶은 달걀과 단호박을 으깬 후 홀그레인 머스타드 소스에 버무려 식빵 속을 채워주면 완성!

Soul Beauty Diet

• 샌드위치 •

달토 샌드위치

베이글은 2000년쯤 전에 유대인들이 처음 만들었다고 해요. 베이글이 전 세계에서 많은 사랑을 받은 시점은 미국인들이 비만에 대한 관심이 높아지면서부터였어요. 튀기는 과정 없이 반죽을 발효시키고 끓는 물에 익혀 오븐에 굽는 방식은 확실히 버터가 잔뜩 들어간 빵보다는 건강하겠죠? 통밀로 만든 베이글은 여러모로 다이어터에겐 좋답니다.

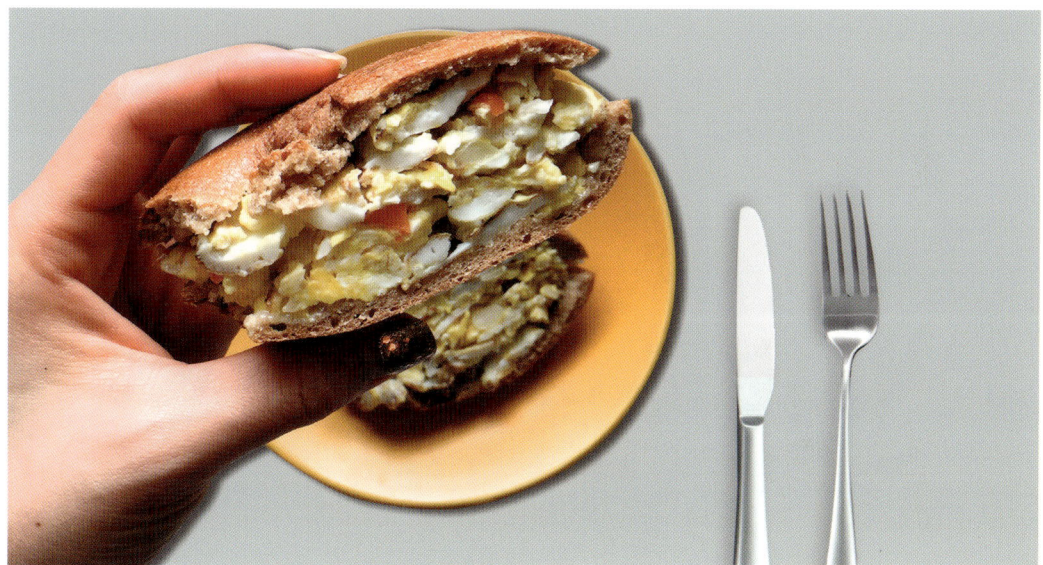

| 재료 |

통밀 베이글 1개, 삶은 달걀 4개, 방울토마토 5개

| 소스 |

발사믹 소스

| 요리법 |

❶ 통밀 베이글을 반으로 자르세요.
❷ 방울토마토와 삶은 달걀을 비슷한 크기로 썰어 발사믹 소스에 버무려주세요.
❸ 베이글 사이에 채워주면 끝!

Soul Beauty Diet

• 샌드위치 •
통통새닭 샌드위치

새우와 관련된 속담은 '고래 싸움에 새우 등 터진다', '새우로 잉어를 잡는다' 등등 여러 가지가 있는데, 속담 속 새우는 작은 생물을 대표하고 있어요. 김치에 들어가는 새우젓도 그렇고, 민물 새우로 만든 토하젓도 아주 작은 새우로 만들어져있으니 속담의 이유를 알 것도 같네요.

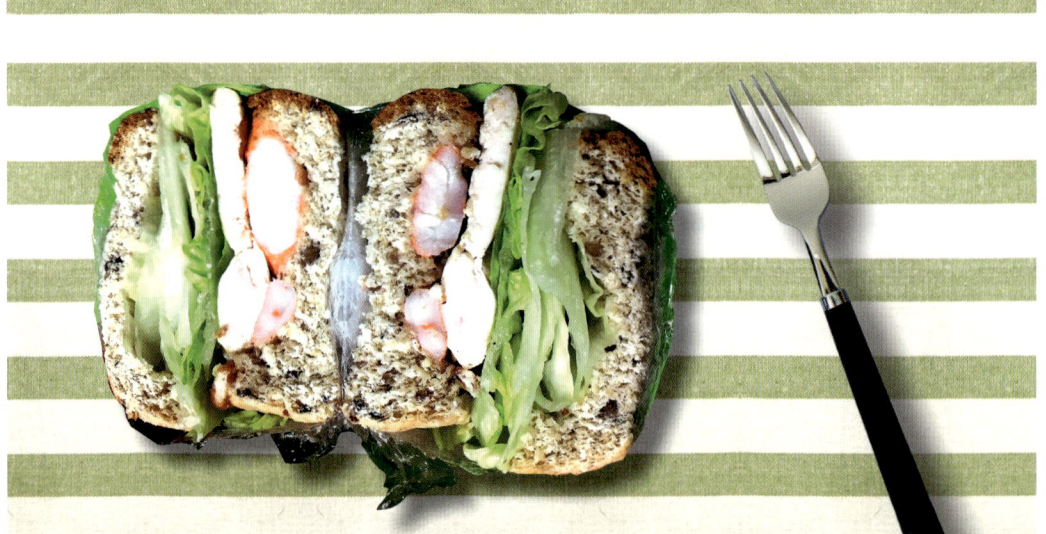

| 재료 |

삶은 새우 50g, 그릴 닭가슴살 50g, 호밀빵 2조각, 양상추

| 소스 |

발사믹 소스

| 요리법 |

❶ 호밀빵, 양상추, 새우, 닭가슴살 순으로 올려 발사믹 소스를 뿌려주세요. 마지막으로 호밀빵을 덮어주세요.
❷ 랩으로 감싼 뒤 예쁘게 썰어요.

Soul Beauty Diet

• 샌드위치 •
블루베리 오픈샌드위치

그리스를 비롯한 지중해 연안에서 인공 첨가물을 전혀 넣지 않고 만들어 먹던 요거트를 통칭 '그릭 요거트'라고 해요. 일반 요거트에 비해 수분이 적어 질감이 단단하고 맛이 진하죠. 단백질 성분도 1.5배 이상 높고 나트륨과 당은 절반 이하로 낮답니다.

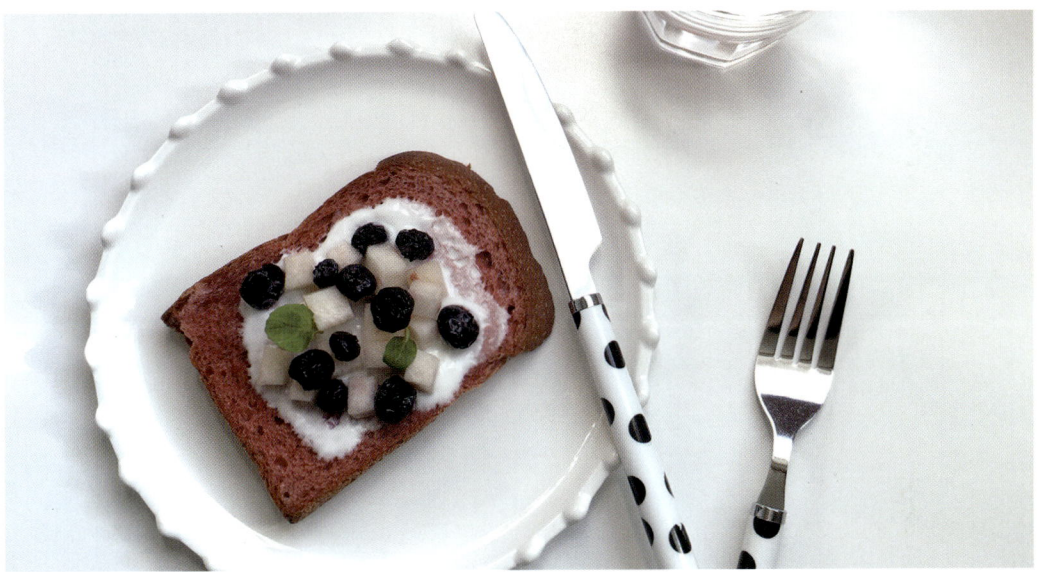

| 재료 |

쌀식빵 1조각, 블루베리 1/2컵, 복숭아 큐브 1/2컵, 그릭 요거트 2큰술

| 요리법 |

❶ 쌀식빵 위에 그릭 요거트를 발라주세요.
❷ 과일을 올려 함께 곁들이면 좋아요!

• 샌드위치 •

동태 스프레드 오픈샌드위치

명절이 끝난 후 남은 전들이 냉동실에 가득하다면, 이 방법을 응용해 여러 가지를 시도해볼 수 있어요. 동그랑땡도, 버섯전도 같은 방법으로 사용하면 나쁘지 않아요. 그래도 생선류가 다이어터에겐 가장 좋겠죠?

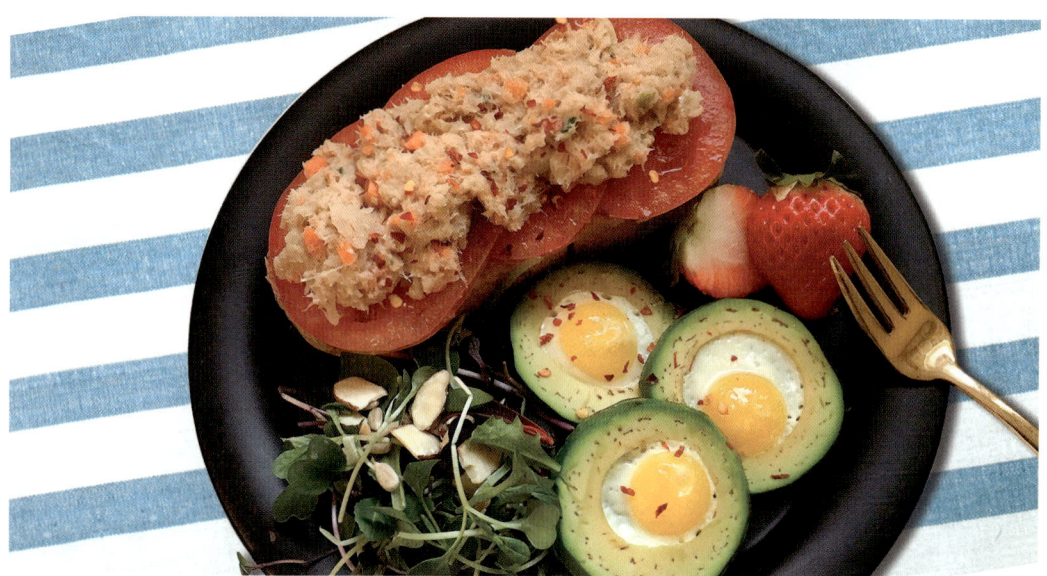

| 재료 |

동태전 남은 거 100g, 다진 채소 적당량, 두유 적당량, 올리브유 1티스푼

| 요리법 |

❶ 올리브유에 동태전을 구워주세요.
❷ ❶과 다진 채소, 두유를 함께 넣고 믹서기에 갈갈!
❸ 곡물 식빵에 각종 샐러드와 함께 곁들여주세요.

• 샌드위치 •

시금치 오믈렛 샌드위치

우리에게 너무 익숙한 오믈렛은 사실 'omelette'이라는 프랑스 요리랍니다. 오므라이스라는 음식도 떠오를 텐데요. 오무라이스는 오믈렛 + 라이스 라는 일본식 표현이에요.

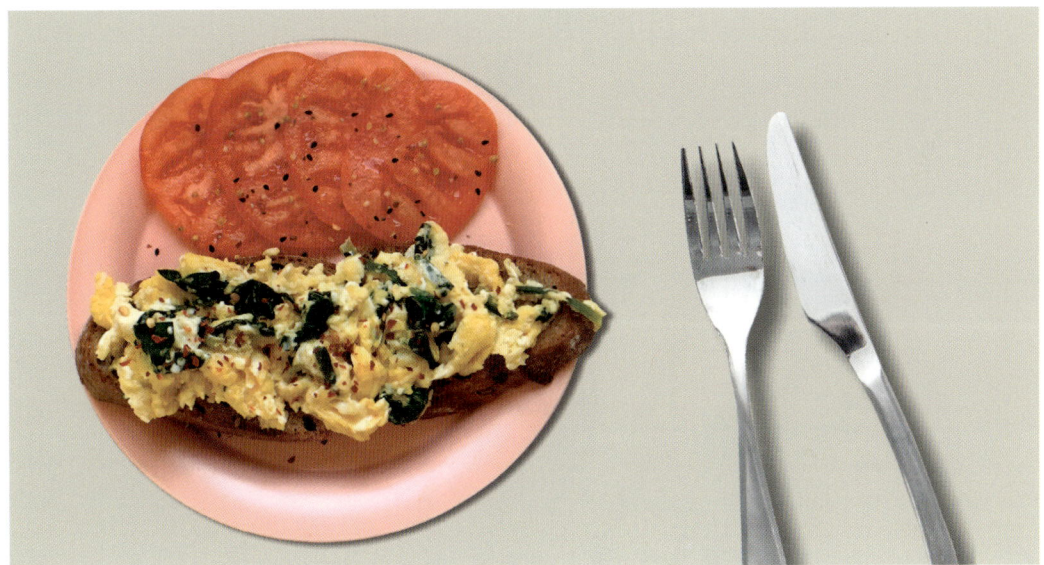

| 재료 |

달걀 5개(노른자 포함 2개, 흰자 3개), 잘게 썬 시금치 한 주먹, 소금 한 꼬집, 두유 1/2컵, 올리브유 1티스푼, 곡물 식빵, 토마토

| 요리법 |

❶ 볼에 달걀, 시금치, 두유, 소금을 넣고 섞어주세요.
❷ 팬에 올리브유를 두르고 섞은 재료를 저어가며 익혀주세요.
❸ 사진처럼 토마토를 플레이팅을 해도 좋고 빵 위에 토마토, 오믈렛을 같이 얹어 먹어도 굿!

Soul Beauty Diet

• 샌드위치 •

쌀식빵 샌드위치

홀그레인 wholegrain 머스타드는 겨자씨가 통으로 들어간 소스를 말한답니다.

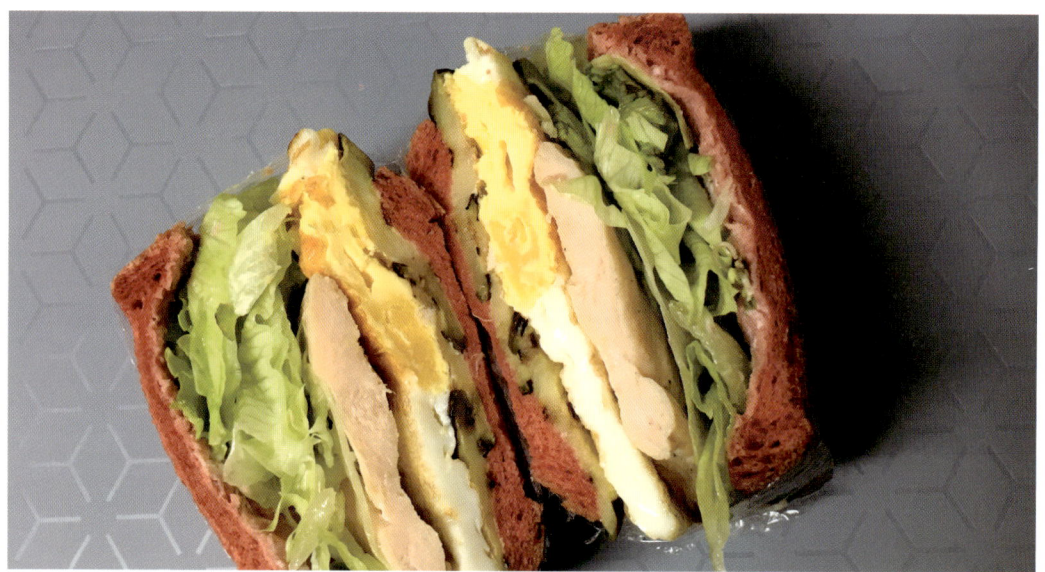

| 재료 |

쌀식빵 2조각, 양상추, 달걀프라이 1개, 그릴 닭가슴살 100g

| 소스 |

홀그레인 머스타드

| 요리법 |

❶ 쌀식빵은 팬에 살짝 구워주세요.
❷ 식빵에 소스를 발라주고 채소, 계란, 닭가슴살 순으로 올려준 뒤 랩으로 돌돌~
❸ 예쁘게 썰어내면 끝!

• 샌드위치 •

아보카도 버무리 오픈샌드위치

알룰로스는 설탕 같은 단맛을 내면서도 칼로리는 10분의 1밖에 되지 않아요. 다이어트를 하시는 분들은 무조건 단맛을 피하려 하는데, 단맛을 피하려다 폭식이라는 무서운 좌절감을 만나게 되니 몸이 원하는 건 어느 정도 상응해주시는 게 좋아요.

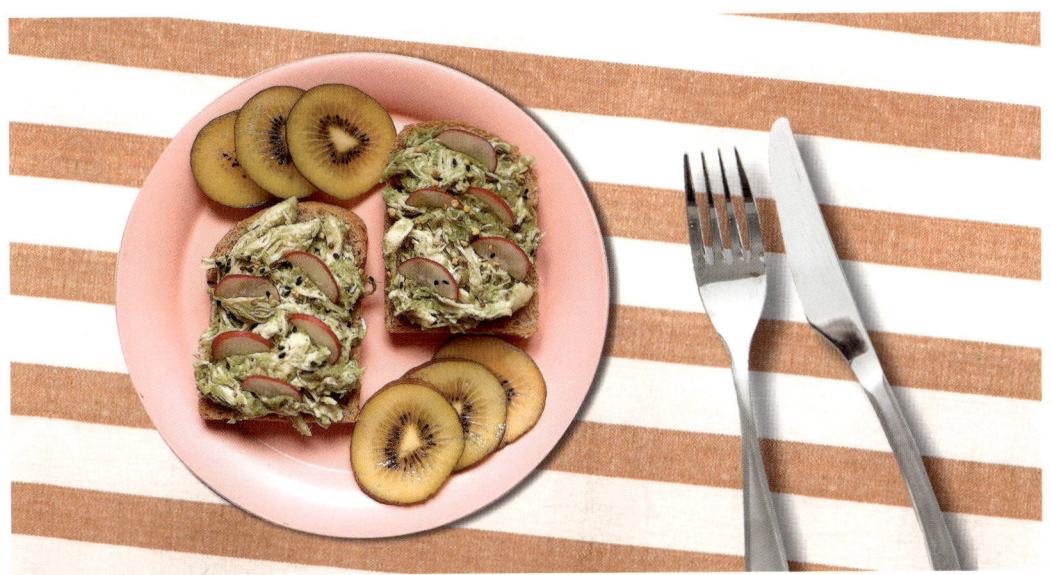

| 재료 |

아보카도 1/2개, 삶은 닭가슴살 100g, 사과식초 1/2큰술, 알룰로스 1티스푼, 레디쉬 약간, 키위 1개, 통밀식빵 2조각

| 소스 |

홀그레인 머스타드

| 요리법 |

❶ 아보카도, 삶은 닭가슴살, 사과식초, 알룰로스를 모두 섞어 버무려주세요.
❷ 통밀 식빵 위에 홀그레인 머스타드를 발라준 뒤 버무린 재료를 올려주세요.
❸ 레디쉬로 예쁘게 장식하고 키위와 함께 플레이팅!

• 샌드위치 •

아보카도 연어 샌드위치

오메가 3 지방산이 몸 안의 혈전을 막아주고, 더불어 고혈압과 동맥경화, 심장병과 뇌졸중 등 혈관질환 예방에 탁월한 연어! 아보카도와 더불어 다이어터에겐 최고의 음식이죠.

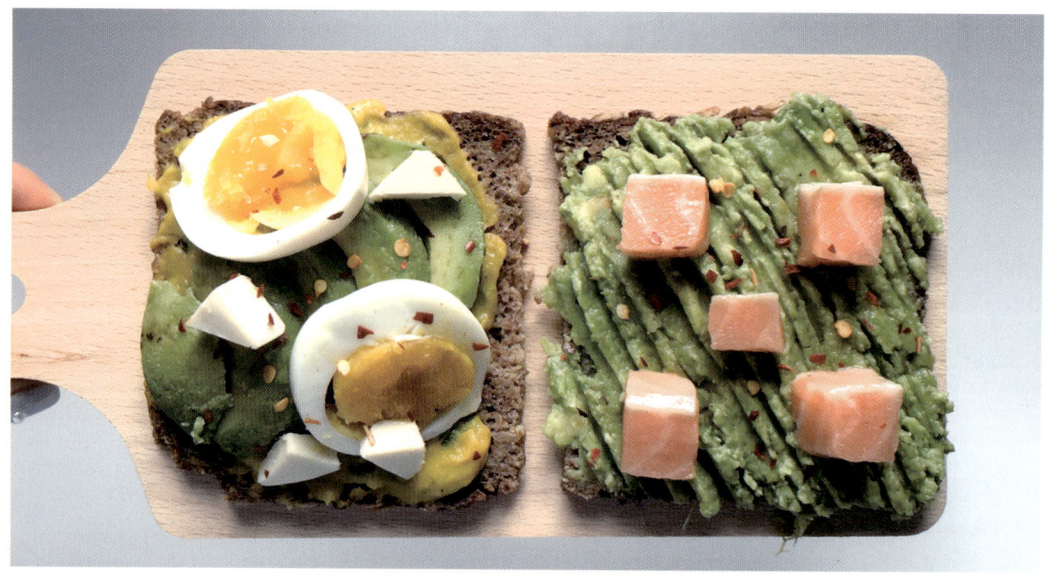

| 재료 |

아보카도 1/2개, 깍둑 썬 연어 적당량, 삶은 달걀 1개, 큐브 치즈 1개, 통밀빵 2조각, 레드페퍼

| 스프레드 |

단호박 스프레드(단호박+알룰로스+두유 약간)

| 요리법 |

❶ 삶은 단호박을 약간의 알룰로스와 두유를 넣고 믹서기에 갈아 스프레드를 만들어주세요.
❷ 통밀빵 한 쪽에 단호박 스프레드를 바르고 달걀, 큐브 치즈를 올려주세요.
❸ 다른 한 쪽엔 포크로 으깬 아보카도를 발라 연어를 올려주세요. 레드페퍼로 마무리!

• 샌드위치 •

참치 오픈샌드위치

아보카도가 맛없다고 하시는 분들 중 대부분이 제대로 익지 않은 아보카도를 먹어서 그럴지 몰라요. 초록색 아보카도가 갈색으로 변하기까지 20~25도 기준 일주일 정도가 걸리는데, 애석하게도 그 익는 시점이 너무 빨리 지나가서 자주 확인하지 않으면 안돼요. 갈색 아보카도의 건강한 기름진 맛은 과식과 폭식을 막아주고 포만감으로 행복을 더해준답니다.

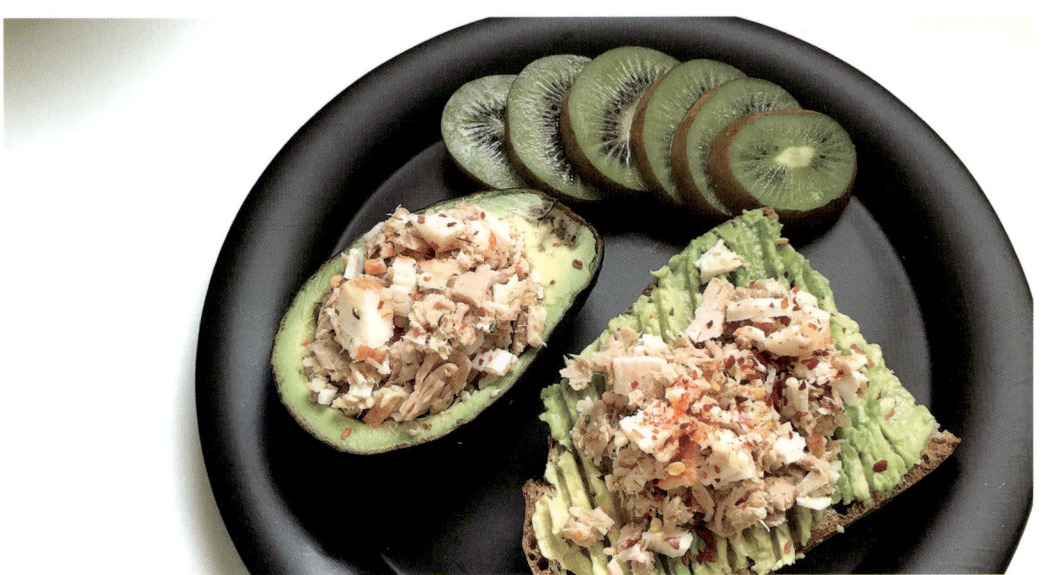

| 재료 |

참치 1캔, 맛살 2개, 햄프씨드 1티스푼, 아보카도 1/2개, 키위 1개, 호밀빵 1조각, 레드페퍼, 홀그레인 머스타드 1티스푼

| 요리법 |

❶ 참치는 미리 기름을 빼주고 맛살과 햄프씨드를 머스타드 소스와 버무려주세요.
❷ 아보카도는 포크로 으깨 호밀빵 위에 올리고 버무린 재료도 올려주세요.
❸ ❷에 레드페퍼를 뿌리고 키위로 플레이팅하면 마무리!

• 샌드위치 •

참치폴레 샌드위치

우리가 먹는 참치캔의 참치는 '가다랑어'로 만들어졌어요. 참치의 정식 이름은 참다랑어이며, 이를 비롯해 날개다랑어, 눈다랑어, 황다랑어, 가다랑어 그리고 우리나라 연해에서 잡히는 연안성 다랑어 뿐만아니라 어니스트 헤밍웨이의 소설에 나오는 '청새치'도 참치의 종류랍니다.

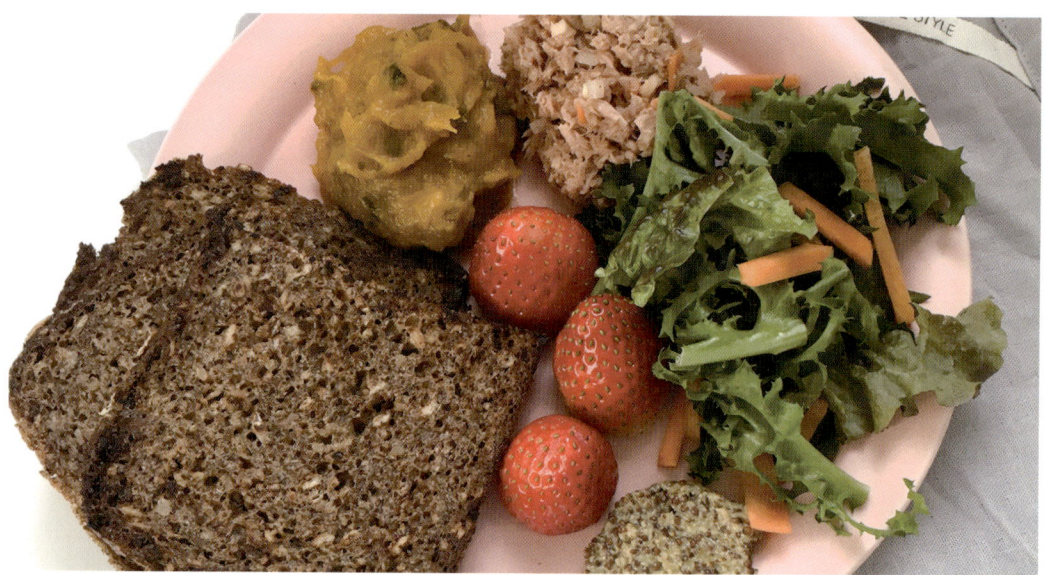

| 재료 |

단호박 50g, 으깬 견과 1큰술, 참치캔 1/2, 다진 채소, 호밀빵 2조각

| 요리법 |

❶ 단호박을 레인지 용기에 담아 7분 정도 돌려 으깬 후 견과와 잘 뒤섞어 주세요.
❷ 참치와 다진 채소를 섞어주세요.
❸ 호밀빵에 홀그레인 머스타드를 바르고 견과를 섞은 단호박, 참치와 비벼둔 채소를 얹어 완성!

Soul Beauty Diet

• 샌드위치 •
카라멜라이즈 오픈샌드위치

양파 자체의 당분을 이용해 카라멜라이즈를 하는 과정은 정말 단순하지만 굉장히 지루하답니다. 그저 갈색이 되는 것이 아니라 윤기를 띠며 서로 걸쭉하게 어우러지도록 볶아주셔야 해요. 오랜 시간을 투자한 만큼 깊은 맛을 내니 꼭 한번 만들어보세요.

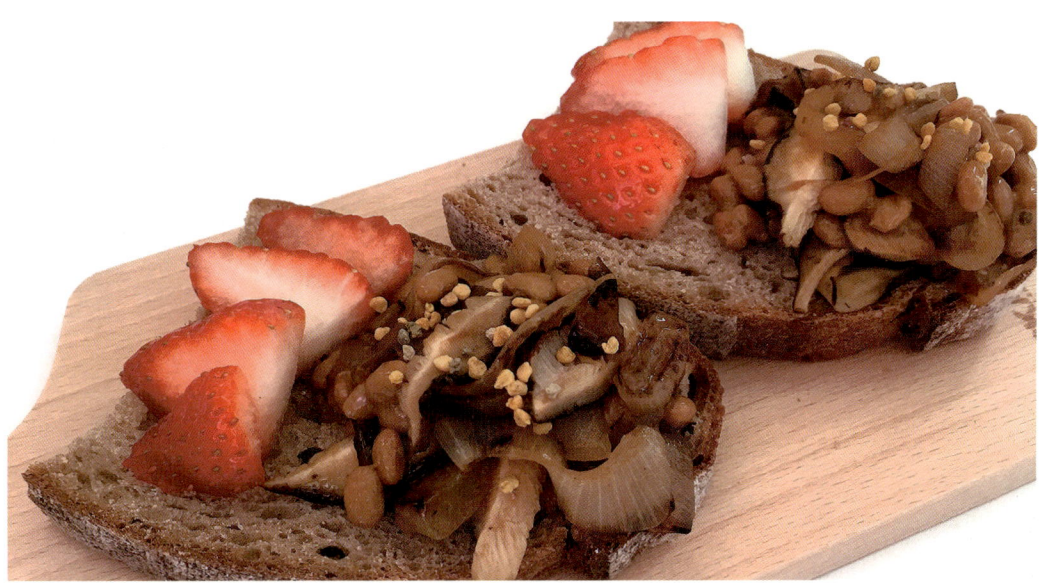

| 재료 |

양파 2개, 올리브유 2큰술, 딸기나 상큼한 제철 과일 몇 개, 호밀빵 2조각

| 요리법 |

❶ 양파를 얇게 썰어주세요.
❷ 약불에 올리브유를 두르고 20분~30분간 볶아주세요. 짙은 갈색이 날 때 까지!
❸ 호밀빵 절반에 과일을 얹고 다른 절반엔 양파를 얹어주세요.

• 샌드위치 •

달걀 베이컨 샌드위치

베이컨은 14세기경 영국에서 탄생했어요. 농민들이 겨울에 가축의 사료를 생산 할 수 없게 되자, 초겨울에 돼지를 잡아 그 고기들을 훈연하여 소금에 절였는데 이렇게 가공된 돼지고기가 바로 햄과 베이컨이 되었답니다. 베이컨이라는 이름 자체는 철학자로도 유명한 베이컨(1561~1626)의 가문에서 만든 돼지고기 가공식품을 부르던 말에서 유래했대요!

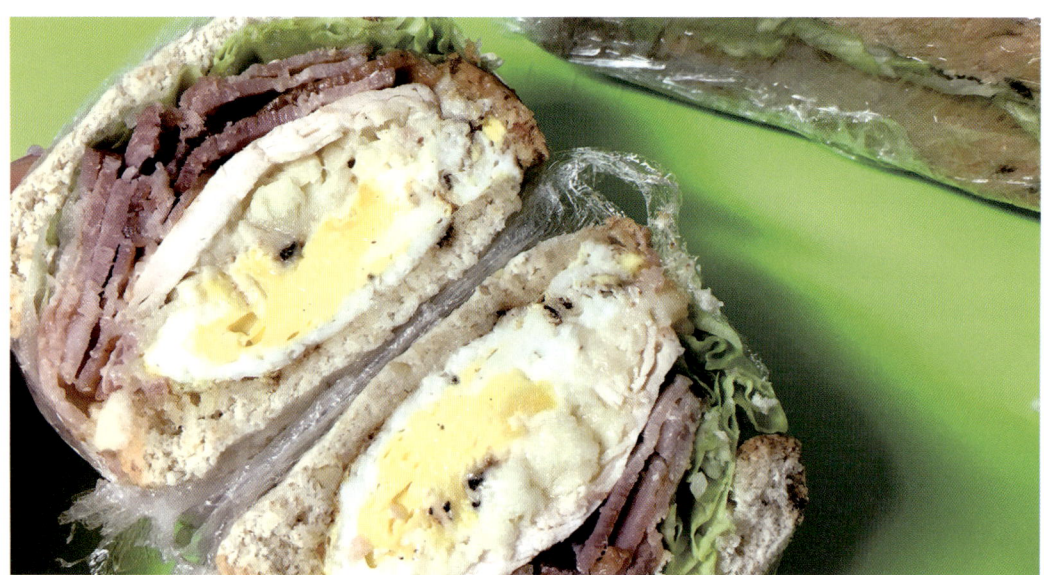

| 재료 |

쌀식빵 2조각, 베이컨 50g, 달걀프라이 1개, 쌈채소 약간

| 소스 |

케첩

| 요리법 |

❶ 베이컨은 끓는 물에 데쳐서 소금기와 기름을 한번 빼주세요.
❷ 쌀식빵 위에 달걀을 얹고 케첩을 뿌린 뒤 베이컨, 쌈채소를 넣고 다시 식빵을 덮은 후 랩에 싸주세요.
❸ 예쁘게 썰어서 드시면 끝!

• 샌드위치 •

애기애기 방토 샌드

뽀또, 토토, 다다기, 미니킹, 미니스타, 알알이, 미니캐롤, 킹캐롤, 캐롤세븐, 첼시미니, 오렌지캐롤, 옐로우 캐롤, 산체리엑스트라, 꼬꼬, 빼빼. 이게 다 무엇일까요? 국내 각 지역별로 열심히 자라는 중인 방울토마토의 종류랍니다. 생각보다 훨씬 많죠?

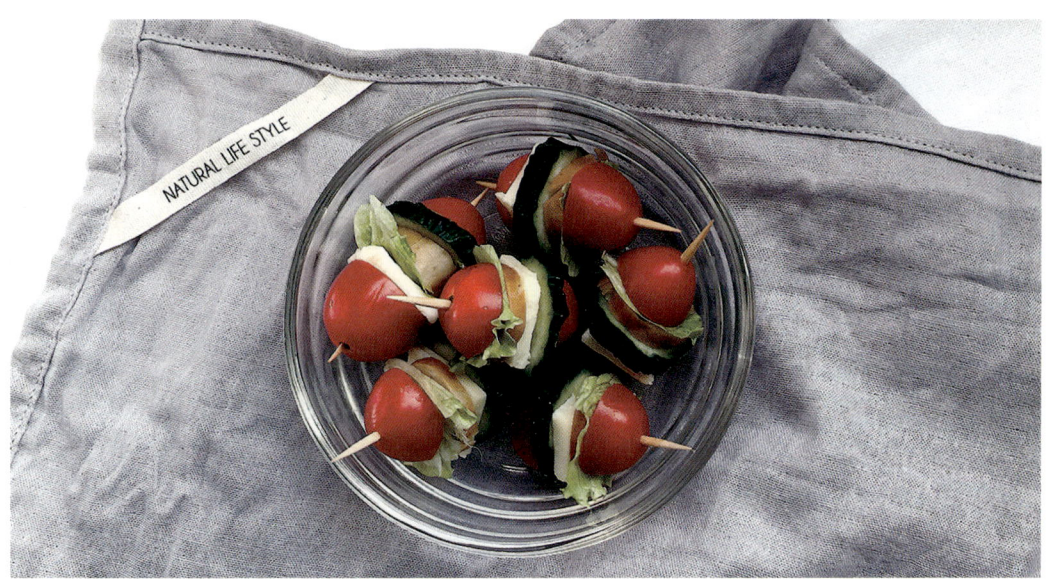

| 재료 |

방울토마토, 얇게 채 썬 오이, 치즈 1장, 양상추 1장

| 요리법 |

❶ 방울토마토는 절반으로 잘라주세요.
❷ 크기에 맞게 나머지 재료들도 잘라 이쑤시개에 꽂으면 되는 간편함!!

Soul Beauty Diet

• 샌드위치 •
두부 소보로 통밀 샌드

'소보로'라고 하면 빵부터 생각나시죠? 으깨어 양념한 일본의 식품을 총칭하는 말인데 '오보로'라는 것도 있어요! 소보로는 익히지 않은 생 재료, 오보로는 익힌 재료가 들어간 것을 이르는 말이랍니다.

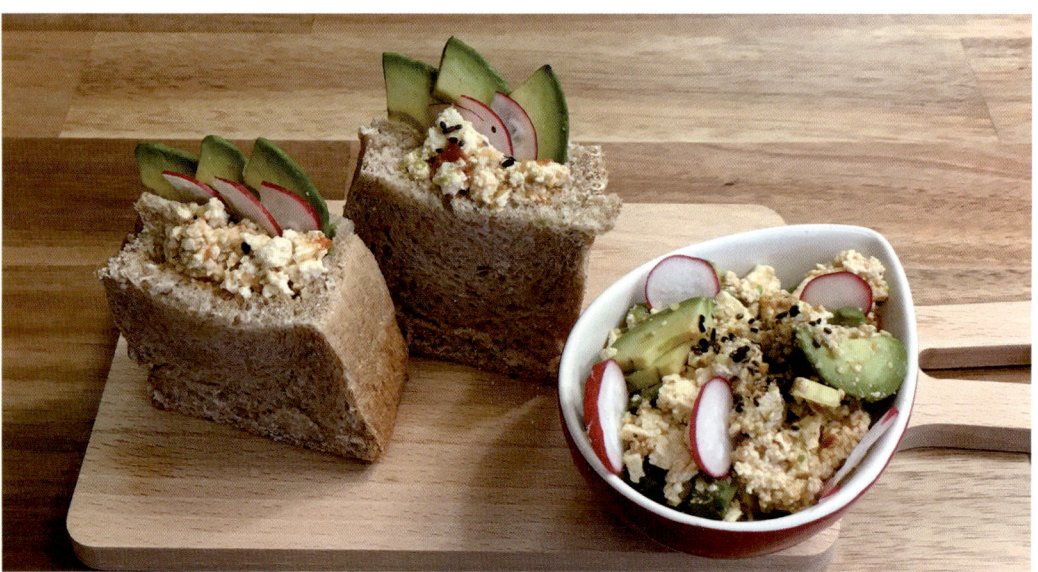

| 재료 |

썰지 않은 통밀식빵, 두부 100g, 리코타 치즈 1큰술, 토마토 소스 1큰술, 소금 한 꼬집, 아보카도 1/2개, 얇게 썬 레디쉬 적당량

| 요리법 |

❶ 두부를 체에 밭쳐 물기를 뺀 후 손으로 으깨주세요.
❷ 리코타 치즈와 토마토 소스, 소금과 아보카도를 두부와 함께 섞어주세요.
❸ 통밀식빵 덩어리를 큐브 모양으로 썬 뒤 속을 파내고 2번의 재료로 채운 후 레디쉬를 얹어주세요.

Soul Beauty Diet

• 샌드위치 •
낫토 소고기 버거

햄버거는 몽골에서 유래했어요. 먹고 남은 양고기들을 말과 안장 사이에 넣고 다니면 나중엔 부드러워져서 익히지 않고 바로 먹을 수 있었다고 해요. 이게 러시아로 전해져서 '타르타르 스테이크'가 되었고, 이후 17세기의 독일 함부르크에 전해졌어요. 이 함부르크에서 명명된 '함부르크 스테이크'가 다시 뉴욕으로 건너가 1826년 처음으로 '햄버거 스테이크', 현재 햄버거의 모양으로 정립됐답니다. 참 복잡다단한 이야기죠?

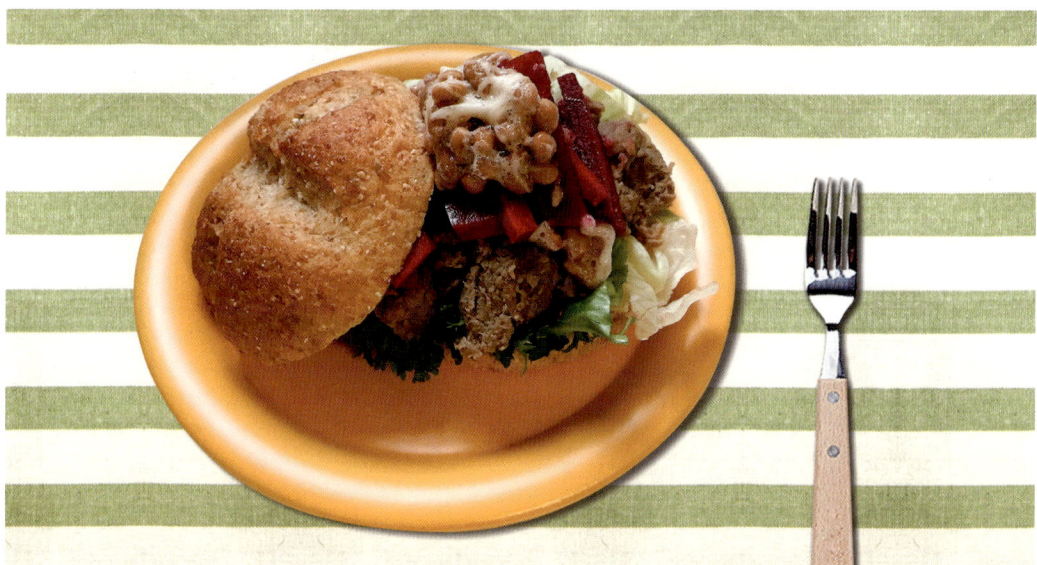

| 재료 |

통밀 모닝빵 1개, 쌈채소 약간, 불고기용 소고기, 피클 약간, 낫토 1팩

| 요리법 |

❶ 통밀 모닝빵을 그릇처럼 속을 파내어주세요.
❷ 파낸 빵 안에 쌈채소와 볶은 불고기, 피클을 넣고 마지막으로 낫토를 얹으면 완성!

Soul Beauty Diet

파스타 / 피자 / 밀 프렙
숲속 버터 한 그릇

아보카도의 별명이 뭔지 아세요? 자그마치 버터 프루츠! 아보카도에서 추출한 오일은 피부 침투력이 무척 좋아 피부개선크림이나 마사지 오일의 재료로도 최고랍니다.

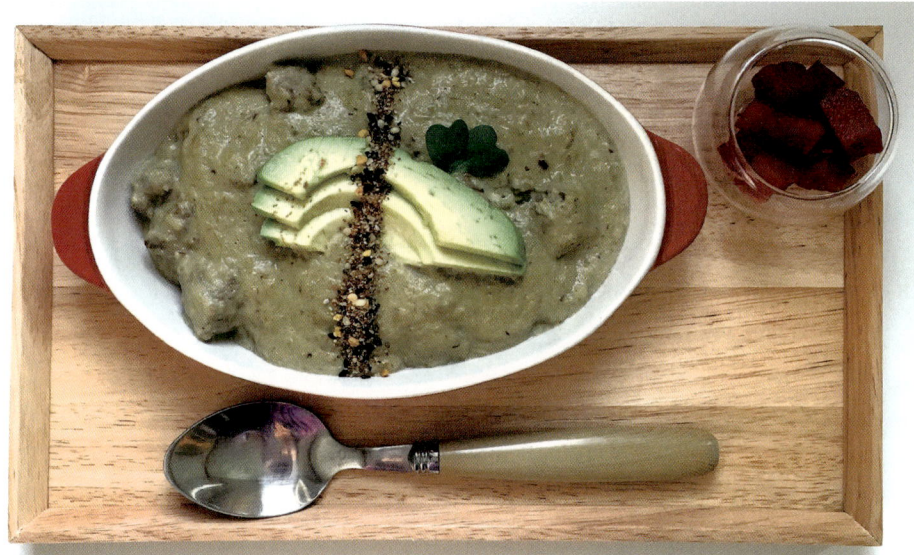

| 재료 |

소고기볼 1팩, 아보카도 1/2개, 작은 양파 1/2개, 큐브치즈 2개, 두유 1/2팩, 소금 한 꼬집, 올리브유 1티스푼

| 요리법 |

❶ 아보카도와 양파를 믹서에 갈아주세요.
❷ 올리브유를 두른 팬에 소고기 볼을 익히다 갈아둔 재료와 두유를 함께 졸여주세요.
❸ 소금을 살짝 넣고 치즈를 넣어 조금 더 졸여주세요.

Soul Beauty Diet

파스타 / 피자 / 밀 프렙
숲속 푸실리

푸실리는 파스타 중에서도 소스가 가장 잘 배는 구조를 가졌어요. 비비 꼬인 특별한 모양이 푸실리만의 식감과 소스의 감칠맛을 더 잘 느끼게 해준답니다. 어원은 나선형으로 돌아가는 총신을 뜻하는 이탈리아어 'fusile'에서 비롯되었어요.

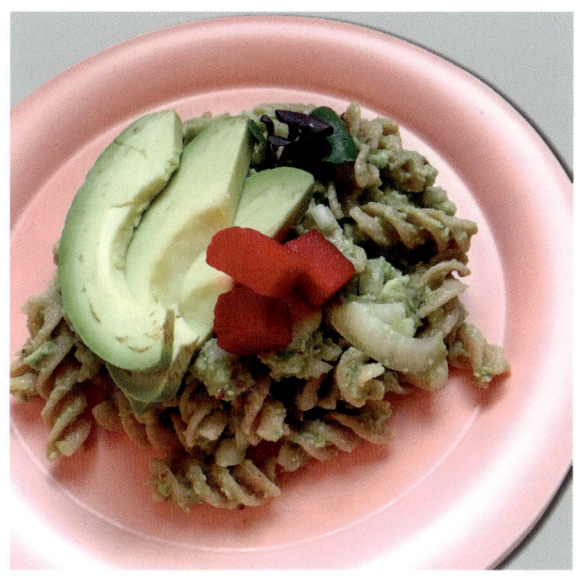

| 재료 |

통밀 푸실리 40g, 아보카도 1/2개, 마늘 3쪽(슬라이스), 레몬즙 1티스푼, 홀그레인 머스타드 1티스푼, 올리브유 1티스푼, 소금 한 꼬집, 후추 한 꼬집

| 요리법 |

❶ 푸실리를 끓는 물에 15분 삶아주세요.
❷ 올리브유를 두른 팬에 마늘과 푸실리를 볶아 식히세요.
❸ 나머지 재료와 모두 버무려주세요!

Soul Beauty Diet

파스타 / 피자 / 밀 프렙
두유 크림 파스타

과거에도 두유가 없었던 건 아니에요. 고려시대엔 두즙(豆汁)이라고 불렀고 조선시대에 이르러 두유라고 부른 게 현재까지 이르렀답니다. 우리가 알고 있는 두유는 1968년에 처음 만들어졌어요. 의학박사 정재원이 유당불내증(유당분해효소 결핍으로 인한 소화흡수불량증후군)으로 고통받는 아이들을 위해 개발했다고 합니다.

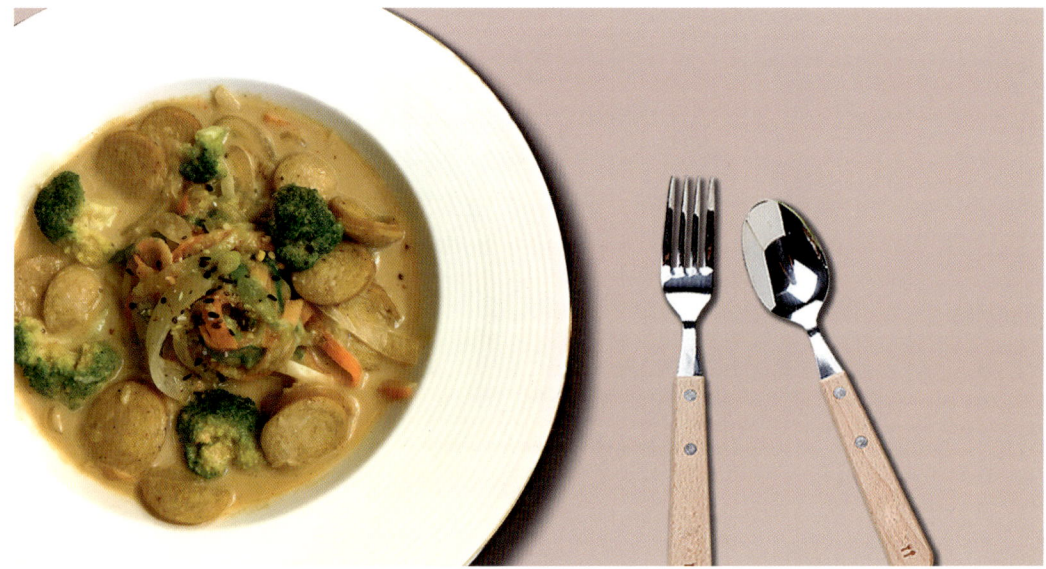

| 재료 |

애호박 100g, 당근 약간, 브로콜리 작은 송이 2~3개, 닭가슴살 소시지 1개, 파프리카 파우더, 두유 1팩 or 무지방 우유, 올리브유 1티스푼

| 요리법 |

❶ 채소는 국수 모양과 비슷하게 썰어주세요.
❷ 올리브유를 두른 팬에 채소를 넣고 볶아서 익혀주세요.
❸ 2번에 닭가슴살 소시지, 두유 1팩, 소금과 파프리카 파우더를 넣고 더 끓여주세요.
❹ 농도에 따라 두유는 더 추가해도 좋아요.

Soul Beauty Diet

파스타 / 피자 / 밀 프렙
푸실리 샐러드

우리에게 파프리카는 단맛으로 기억되지만 유럽, 특히 헝가리에서 파프리카는 매운 고추로 기억된다고 해요. 피망과 여러모로 비슷하지만 막상 맛보면 훨씬 더 상큼하고 아삭하죠. 이젠 흔히 보이는 파프리카는 비타민 C 도 참 많아 피로회복에 좋아요.

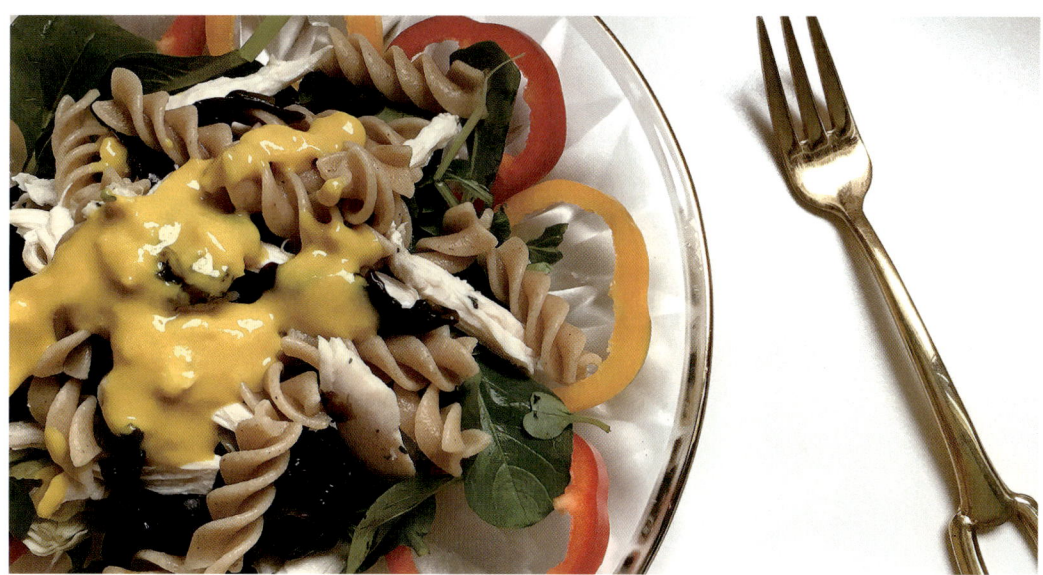

| 재료 |

통밀 푸실리 60g, 소금 1꼬집, 삶은 닭가슴살 100g, 쌈채소 약간, 다른 색의 파프리카 각각 1개

| 소스 |

홀그레인 머스타드

| 요리법 |

❶ 끓는 물에 소금을 넣고 푸실리를 15분간 삶아주세요.
❷ 푸실리는 잠시 식혔다가 채소와 닭가슴살을 얹고 머스타드 소스를 뿌려주세요.

Soul Beauty Diet

파스타 / 피자 / 밀 프랩

채새 알리오올리오

'알리오올리오'의 정식 명칭은 '알리오 에 올리오 aglio e olio'랍니다. 나폴리 지방에서 기원한 것으로 가장 전형적이고 전통적인 파스타에요.

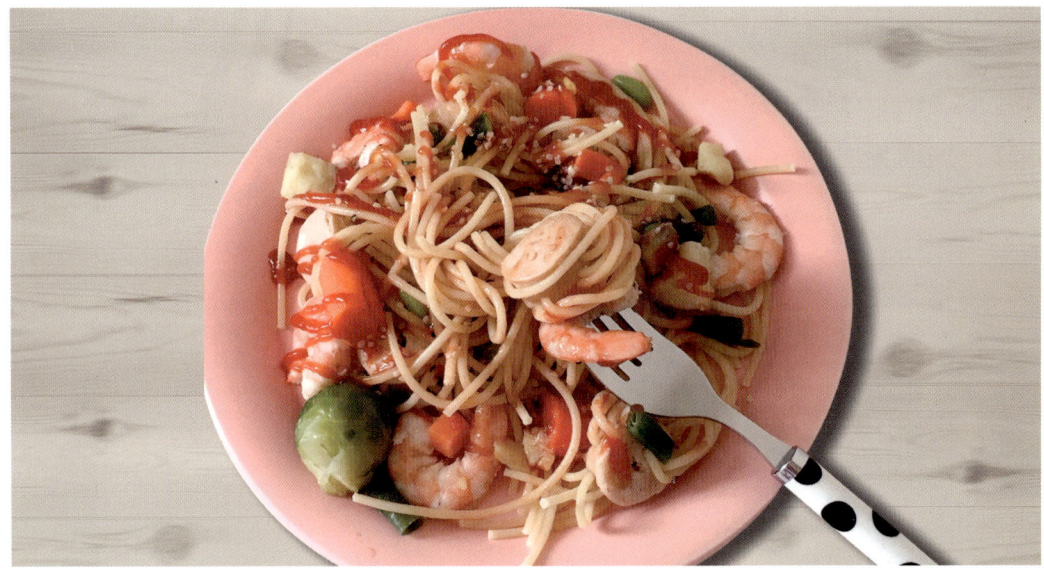

| 재료 |

통밀 파스타 50g, 소금 1꼬집, 삶은 새우 100g, 각종 채소, 올리브유 2티스푼

| 요리법 |

❶ 파스타면은 소금과 함께 15분간 삶으세요.
❷ 팬에 올리브유를 두르고 재료를 모두 볶아주는 것으로 끝!

Soul Beauty Diet

파스타 / 피자 / 밀 프렙
시금치 또띠아 피자

편하게 또띠아라고 부르지만 정식 명칭은 '토르티야Tortilla'예요. 이 토르티야에 감싸 만든 음식이 부리토, 퀘사디야, 엔칠라다 등입니다.

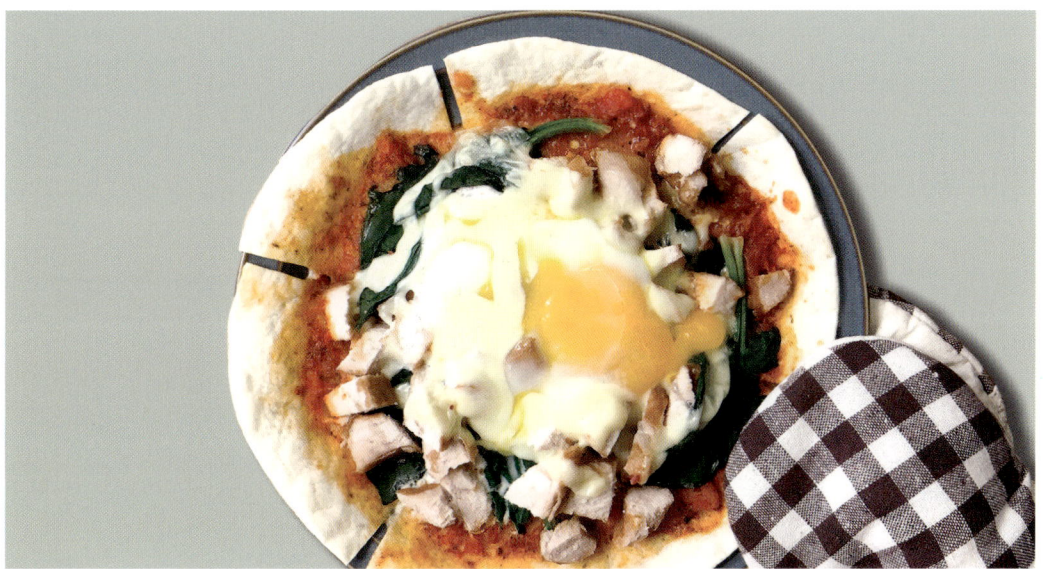

| 재료 |

현미또띠아(일반 또띠아) 1장, 시금치 한주먹, 돼지고기 등심팩, 달걀 1개, 토마토 소스 1큰술, 치즈 1장

| 요리법 |

❶ 또띠아를 여섯 조각으로 나눠 잘라주세요.
❷ 토마토 소스를 바르고 재료를 올려 레인지에 3분!

Soul Beauty Diet

파스타 / 피자 / 밀 프렙
소고기 볼 또띠아

지중해 연안에 거주하는 사람들은 세계 최고의 지방 애호가임에도 불구하고 심장병 사망률이 낮았다고 해요. 연구 결과 올리브유를 많이 섭취하는 것이 혈관 건강에 굉장한 이점이 있다는 것을 알았고, 이러한 사실이 알려지며 웰빙 열풍을 타고 엄청난 인기를 얻었죠. 다만 180도 이상으로 가열하면 영양 성분이 모두 타버릴 수 있으니 요리 자체에 이용하기보단 마지막에 가미해주시는 요리법이 최고!

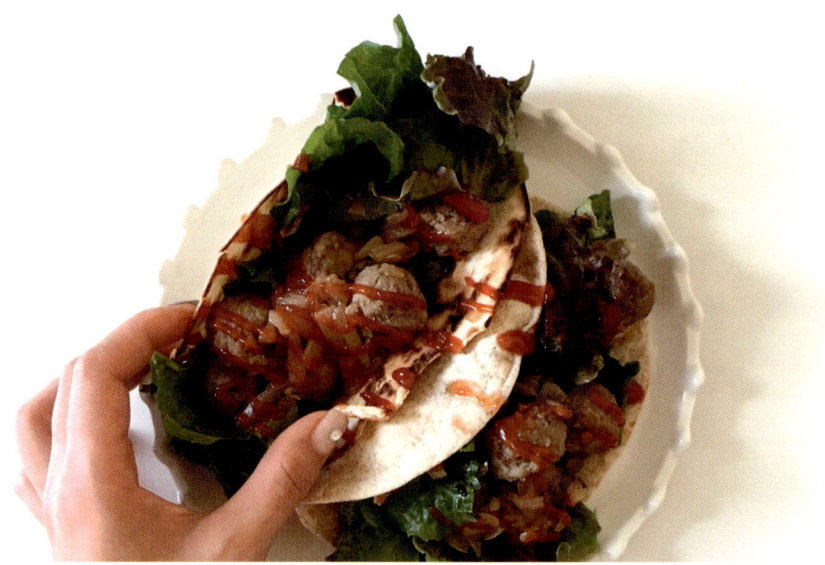

| 재료 |

소고기볼 1팩, 쌈채소 약간, 또띠야 2장, 올리브유 1티스푼

| 소스 |

케첩

| 요리법 |

❶ 올리브유를 두른 팬에 소고기볼을 익혀주세요.
❷ 또띠아를 살짝 구워 채소와 소고기 볼을 올린뒤 케첩으로 마무리!

Soul Beauty Diet

파스타 / 피자 / 밀 프렙

불갈비 또띠아 밀 프렙

4~5일 분량의 아침, 또는 점심 등을 준비하는 것부터 일주일 분량의 모든 식사와 간식을 준비하는 것까지 모두 밀 프렙Meal prep이라고 해요. 바쁜 현대인의 다이어트에 있어서 가장 효과적으로 칼로리를 제한할 수 있는 방법이죠.

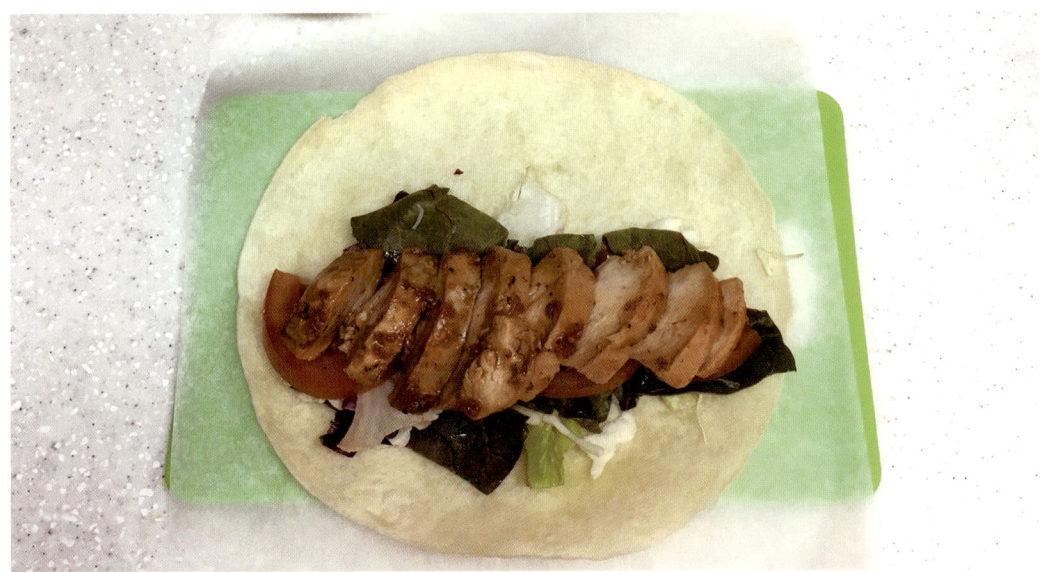

| 재료 |

랩, 종이포일, 또띠아 1장, 시중에 판매하는 불갈비 소스, 닭가슴살 1팩, 쌈채소 적당량, 아보카도 1/2개, 토마토 1/2개

| 요리법 |

❶ 종이포일을 반으로 접어 찢을 수 있도록 만들어주세요.
❷ 종이포일을 바닥에 깔고 또띠아, 채소, 닭가슴살 순으로 올린 뒤 소스를 뿌리고 종이포일을 당기며 동그랗게 말기!
❸ 고무줄이 있다면 마무리로 묶어 쉽게 풀리지 않는 간편 밀 프렙 완성.

Soul Beauty Diet

파스타 / 피자 / 밀 프렙
아보새우라구 또띠아 밀 프렙

감싸면 간단히 완성되는 또띠아! 옥수수와 밀가루로 만든 기본적인 것도 괜찮지만 건강을 위해서 현미와 통밀로 만든 제품들도 시중에서 흔히 구할 수 있으니 꼭 찾아보세요. 바로 먹기에도 좋고 밀프 렙으로 미리 만들어 두고 먹어도 좋아요.

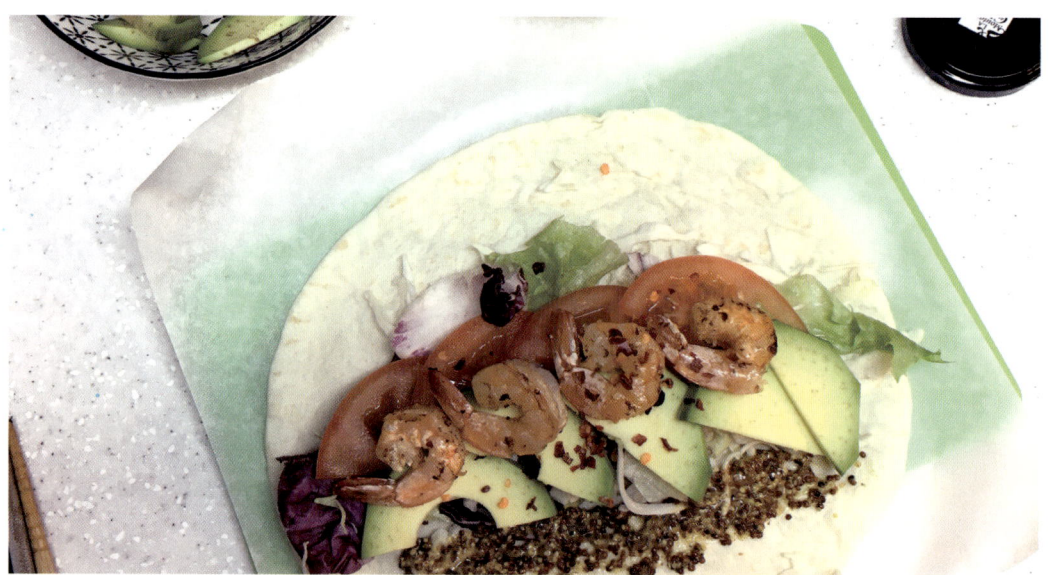

| 재료 |

랩, 종이포일, 현미 또띠아 1장, 구운새우 100g, 쌈채소 적당량, 아보카도 1/2개

| 소스 |

홀그레인 머스타드

| 요리법 |

❶ 종이포일을 반으로 접어 찢을 수 있도록 잘 접어주세요.
❷ 종이포일 위에 또띠아, 채소, 메인재료 순으로 올리고, 소스를 뿌린 뒤 김밥 싸듯 말아주세요.
❸ 고무줄로 감싸거나 랩으로 마무리해주세요.

Soul Beauty Diet

파스타 / 피자 / 밀 프렙

시나몬단호박 또띠아 밀 프렙

자그마치 4천 년이라는 오랜 역사를 지닌 시나몬은 후추, 정향과 함께 3대 향신료로 뽑힌답니다. 한때 시나몬과 계피에 대한 우스개가 있었는데, 시나몬이라고 하면 더 고급스런 향이고 계피라고 하면 수정과 냄새라는 내용이었죠. 그런데 실제로 시나몬스틱은 육계나무의 껍질을 떼어내어 만든 것이고 계피는 이보다 좀 더 두껍고 까칠까칠해요. 그래서 서양에서는 계피를 '중국 시나몬'이라고도 부른답니다.

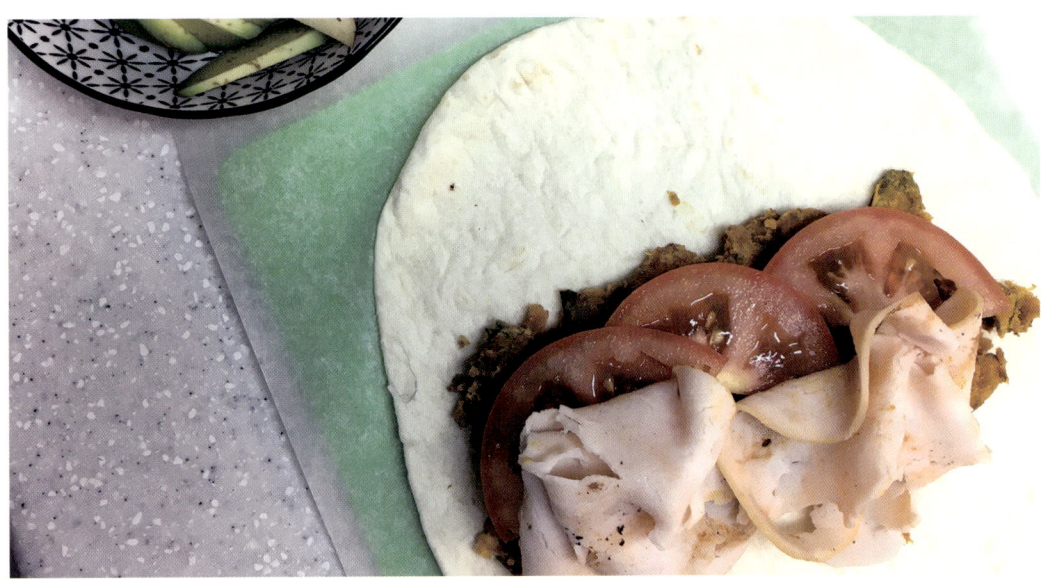

| 재료 |

랩, 종이포일, 현미 또띠아, 단호박 50g, 닭가슴살 슬라이스 100g, 쌈채소 적당량, 토마토 1/2개, 시나몬 파우더 1큰술

| 요리법 |

❶ 단호박을 레인지 용기에 담아 8분 돌려 으깬 후 시나몬 파우더와 살짝 볶아주세요.
❷ 닭가슴살 슬라이스는 끓는 물에 살짝 데쳐 소금기를 빼주세요.
❸ 종이포일 위에 또띠아, 단호박, 채소 메인재료 순으로 올려 말아주세요.
❹ 마지막으로 고무줄로 마무리해주시면 돼요.

불고기 또띠아 밀 프렙

파스타 / 피자 / 밀 프렙

소고기의 우둔살은 지방이 매우 적고 단백질 함량이 높아요. 일명 장조림용으로 내몰리는 육류들은 다이어트에 다 좋다고 생각하시면 된답니다. 닭가슴살이 최우선이겠지만, 다른 육류도 충분히 사용할 수 있어요.

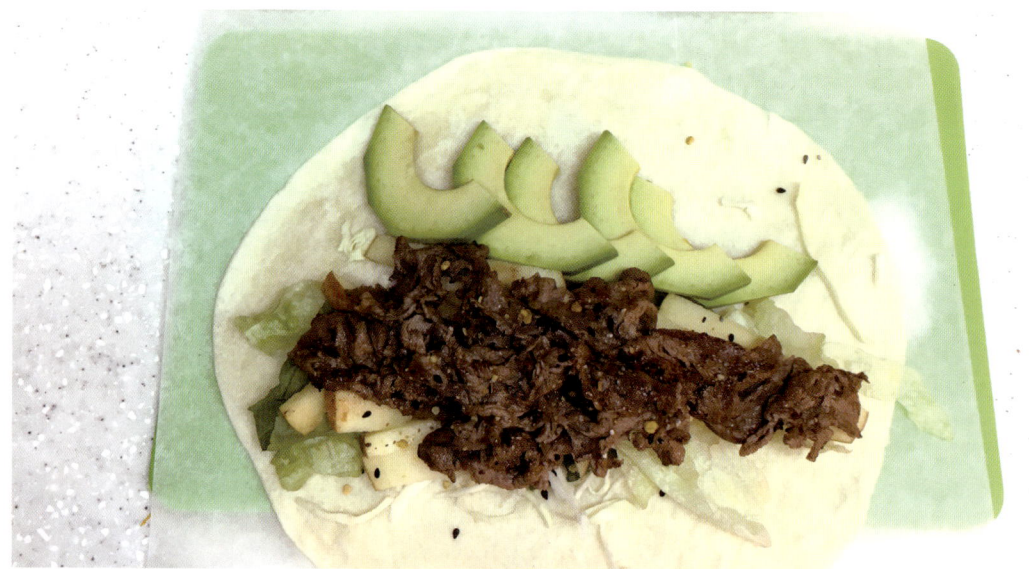

| 재료 |

랩, 종이포일, 또띠아 1장, 사과 50g, 우둔살 100g, 쌈채소 적당량, 아보카도 1/2개, 간장 2티스푼

| 요리법 |

❶ 우둔살을 간장과 볶아주세요.
❷ 종이포일 위에 또띠아, 채 썬 사과, 채소, 메인재료 순으로 올려 말아주세요.
❸ 고무줄로 마무리하고 랩으로 감싸주세요.

· 밥 / 죽 ·
불닭 오니기리

오니기리의 기원에는 사무라이가 있어요. 무사들의 이동에 간편한 음식이 필요했기에 우리나라의 주먹밥처럼 안에 반찬이 되는 내용물을 넣고 밥을 동그랗게 만든 것에서 유래했답니다.

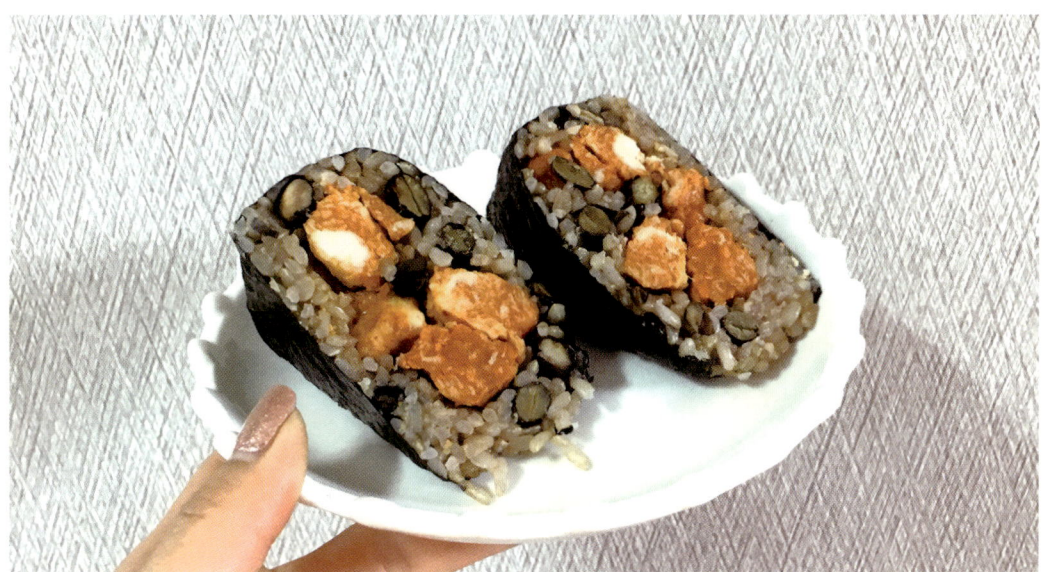

| 재료 |

현미 잡곡밥 100g, 불닭가슴살볼 100g, 김밥용 김, 삼각김밥 틀

| 요리법 |

❶ 틀에 랩을 잘 넣어주고 현미 잡곡밥으로 적당히 가장자리에 쌓아주세요.
❷ 불닭가슴살볼을 넣고 윗부분에 남은 현미 잡곡밥을 채워주세요.
❸ 랩으로 감싸 잘 눌러가며 모양을 잡고, 랩을 빼고 김으로 감싸 반으로 썰면 끝!

Soul Beauty Diet

• 밥 / 죽 •

닭가슴살 병아리콩 카레

콩의 중간이 병아리의 부리마냥 톡 튀어나온 게 포인트죠? 귀여운 모양새와는 다르게 맛은 밤처럼 깊고 구수하답니다. 일반 콩에 비해 단백질과 칼슘, 식이섬유가 풍부해서 더욱 좋은 건강한 식재료, 병아리콩!

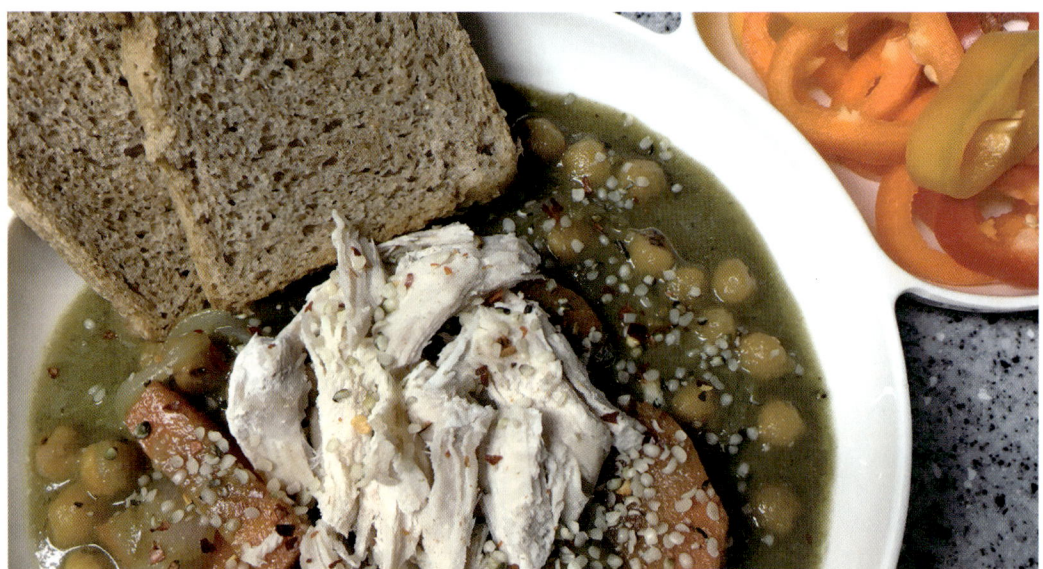

| 재료 |

삶은 병아리콩 100g, 카레 가루, 당근 100g, 양파 100g, 삶은 닭가슴살, 호밀빵 2조각

| 요리법 |

❶ 카레가루를 물에 개어 풀어주고 당근과 양파와 병아리콩을 넣고 끓여주세요.
❷ 카레가 완성되면 접시에 담고 위에 찢은 닭가슴살을 얹고 호밀빵이나 현미밥을 곁들이세요.

· 밥 / 죽 ·

현미 김밥롤

현미는 왜 그렇게 건강한 먹을거리로 인식되는 걸까요? 영문으로 현미는 'unpolished rice'인데, 때를 덜 벗긴 쌀 이라는 뜻도 돼요. 벼에서 왕겨만 제거한 것을 현미라고 하고, 이 현미에서 쌀겨와 배아를 제거한 것을 백미라고 하는데, 쌀겨와 배아가 살아있는 현미는 식이섬유와 영양소가 훨씬 많답니다. 변비 예방에도 좋겠죠?

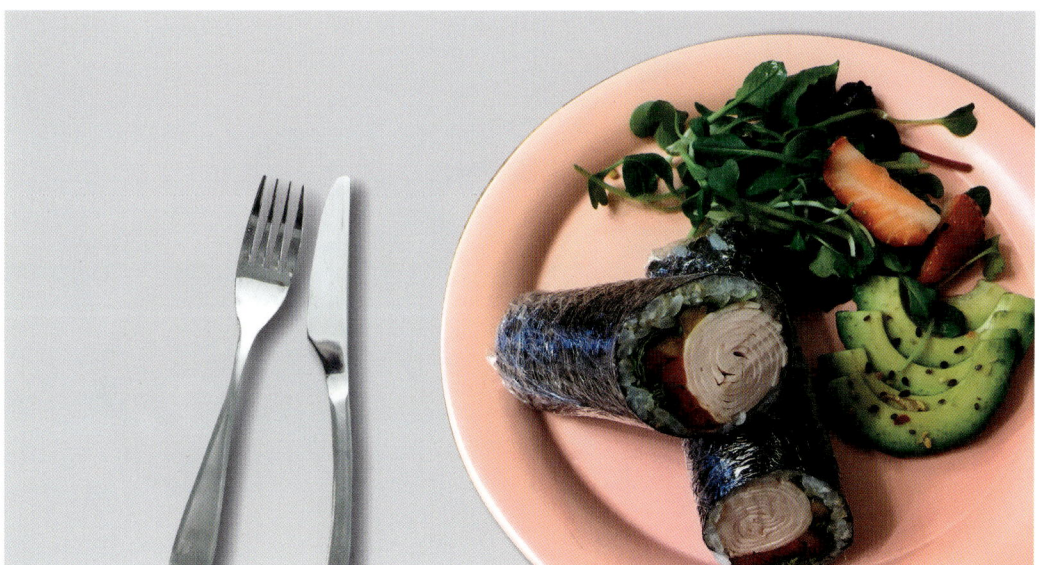

| 재료 |

김밥 김 1장, 다른 색의 파프리카 각각 1개씩 두 개, 현미밥 100g, 상추 1장, 닭가슴살 슬라이스 6장, 랩

| 요리법 |

❶ 김 위에 밥을 놓고 그 위에 상추, 파프리카를 올리세요.
❷ 닭가슴살 슬라이스는 돌돌 말아 ❶번 위에 올린 뒤 김밥을 말아 랩으로 감싸주세요.

• 밥 / 죽 •

뚠뚠이 주먹밥

속을 꽉꽉 채워 만든 주먹밥! 밥은 안 들어갔지만 그래도 굉장히 든든한 이유는 달콤한 고구마와 담백한 참치, 상큼하게 씹히는 야채가 밥 못지않은 포만감을 주기 때문이에요. 이건 정말 추천! 꼭 한번 해먹어보시라~~!

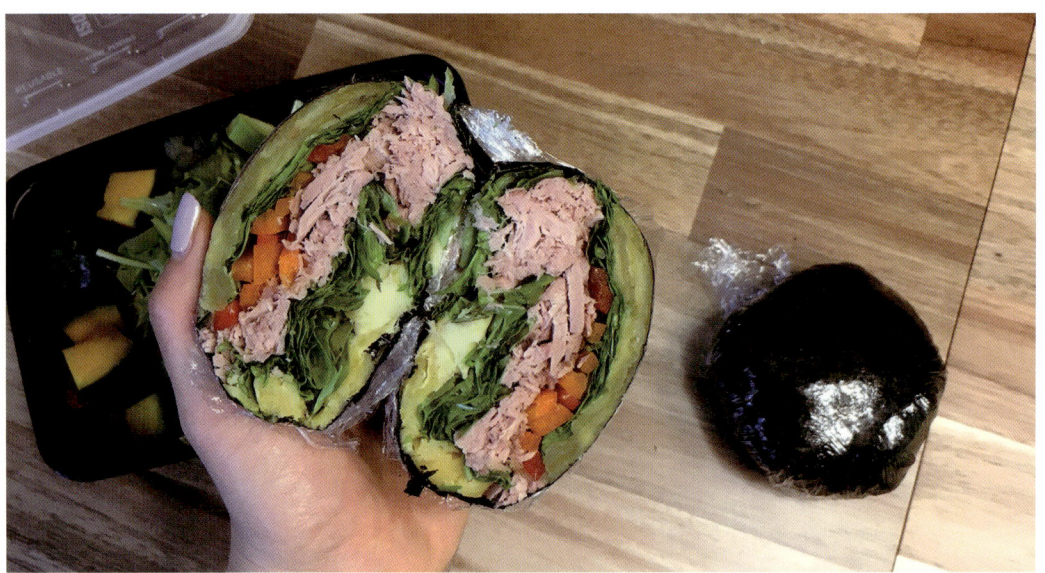

| 재료 |

고구마 100g, 참치 1캔, 달걀프라이 1개, 상추 2장, 채 썬 당근, 파프리카, 김밥 김 1장, 랩, 작은 반찬통

| 요리법 |

❶ 참치는 미리 기름을 빼주세요.
❷ 작은 반찬통에 랩을 깔아 으깬 고구마의 절반 정도를 깔아줍니다.
❸ 상추, 채 썬 채소, 참치, 달걀 순으로 올려주세요.
❹ 마지막 절반 남은 고구마를 덮어 손으로 꾹꾹 눌러 모양을 잡아주세요.
❺ 랩을 당겨 반찬통에서 살살 꺼낸 후 구운 김 위에 올려 감싸면 끝!

Soul Beauty Diet

• 밥 / 죽 •

불닭가슴살 비빔밥

시중에서 판매되는 붉닭맛 닭가슴살이나 불닭 소스를 적절히 사용해도 나쁘지 않아요. 건강하게 만들고 싶으시면 다진 청양고추와 고추장, 알룰로스 시럽, 고춧가루를 적절히 섞어서 사용하면 참 좋답니다!

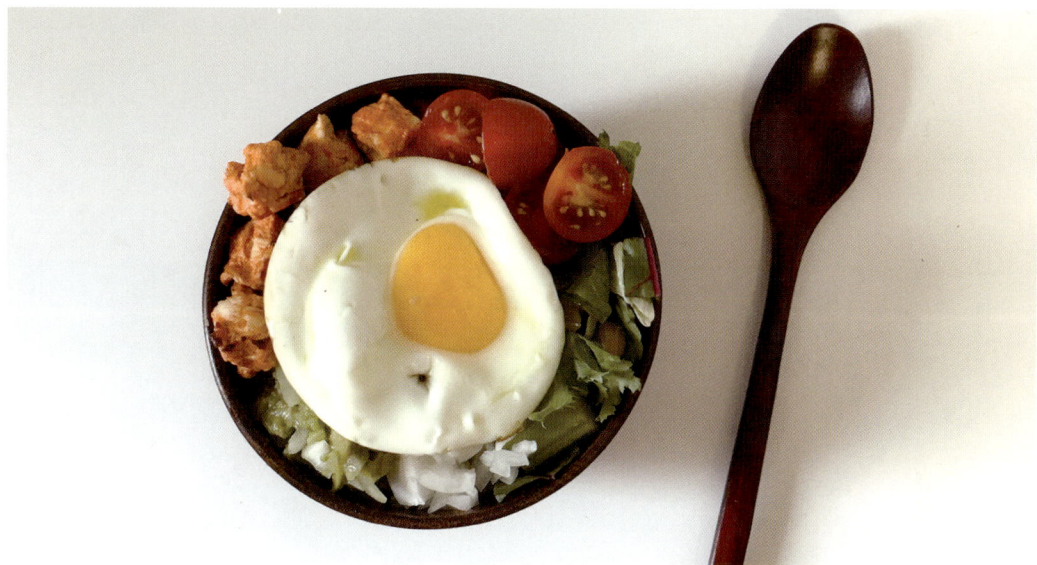

| 재료 |

현미밥 100g, 붉닭가슴살(일반 닭가슴살에 불닭소스를 얹어도 OK!) 한 덩어리, 달걀프라이 1개, 쌈채소 적당량, 발사믹 드레싱 1큰술

| 요리법 |

❶ 현미밥을 먼저 담고 레인지에 살짝 데운 불닭가슴살을 얹어주세요.
❷ 각종 재료들을 모두 얹고 마지막으로 발사믹 드레싱을 둘러주면 완성.

Soul Beauty Diet

• 밥 / 죽 •

낫토 치폴레 비빔밥

다이어트 시 계란 노른자라면 무조건 피하시는 분들이 있는데, 계란 노른자에는 '레시틴'이라는 인체에 매우 유용한 복합물질이 있어요. 레시틴은 세포막의 성분으로 인체 내의 지방들을 혈관을 통해 이동시키는 역할도 하죠. 계란뿐만 아니라 콩이나 동물의 간, 두뇌에도 포함되어 있어요. 정말 버릴 것 하나 없는 계란!

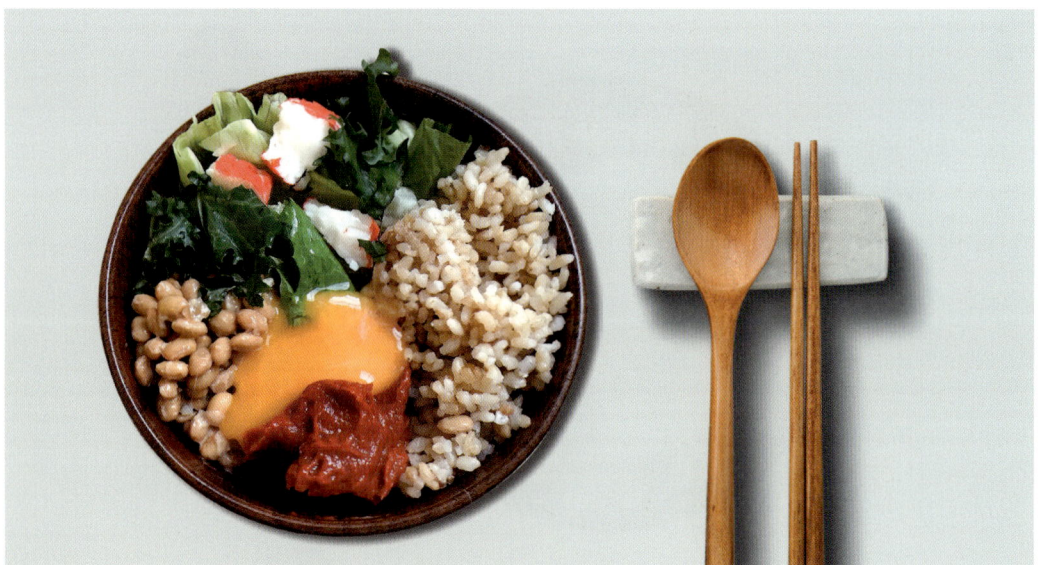

| 재료 |

현미밥 1/2, 토마토 소스 1큰술, 노른자 1개, 통살 크래미 1팩, 쌈채소 약간

| 소스 |

겨자 소스 1티스푼, 간장 1티스푼

| 요리법 |

❶ 현미밥을 접시에 한쪽에 담고 남은 공간의 절반에 채소와 크래미를 담아주세요.
❷ 빈 곳에 낫토와 노른자, 토마토 소스를 얹고 마지막으로 소스를 쓱 둘러주세요.

• 밥 / 죽 •

날치알 현미 비빔밥

대체 어떻게 날치알을 구하는 걸까요? 날치가 지나가는 바다 길목에 볏짚단 등을 뿌려 놓으면, 그것을 수초로 착각한 날치가 알을 뿌리고 지나간대요. 이것을 수거해서 세척과 조미를 한 게 바로 날치알이랍니다. 날치알은 국내에선 전혀 생산되지 않고 100% 수입산이에요.

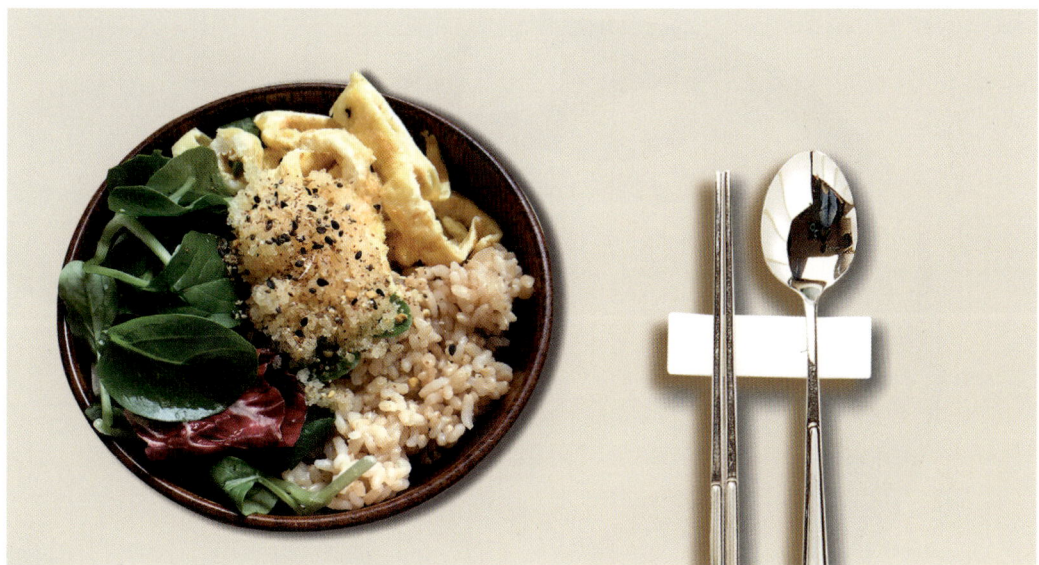

| 재료 |

현미밥 100g, 날치알 50g, 달걀 고명, 쌈채소

| 요리법 |

❶ 달걀은 잘 풀어 고명으로 얹을 지단을 만들어주세요.
❷ 현미밥 위에 날치알과 달걀 고명, 쌈채소를 얹어서 드시면 돼요. 날치알이 짭짤해서 소스는 No!

• 밥 / 죽 •

아보 날치알 비빔밥

흔하게 접하는 양상추가 수확하기 어려운 작물이라는 사실, 알고 계셨나요? 심으면 막 자랄 것 같은 모양새와 다르게 자라는 기간이 상당히 길어요. 서늘한 기후에 자라는 식물이라 25도 이상에서는 발아율도 현저하게 떨어지기 때문에 봄과 가을에 재배를 시작한답니다.

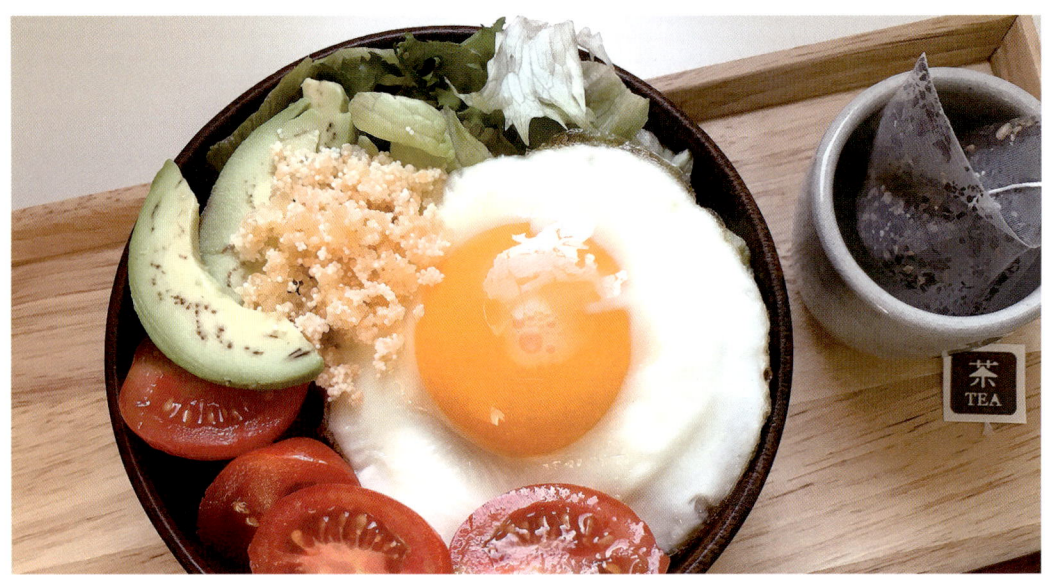

| 재료 |

현미밥 100g, 날치알 50g, 아보카도 1/4개, 방울토마토 2개, 달걀프라이 1개, 양상추 약간

| 요리법 |

❶ 아보카도와 방울토마토는 먹기 좋게 썰어주세요.
❷ 노른자가 터지지 않도록 주의하며 달걀프라이를 만들어주세요.
❸ 현미밥 위에 준비한 재료를 얹어서 완성!

· 밥 / 죽 ·

연어 낫토 비빔밥

연어는 비타민이 풍부해서 횟감으로 먹는 게 가장 좋아요. 특히 비타민 D가 풍부해 칼슘이 몸에 잘 흡수되도록 도와준답니다. 비타민 B도 많아서 성장과 소화에 좋고, 혈액 순환에도 좋아요. 무엇보다 정말 맛있다는 게 다이어터에겐 큰 행복이죠!

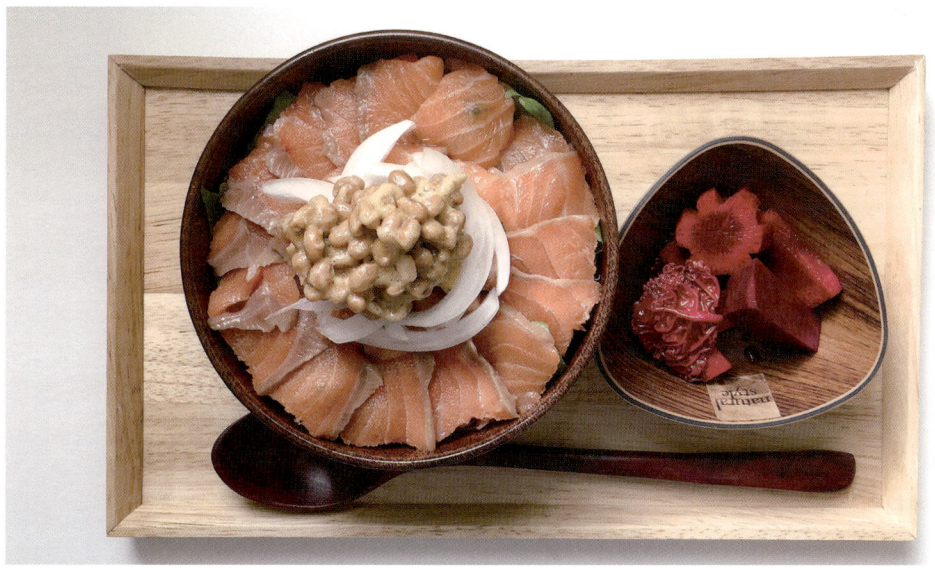

| 재료 |

현미밥 100g, 슬라이스 훈제 연어 100g, 낫토 1팩, 채 썬 양파, 겨자소스 1티스푼, 간장 1티스푼

| 요리법 |

❶ 채 썬 양파를 준비하세요.
❷ 볼에 현미밥, 연어, 양파, 낫토 순으로 올려주세요.
❸ 겨자소스와 간장을 넣어 비벼 드세요.

Soul Beauty Diet

• 밥 / 죽 •

아임파인 꿀볶밥

그린빈은 우리나라에선 껍질콩이라고 부르죠. 살짝 데치거나 볶으면 아삭하니 맛있고 그 자체로도 열량이 낮아서 부담이 훨씬 덜해요. 식물성 단백질이 풍부하고 콜레스테롤 수치를 낮추는 데도 효과가 있어요.

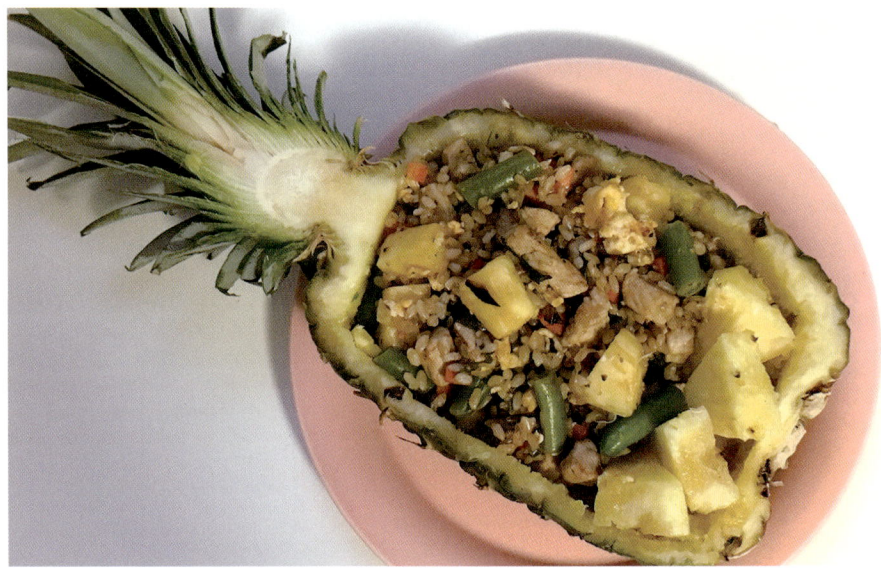

| 재료 |

파인애플 100g, 돼지고기 목살 100g, 현미밥 100g, 그린빈 2줄, 다진 채소, 파프리카 파우더 1큰술, 간장 1큰술, 참기름 1티스푼

| 요리법 |

❶ 파인애플, 목살은 큐브 모양으로 썰어주세요.
❷ 참기름을 두른 팬에 파인애플, 목살, 현미밥, 그린빈, 다진 채소를 넣고 볶아주세요.
❸ 목살이 익을 때쯤 간장, 파프리카 파우더를 넣어 한 번 더 볶으면 완성!

Soul Beauty Diet

• 밥 / 죽 •

참치 현미 유부 초밥

유부 초밥은 일본에서 유래한 음식이죠. '이나리'라고 하는데 원래 이 단어는 신사, 그러니까 신에게 제사를 지내는 곳을 말합니다. 어떤 신일까요? 바로 여우입니다. 이 여우가 그렇게 유부를 좋아해서 유부로 싼 스시를 '이나리'라고 부르게 되었다고 해요.

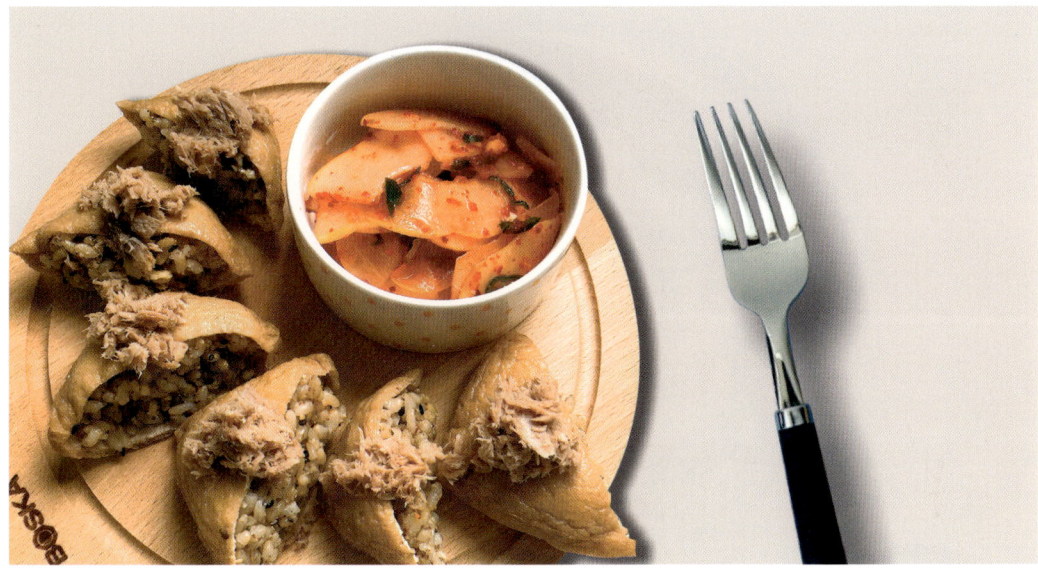

| 재료 |

유부, 현미밥 100g, 햄프씨드 1티스푼, 검은 깨 1티스푼, 참치 1캔, 참외 30g, 멸치액젓 1티스푼, 고춧가루 1티스푼

| 요리법 |

❶ 유부는 끓는 물에 살짝 데쳐 나트륨을 빼주세요.
❷ 현미밥, 햄프씨드, 검은 깨를 비벼 속을 채워주세요.
❸ 참치는 기름을 빼고 위에 살짝 올려주세요.
❹ 참외는 슬라이스 해 멸치액젓, 고춧가루와 버무려 겉절이를 만들어 곁들이세요.

Soul Beauty Diet

• 밥 / 죽 •

우둔살 돈부리

'돈부리'는 덮밥을 담는 그릇인 '돈부리바치'라는 단어에서 유래했어요!

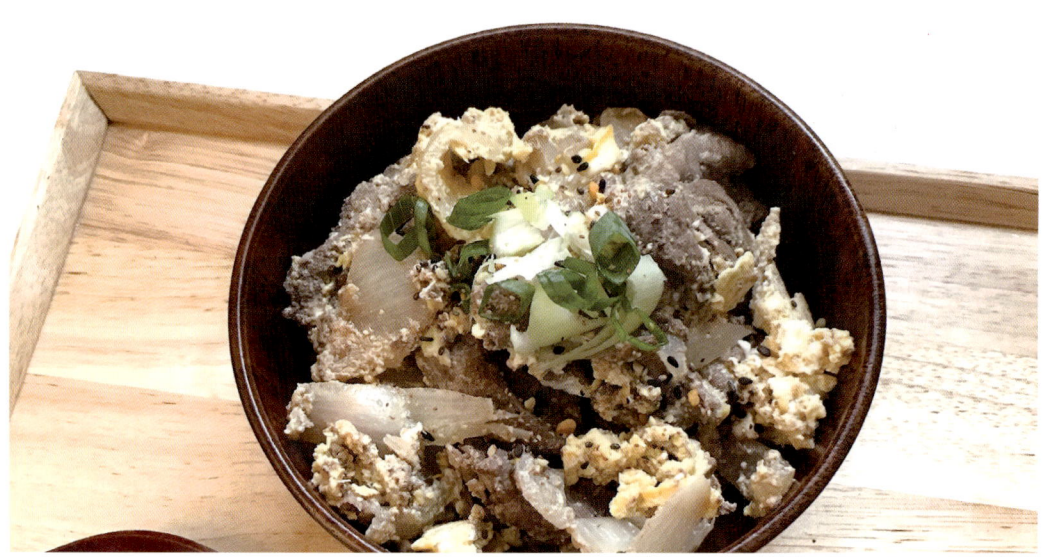

| 재료 |

현미밥 100g, 우둔살 100g, 달걀 1개, 작은 양파 1/2개, 파 조금, 간장 1큰술, 올리브유 1티스푼

| 요리법 |

❶ 양파는 채 썰어 우둔살과 함께 올리브유에 볶아주세요.
❷ 적당히 익을 때쯤 간장을 넣고 졸여주세요.
❸ 달걀을 풀어 함께 저으며 익혀주세요.
❹ 현미를 담은 그릇에 ❸번을 얹고 파를 총총 올려주시면 돼요.

Soul Beauty Diet

•밥/죽•
배추꽃 나베

배추는 키우기 쉬운 대신 의외의 복병이 숨어있답니다. 첫 번째로 잎벌레 피해! 이를 피하려면 3~4년 주기로 위치를 바꿔가며 재배해야 한다고 해요. 두 번째가 정말 의외인데, 바로 두더지랍니다. 두더지는 배추가 다 자랄 때까지 문제를 일으키는데 직접적으로 먹어치운다기 보단 배추 뿌리 밑을 두더지가 지나가며 들뜨게 만들어 피해를 입힌다네요. 녀석들, 조금 피해가지 그랬어!

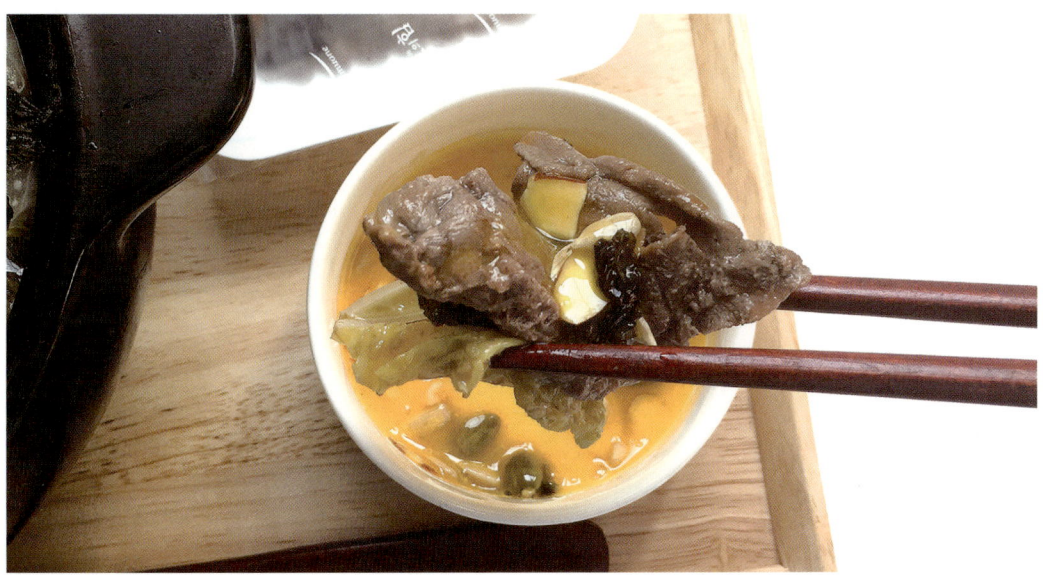

| 재료 |

배춧잎 5장, 깻잎 5장, 우둔살 100g, 표고버섯 3개, 치킨스톡, 소금 한 꼬집, 노른자 1개, 적당량의 물

| 요리법 |

❶ 배추, 깻잎, 우둔살 순으로 쌓아주세요.
❷ 쌓은 재료를 절반 잘라 뚝배기에 꽃 모양으로 담고 가운데는 버섯을 넣어주세요.
❸ 치킨스톡을 넣어 끓여주세요.
❹ 노른자에 소금을 한 꼬집 넣어 익은 나베를 찍어 드세요!

Soul Beauty Diet

• 밥 / 죽 •

낫토 오트밀 죽

간장을 어디에 보관하시나요? 아마 대충 찬장에 넣어두고 사용하실 텐데, 발효식품인 간장은 공기에 접촉할수록 맛과 색이 변질된답니다. 사용 후 반드시 뚜껑을 닫고 보관할 때도 냉장고에서 보관해주세요. 그게 불가능하다면 서늘한 장소에서 보관하는 게 좋답니다!

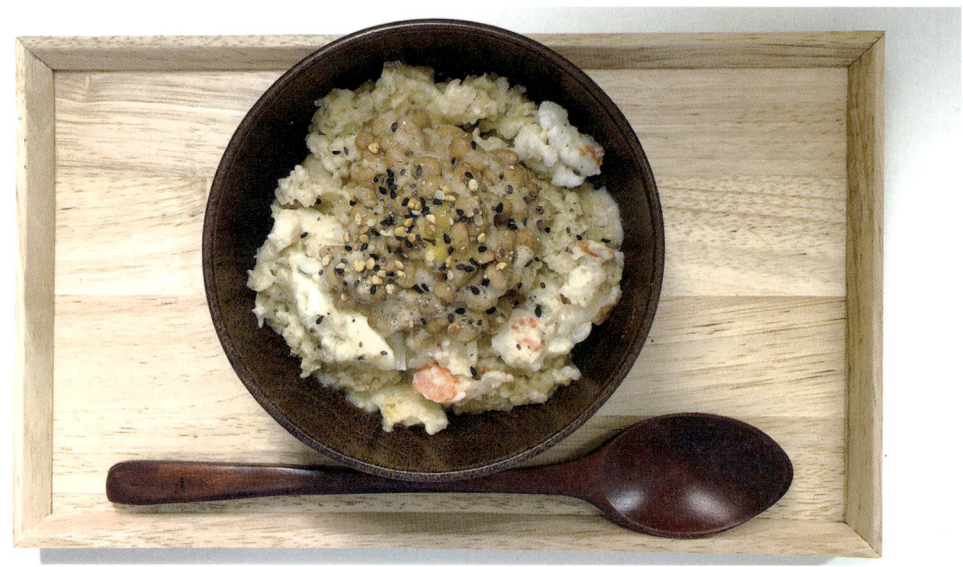

| 재료 |

오트밀 60g, 삶은 통새우 100g, 간장 1/2티스푼, 낫토 1팩

| 요리법 |

❶ 레인지 용기에 오트밀, 통새우 순으로 담고 물과 간장을 고루 부어준 뒤 레인지에 2분간 돌리세요.
❷ 위에 낫토를 얹어 드시면 끝!

Soul Beauty Diet

• 밥 / 죽 •

버섯 송송 오트밀 죽

우리나라에선 송이버섯을 1등으로 치지만 송이버섯이 없었던 중국에서는 표고버섯을 최고로 쳤다고 해요. 늦가을 무렵 적당한 나무를 골라 다음해 봄까지 자연건조시키고, 이것을 일정한 크기로 자른 후 칼자국을 내어 표고버섯의 성숙한 포자를 밀어 넣은 뒤 2년이 지나야 맛있는 표고버섯을 얻을 수 있다고 해요.

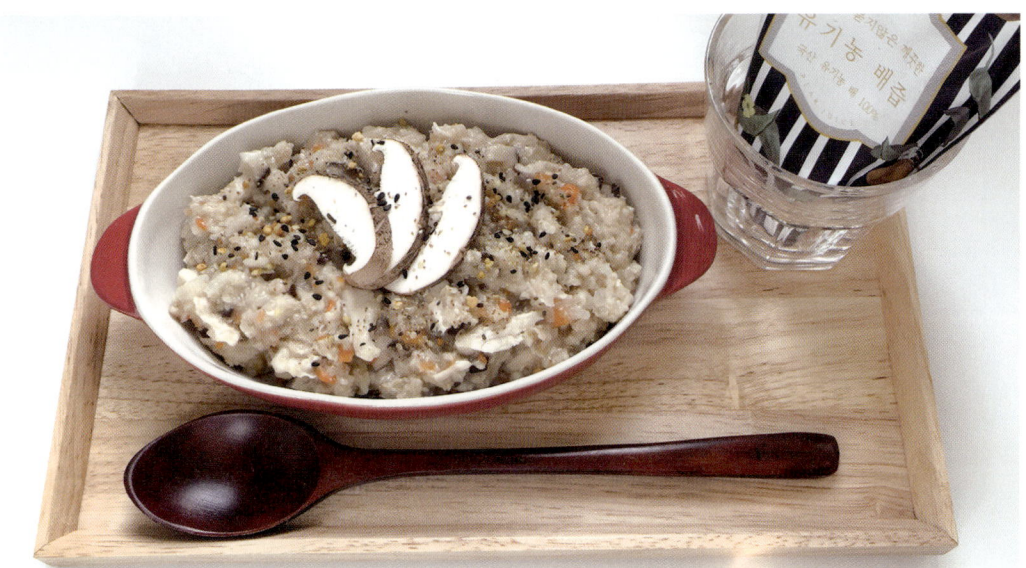

| 재료 |

오트밀 60g, 다진 채소 적당량, 표고버섯 4개, 치킨스톡

| 요리법 |

❶ 오트밀과 다진 채소, 표고버섯을 레인지 용기에 담은 뒤 적당량의 물과 치킨스톡을 넣습니다.
❷ ❶을 레인지에 2분을 돌리면 완성됩니다.

Soul Beauty Diet

• 밥 / 죽 •

그린빈 연어 오트밀 죽

회로 먹는 게 좋지만 연어는 익혔을 때 완전히 새로운 맛의 재료가 되죠. 익힌 생선 특유의 단단히 부서지는 식감과, 참치와는 또 다른 향미가 회보다는 훨씬 든든한 한 끼를 구성한답니다. 그리고 회가 싫은 분들에겐 익힌 연어는 또 하나의 좋은 대안이죠!

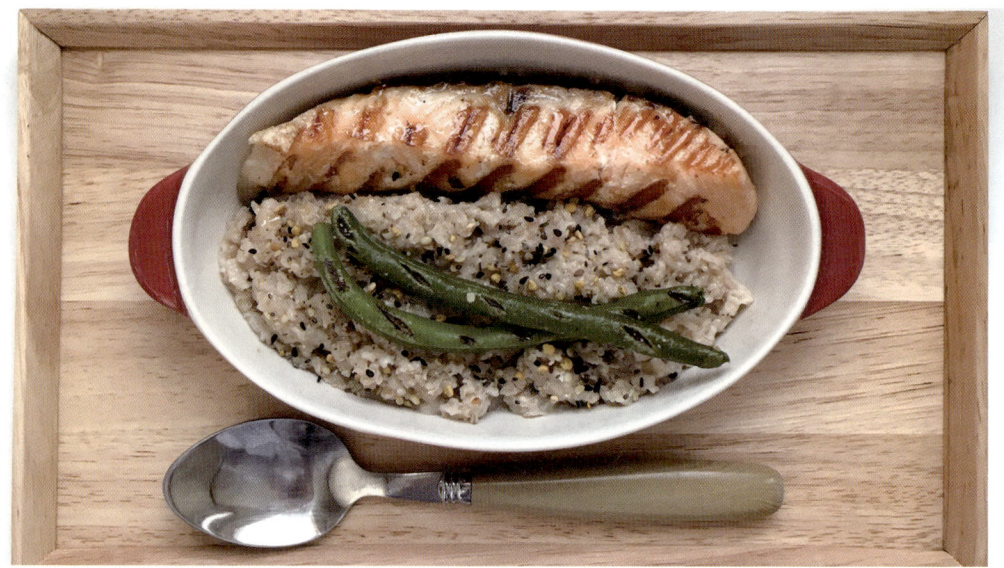

| 재료 |

그린빈 2줄, 다진 채소 적당량, 연어 100g, 오트밀 60g, 치킨스톡, 적당량의 물, 올리브유 약간

| 요리법 |

❶ 그린빈 2줄과 다진 채소를 올리브유에 볶아주세요.
❷ 종이포일을 깔고 연어를 올린 후 뚜껑을 덮고 구워주세요.
❸ ❶의 채소 볶음에 오트밀, 치킨스톡과 물을 넣고 졸여주세요.
❹ 구운 연어와 곁들이면 완성!

Soul Beauty Diet

• 밥 / 죽 •

바다 오트밀 죽

오트밀은 물만 부어서 끓여도 고소한 향이 일품이죠. 우유를 물대신 넣으면 우유를 싫어하는 아이들도 알아서 숟가락을 찾을 만큼 냄새가 정말 끝내준답니다.

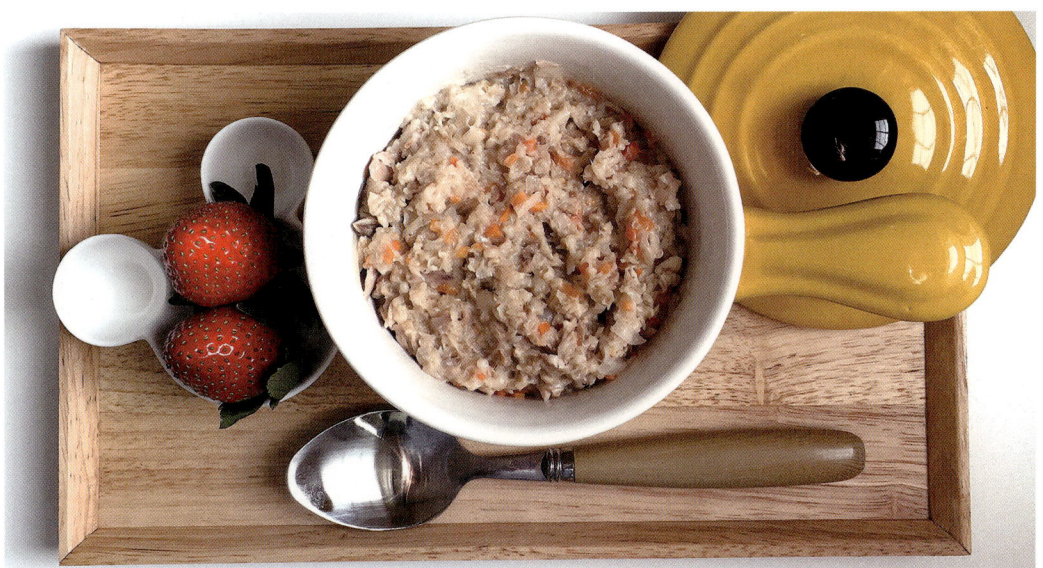

| 재료 |

참치 1/2캔, 오트밀 60g, 삶은 새우 50g, 치킨 스톡, 적당량의 물

| 요리법 |

❶ 참치는 미리 기름을 빼주세요.
❷ 분량의 재료를 모두 섞어 레인지 용기에 넣어 2분 돌리면 완성!

조금은 특별하게, 특식

등심메추리알 딥소스

코코넛 오일은 가장 트랜디한 식재료이기도 하죠. 고지저탄(고지방 저탄수화물) 다이어트에서도 아보카도와 더불어 가장 인기 있는 식품인데, 인슐린 저항에 의한 제2형 당뇨에도 좋은 효과를 나타내서 더욱 부각되고 있답니다!

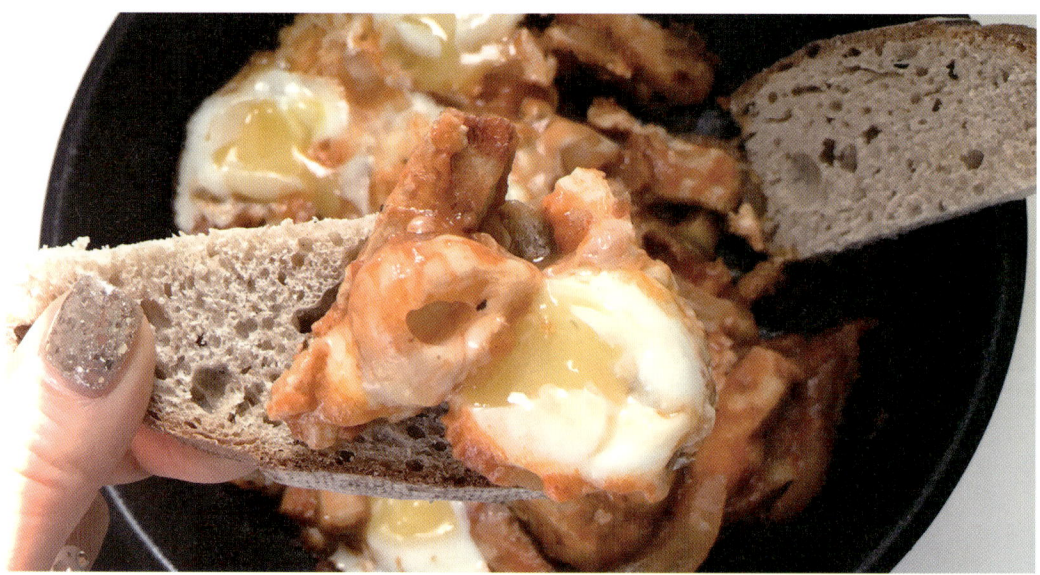

| 재료 |

통밀식빵 2조각, 머슬포크 1팩(돼지고기등심팩), 양파 1/2개, 토마토 소스 1큰술, 두유 1/2팩, 메추리알 4개, 코코넛 오일 1큰술

| 요리법 |

❶ 코코넛 오일을 팬에 둘러주세요.
❷ 채를 썬 돼지고기, 양파, 그리고 나머지 재료들을 넣고 볶으면서 졸여주세요.
❸ 메추리알을 듬성듬성 깨트려 넣고 뚜껑을 덮어 익을 때까지 기다려주세요.
❹ 통밀빵을 곁들이면 훌륭한 식사가 된답니다.

조금은 특별하게, 특식
에어핑거치킨

다이어터에겐 꿈만 같은 튀김요리! 에어프라이어가 나오고 나서 숨통이 좀 트이는 기분이었어요. 에어프라이어는 기름에 넣는 과정 없이 고온의 열풍으로 튀겨내니 부담도 훨씬 덜하고 여러 가지 다른 부식들도 같이 만들 수 있으니 일석이조!

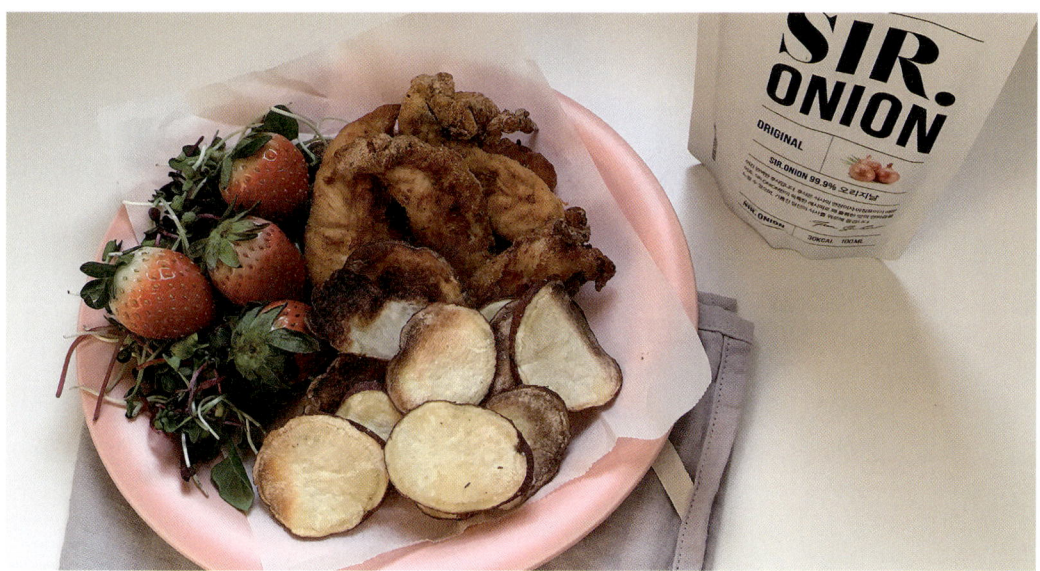

| 재료 |

닭안심 100g, 달걀 1개, 카레가루 2큰술, 통밀가루 2큰술, 슬라이스 감자, 슬라이스 고구마, 소금 한 꼬집

| 요리법 |

❶ 통밀가루, 카레가루를 위생봉투에 넣어 섞어주세요.
❷ 닭안심을 달걀물에 묻혀 가루가 든 봉투에 넣어 흔들어서 옷을 입혀주세요.
❸ 에어프라이기 160도에서 25분간 튀겨주세요.
❹ 감자와 고구마도 에어프라이기에 비슷한 시간만큼 튀겨주세요.

Soul Beauty Diet

• 조금은 특별하게, 특식 •

우둔살 부추말이

부추는 한번 씨를 뿌리면 그 자리에서 10년 이상을 자라요. 연중 내내 계속 수확이 가능할 만큼 생명력이 좋고 기가 허한 사람들에게 특효라죠? 부추는 중국이 원산지로 우리나라에는 삼국시대에 들어온 것으로 알려져 있어요.

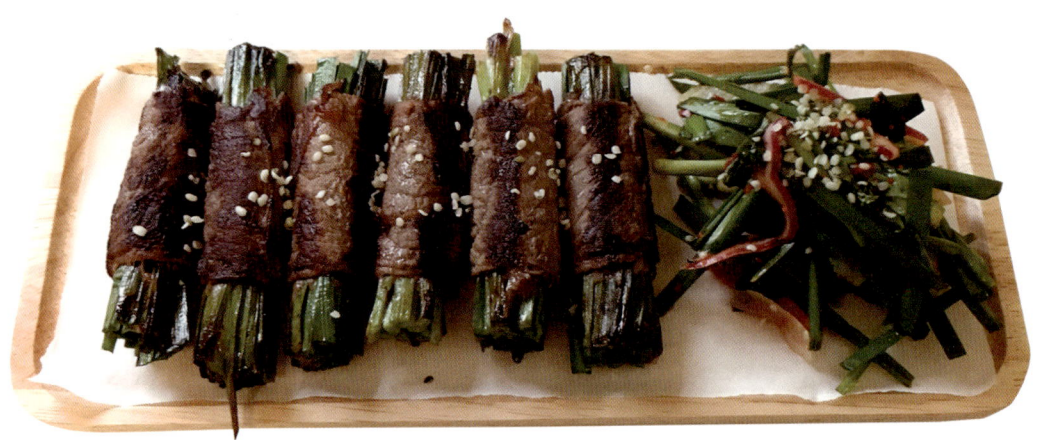

| 재료 |

우둔살 100g, 부추 한 줌, 햄프씨드 1큰술, 올리브유 약간, 멸치액젓 1티스푼, 레드페퍼

| 요리법 |

❶ 우둔살에 적당한 크기로 썬 부추를 넣고 말아주세요.
❷ 올리브유를 두른 팬에 약불로 1번의 재료를 구워주세요.
❸ 남은 부추는 멸치액젓, 레드페퍼를 넣어 겉절이를 만들어주세요.
❹ ❷와 ❸에 햄프씨드를 뿌려주시면 완성!

Soul Beauty Diet

조금은 특별하게, 특식
우뭇가사리 잡채

우무는 우뭇가사리를 녹여서 만든 제품이에요. 곤약과 많이 비교되는데, 곤약은 육지의 재료로, 우무는 바다의 식재료인 해조류로 만든 점이 가장 큰 차이에요.

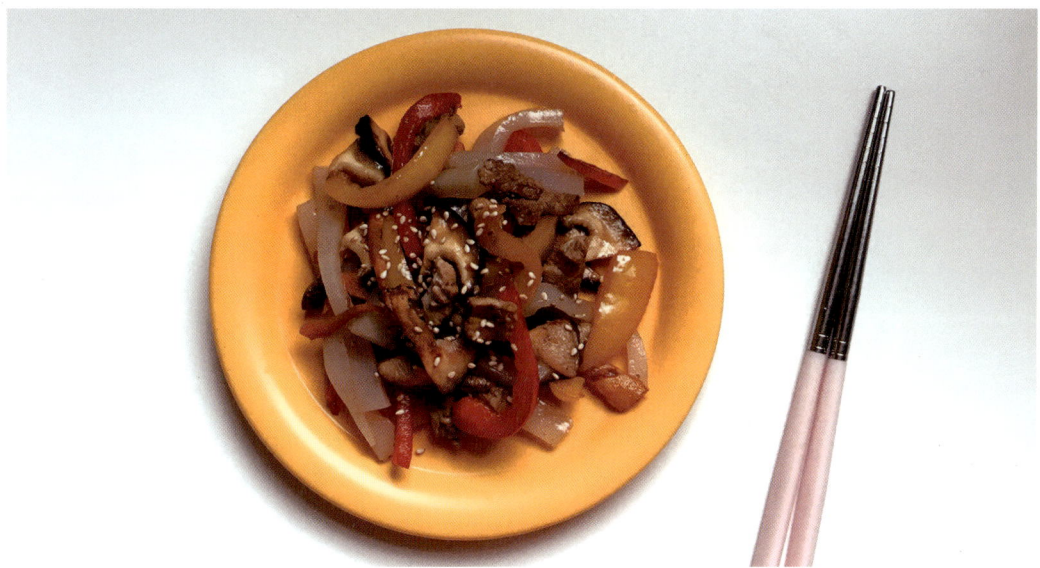

| 재료 |

우무, 파프리카, 표고버섯, 깨, 간장 1큰술, 물 1큰술, 참기름 1티스푼, 올리브유 1티스푼

| 요리법 |

❶ 재료를 먹기 좋은 크기로 썰어주세요.
❷ 올리브유를 두른 팬에 ❶의 재료를 볶아주세요.
❸ 간장, 물, 참기름을 넣고 졸인 후 깨를 뿌려주면 완성!

조금은 특별하게, 특식

우뭇가사리 콩국

제가 처음 우무를 먹었던 건 어릴 적 할머니 집에서였어요. 미끄덩거리는 식감의 음식이 콩국에 같이 섞여 나왔는데, 이게 뭐지? 하면서도 희한하게 잘 먹었던 기억이 나요. 우무는 갖고 있는 열량이 거의 없지만 포만감을 주는 덴 참 좋아요. 밤늦게 뭔가 먹고 싶을 때, 정히 못 참겠다면 이 음식을 강추!

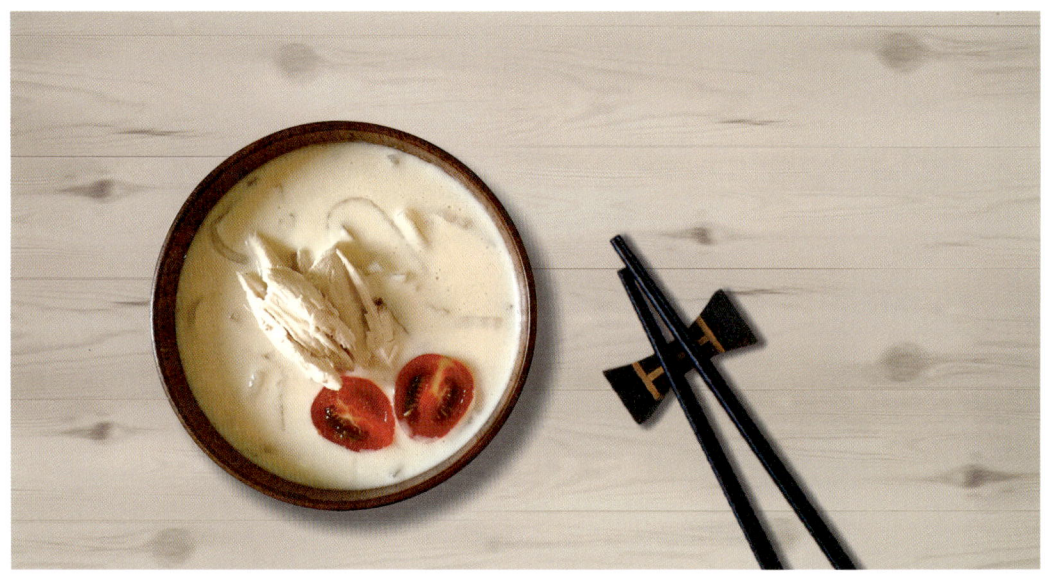

| 재료 |

콩국(시중에서 쉽게 구할 수 있는 제품), 우무, 알룰로스 1티스푼, 방울토마토, 닭가슴살, 소금 약간

| 요리법 |

❶ 우무를 먹기 좋게 썰어 접시에 담아주세요.
❷ 콩국을 붓고 알룰로스와 소금을 약간 넣어 간을 맞춰주세요.
❸ 방울토마토와 닭가슴살을 얹어서 완성!

Soul Beauty Diet

• 조금은 특별하게, 특식 •
현미떡볶이

떡순이에 빵순이인 제가 떡볶이를 못 먹는 일은 있을 수 없죠! 그래도 최대한 건강하고 좋은 음식들로 맛만 보자는 느낌이어야 한답니다. 과식과 폭식을 막는 건 계속된 절제가 아니라 몸과 마음이 서로를 잘 이해시켜줬을 때겠죠?

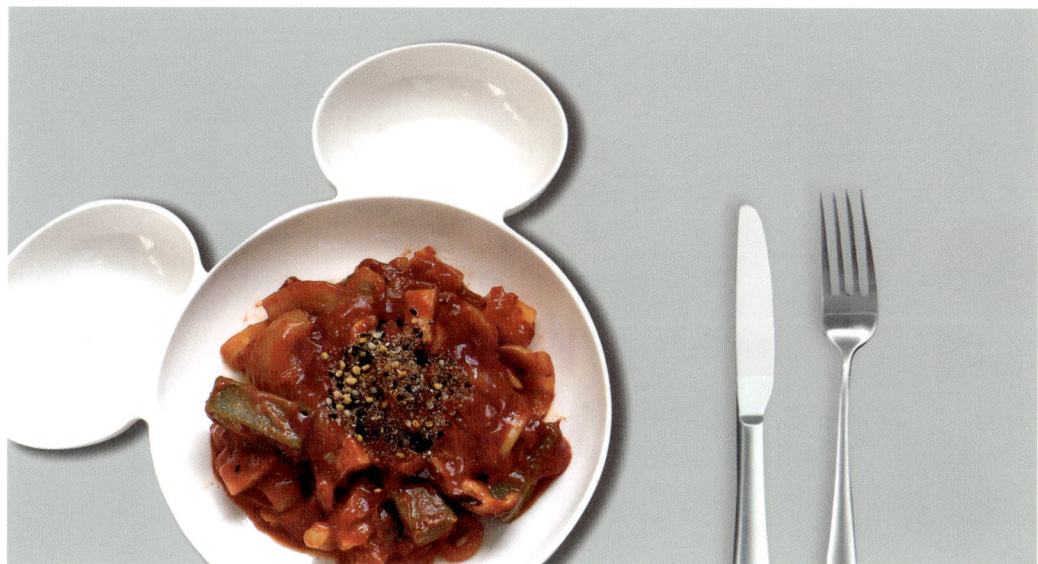

| 재료 |

현미가래떡, 채썬 채소, 파프리카 가루 1큰술, 간장 1큰술, 물 2큰술, 올리브유 1티스푼, 케첩 1큰술

| 요리법 |

❶ 가래떡과 채소를 올리브유에 볶아주세요.
❷ 나머지 재료를 넣고 잘 저어가며 졸이면 끝!

Soul Beauty Diet

• 조금은 특별하게, 특식 •
고구마 훔무스

훔무스(Hummus)는 이집트의 가장 대중적인 음식이에요. 아랍어로 '병아리콩'을 의미하며 이스라엘과 그리스에서도 즐겨 먹는답니다. 식이섬유가 풍부하여 성인병 예방에 좋아요.

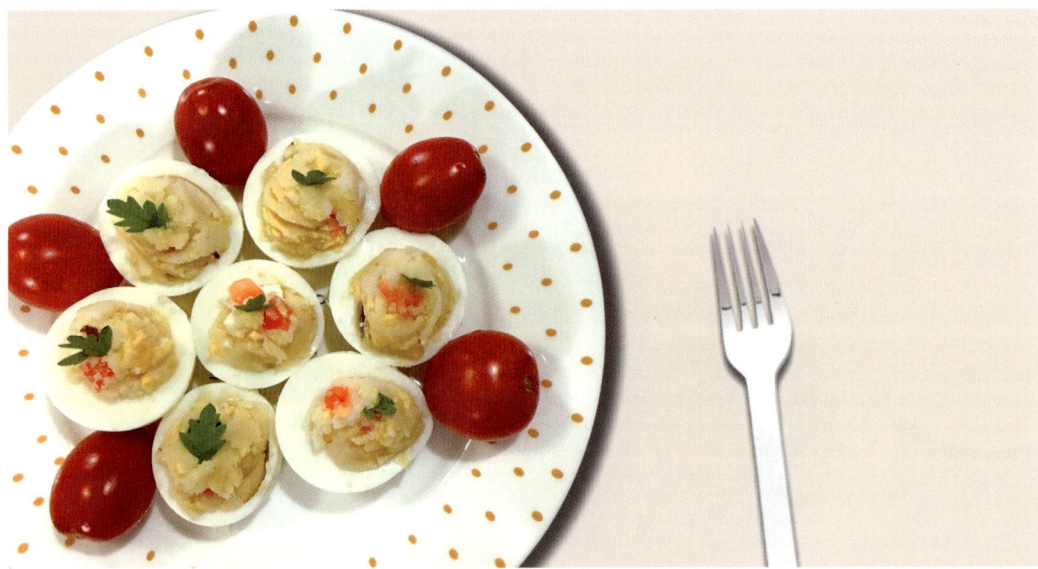

| 재료 |

고구마 100g, 삶은 병아리콩 50g, 달걀 4개, 다진 당근, 방울토마토

| 요리법 |

❶ 달걀을 삶아서 절반으로 예쁘게 자르고, 조심조심 노른자를 빼주세요.
❷ 고구마, 달걀 노른자 4개, 흰자 1개, 병아리콩을 으깬 후 다진 당근을 넣고 모두 섞어주세요.
❸ 노른자를 뺀 흰자 속을 ❷의 내용으로 채우면 완성이에요.

Soul Beauty Diet

조금은 특별하게, 특식
아보카도 과카몰레

과카몰레 Guacamole 는 멕시코 요리의 소스에요. '과카'는 아보카도를 뜻하는 아과카테 Aquacate 에서 온 것이고, 몰레는 멕시코 원주민어로 '소스'를 뜻한답니다. 그렇게 따지면 이 요리의 이름은 '아보카도 아보카도 소스'군요!

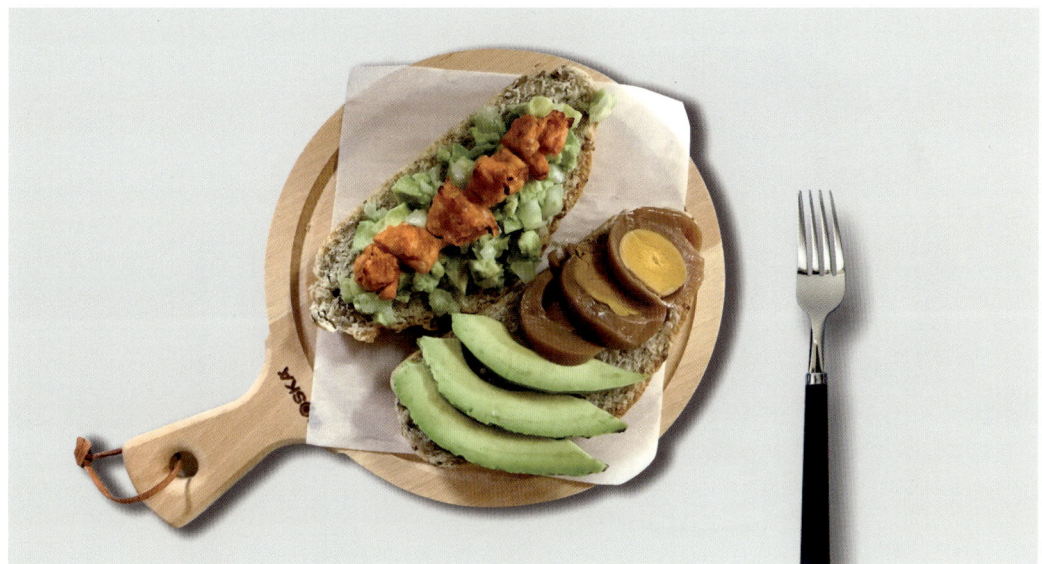

| 재료 |

아보카도 1/2개, 다진 양파, 홀그레인 머스타드 1티스푼, 불닭가슴살 50g, 구운 달걀 1개, 호밀빵 2조각

| 요리법 |

❶ 준비된 아보카도 중 절반과 다진 양파, 홀그레인 머스타드 소스를 섞어주세요.
❷ 달궈진 팬에 빵을 살짝 굽고 ❶을 올려주세요.
❸ 다른 한쪽의 호밀빵에 구운 달걀과 불닭가슴살, 남은 아보카도를 비슷하게 썰어 올리면 끝!

Soul Beauty Diet

· 조금은 특별하게, 특식 ·
파프리카 달걀찜

달걀껍질은 보이지 않는 작은 구멍들이 송송 나있어요. 그래서 주위의 냄새를 잘 흡수하기 때문에 향이 강한 식품과 함께 보관하지 않는 게 좋아요. 오래 두지 말고 신선할 때 맛있게 먹는 게 가장 중요하겠죠?

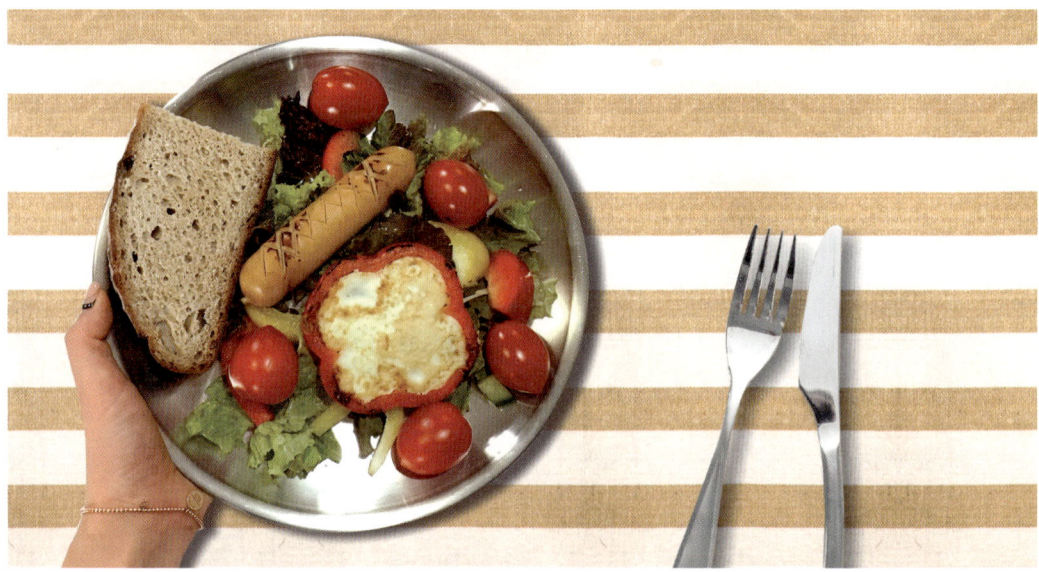

| 재료 |

파프리카 1/2개, 양파, 소금 약간, 계란 2개, 쌈채소 적당량, 호밀빵 한 조각, 닭가슴살 소시지 1개, 방울토마토 적당량

| 요리법 |

❶ 계란을 잘 풀어준 뒤 다진 양파를 넣어주세요.
❷ ❶을 파프리카에 담아 레인지에서 2~3분간 돌려주세요.
❸ 접시에 ❷와 익힌 소시지, 호밀빵, 쌈채소, 방울토마토 등의 재료를 담아 예쁘게 완성!

Soul Beauty Diet

조금은 특별하게, 특식
현미떡갈비

발사믹balsamico은 이탈리아어로 '향기가 좋다'는 의미에요. 단맛이 강한 포도즙을 목질이 다른 통에 여러 번 옮겨 담아 숙성시킨 포도주 식초가 바로 '발사믹 식초'랍니다.

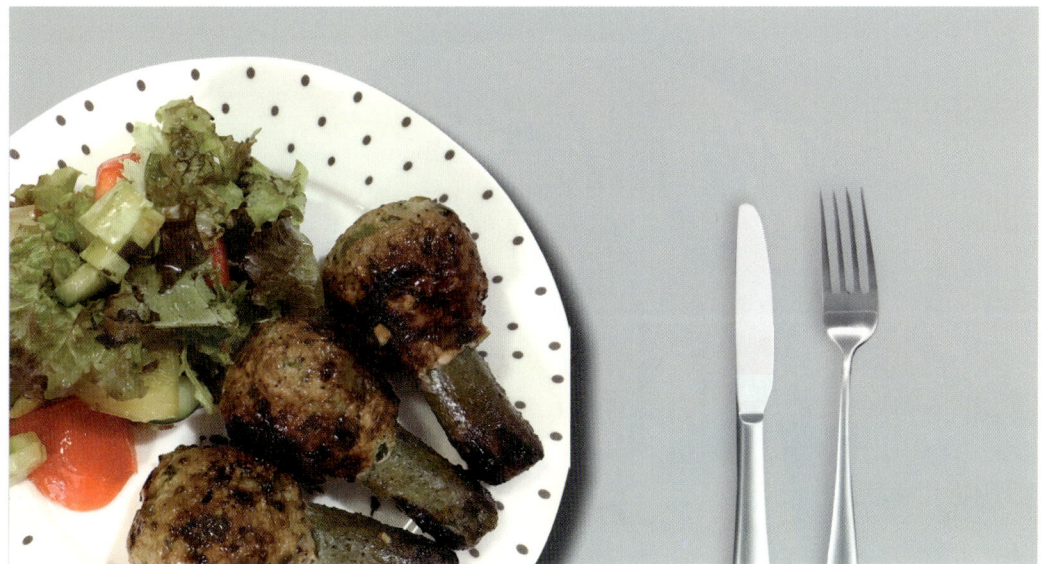

| 재료 |

닭가슴살 100g, 부추 한 줌, 청양고추 1개, 다진 마늘 1큰술, 통밀가루 1큰술, 쑥가래떡 or 가래떡 적당량, 발사믹 소스 약간, 올리브유 1티스푼

| 요리법 |

❶ 닭가슴살과 부추, 청양고추를 잘게 썰어넣고 마늘과 통밀가루도 같이 넣어 찰기가 느껴지도록 치대주세요.
❷ 몽둥이마냥 쑥가래떡 한쪽에 동그랗게 모양을 만들어주세요.
❸ 올리브유를 팬에 두르고 굽고, 어느 정도 익으면 발사믹 소스를 발라주세요.

Soul Beauty Diet

• 조금은 특별하게, 특식 •
새우만두

만두(饅頭)의 한자를 풀이해보면 '기만하기 위한 머리'라는 뜻이 돼요. 제갈량이 남만 정벌을 마치고 돌아가는 길에 심한 파도와 바람으로 발이 묶이게 되었는데, 제물로 사람의 머리를 바쳐야만 지날 수 있는 강이었어요. 죄 없는 사람을 죽일 수 없었던 제갈량은 기지를 발휘해 만두를 머리대신 바쳤고, 덕분에 무사히 강을 건널 수 있었다고 해요. 신을 기만한 요리, 그래서 더 맛있을 것만 같은 만두!

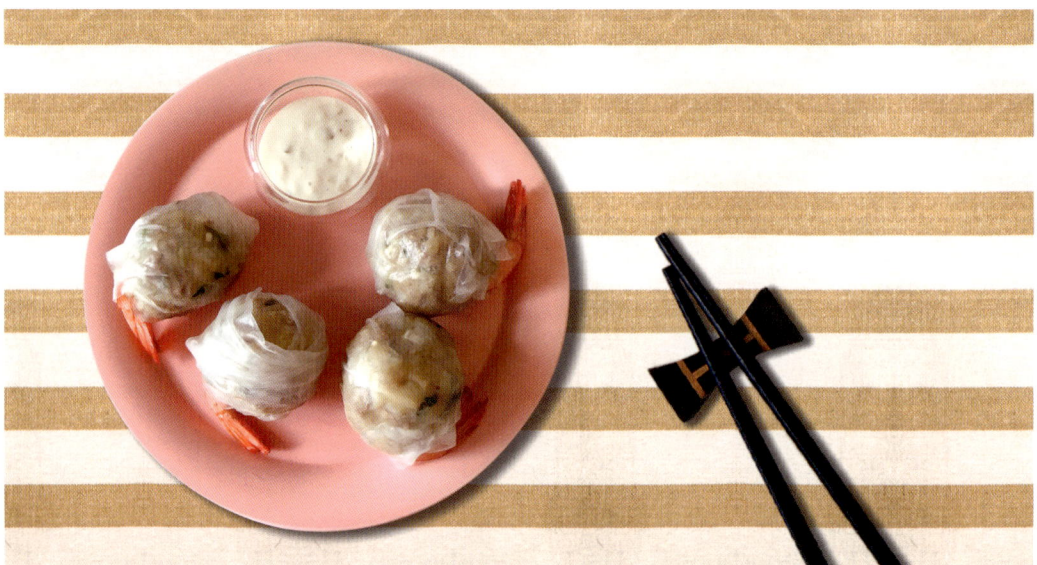

| 재료 |

다진 소고기 50g, 삶은 새우 50g, 익힌 고구마 100g, 양파 1/2개, 청양고추 적당량, 라이스페이퍼 4장

| 요리법 |

❶ 다진 소고기에 삶은 새우, 고구마를 으깨어 섞어주세요.
❷ 양파와 청양고추를 넣어 함께 섞으세요.
❸ 만두피 대신 라이스페이퍼로 만두처럼 모양을 만들고 15분가량 쪄주세요.

Soul Beauty Diet

. 조금은 특별하게, 특식 .
명란아보카도

저염 명란은 짜지 않고 맛은 좋지만 그만큼 염도가 낮아서 금방 상할 수 있어요. 먹을 만큼 소분해서 냉동실에 보관하는 게 가장 현명한 방법이랍니다.

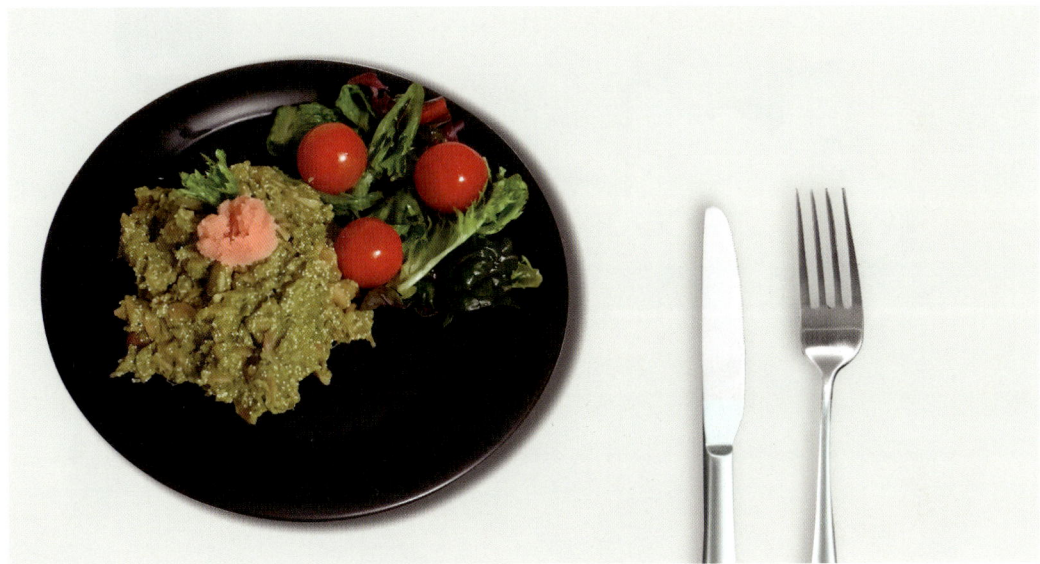

| 재료 |

아보카도 1/2개, 저염 명란 1/2개, 올리브유 1티스푼, 삶은 닭가슴살 100g

| 요리법 |

❶ 올리브유를 두른 팬에 약불로 저염 명란을 살짝 구워주세요.
❷ 닭가슴살을 잘게 찢어 아보카도와 섞은 뒤 ❶의 저염 명란을 얹어 완성!

메주콩 치즈 치폴레

조금은 특별하게, 특식

신랑 집에서 함을 보낼 때 메주콩을 주머니에 담아 함 중앙에 넣어서 보냈다고 해요. 며느리의 심성이 곱기를 바라는 시어머니의 마음이 담겨있었다고 하네요.

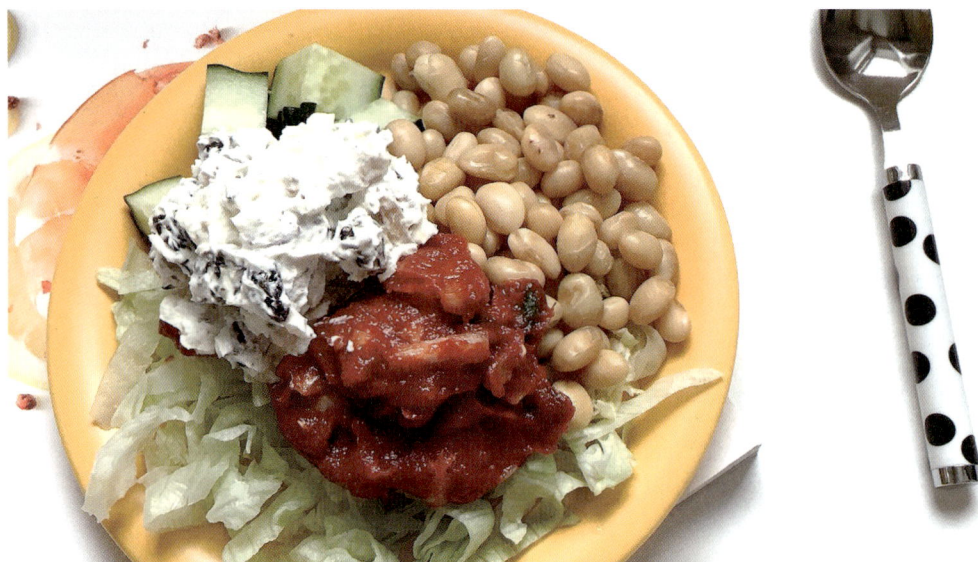

| 재료 |

메주콩 100g, 그릭 요거트 100g, 건포도 1/2컵, 토마토 소스 1/2컵, 다진 양파, 양상추, 오이

| 요리법 |

❶ 메주콩을 끓는 물에 20분간 삶으세요.
❷ 그릭 요거트와 건포도를 섞고, 토마토 소스는 다진 양파를 넣어 섞어주세요.
❸ 분량의 채소를 깔고 재료를 올려서 완성! 잘 비벼서 맛있게 드세요.

Soul Beauty Diet

조금은 특별하게, 특식
두부 마요 채소 스틱

햄프씨드는 대마의 씨앗이에요. 그러다보니 이 씨앗의 겉껍질에도 소량의 마취성분이 들어있어서 껍질을 모두 제거한 상태의 제품만 시중에서 판매된답니다. 고소하면서도 부드러운 게 잣과 비슷한 맛!

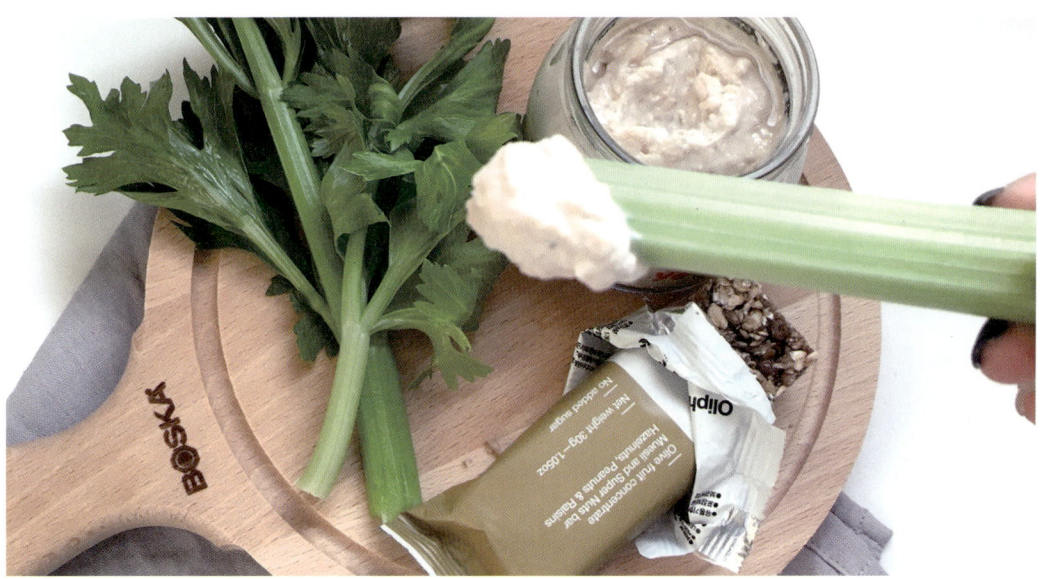

| 재료 |

두부 50g, 견과류 적당량, 치즈 2장, 꿀 1티스푼, 햄프씨드, 두유 1/2팩, 올리브유 1티스푼

| 요리법 |

❶ 재료를 모두 믹서에 갈아주세요.
❷ 샐러리나 당근 같은 스틱 채소들을 준비해 찍어 드시면 돼요.

Soul Beauty Diet

• 조금은 특별하게, 특식 •
상큼 닭똥집 볶음

어릴 적 가장 큰 충격을 줬던 음식, 닭똥집! 이름만 들어서는 엄청 더러운 것 같았는데, 막상 맛보니 쫄깃쫄깃하게 씹히는 맛이 기가 막혔죠. 닭근위라는 좋은 말 놔두고도 굳이 닭똥집이라고 부르는 이유는 아마 이러저러한 추억 속에서 정겹게 재가공돼서 그랬을지도 모르겠어요.

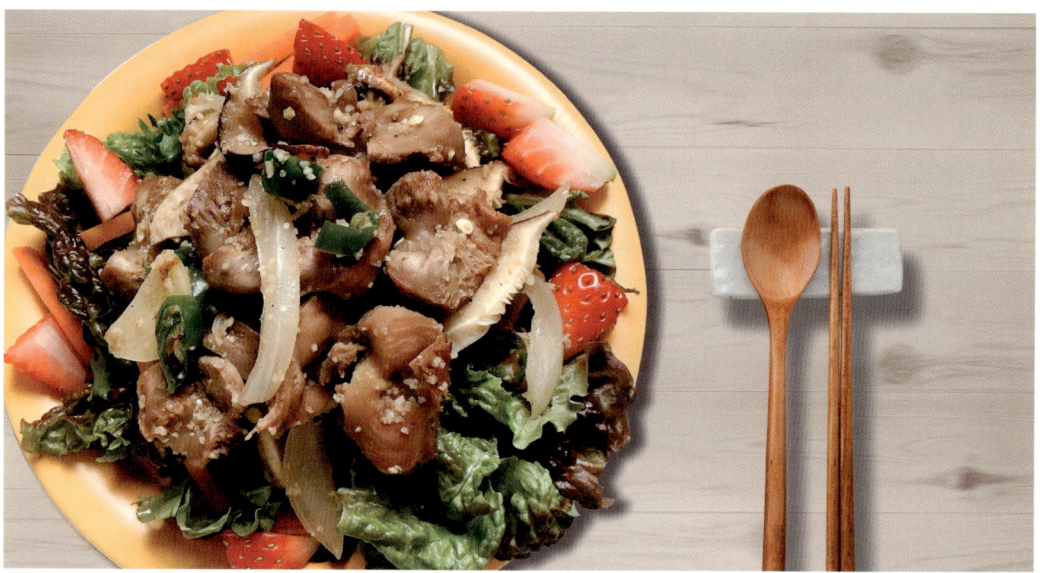

| 재료 |

닭근위 100g, 상추 2장, 청양고추 1개, 양파 1/2개, 딸기 3개, 굵은 소금 한주먹, 올리브유 1티스푼, 맛술 2티스푼, 다진 마늘 1티스푼, 발사믹 소스 1티스푼

| 요리법 |

❶ 닭근위를 굵은 소금에 벅벅 씻어주세요. 냄새가 날수 있으니 꼼꼼히!
❷ 올리브유를 팬에 두르고 나머지 재료와 소스를 넣어 약불에서 20~30분간 볶아주세요.
❸ 딸기를 곁들여 상큼함을 더해주면 완성!

Soul Beauty Diet

• 조금은 특별하게, 특식 •
꼬꼬노미야끼

일본에서는 가공되지 않은 가츠오부시 덩어리를 결혼식 답례품이나 출산 축하용품으로 선물한다고 해요. 생선의 양 옆면에 해당하는 가츠오부시 덩어리들을 합쳐놓으면 거북이의 등딱지와 비슷하게 생겨서 장수를 기원하고 축복하는 상징적 의미라고 해요.

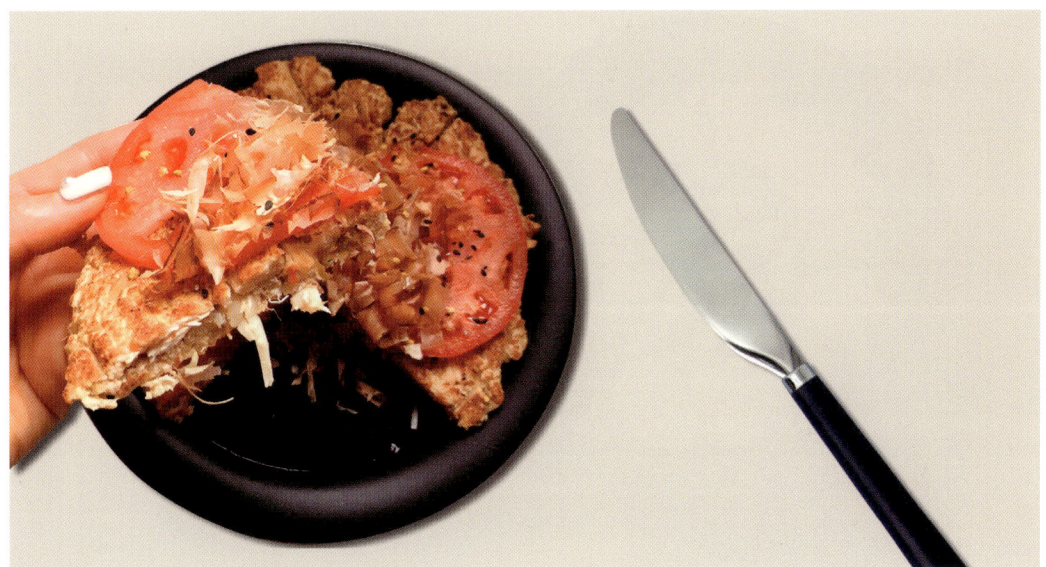

| 재료 |

통밀가루 4큰술, 불갈비맛 닭가슴살 1팩, 숙주 한주먹, 달걀 2개, 물 1/2컵, 올리브유 1티스푼, 토마토 1/2개, 가츠오부시 약간

| 요리법 |

❶ 통밀가루, 닭가슴살, 숙주, 달걀, 물을 모두 넣고 버무려주세요. 약간 질척이게 통밀가루를 가감해주는 게 팁!
❷ 올리브유를 팬에 두르고 약불로 ❶의 내용물을 구워주세요.
❸ 토마토를 썰어 얹고 발사믹 소스를 부은 후 가츠오부시를 뿌리면 완성!

Soul Beauty Diet

조금은 특별하게, 특식
단닭팥죽

동지^{冬至}는 1년 중 밤이 가장 길고 낮이 가장 짧은 날이에요. 그래서 집에 있는 악귀가 출몰할 것을 두려워해서 귀신이 무서워한다는 팥으로 죽을 만들어 먹었답니다. 그러나 동지가 음력 11월 10일 안에 들면 '애동지'라 하여 아이들에게 나쁘다고 해서 팥죽을 쑤지 않았어요. 어딘지 모르게 오싹하지 않나요?

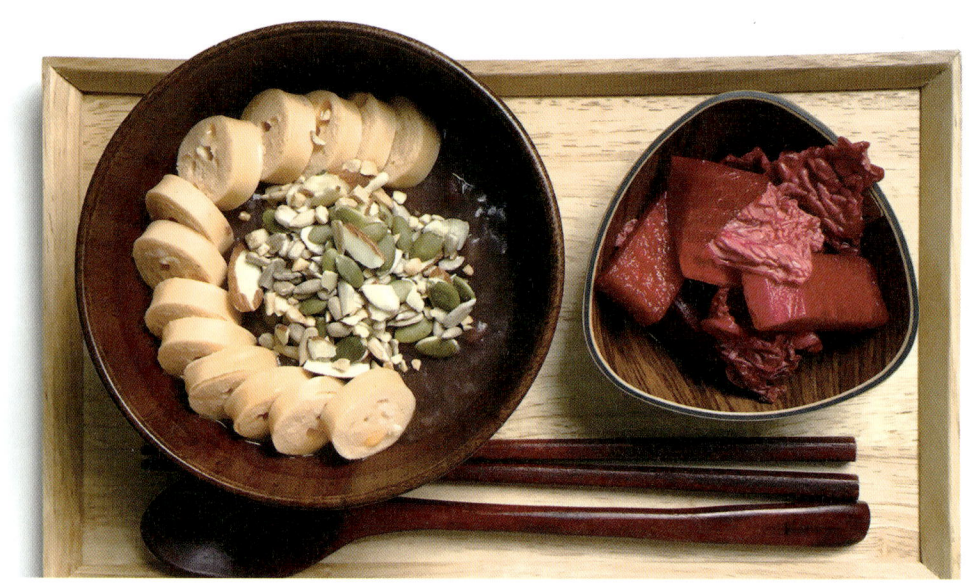

| 재료 |

레토르트 단팥죽 1개, 닭가슴살 소시지 2개, 견과 2큰술, 수제피클(120쪽 참조)

| 요리법 |

❶ 레토르트 단팥죽은 레인지에 돌려 접시에 담아주세요.
❷ 견과류와 소시지를 얹어 마무리! 수제피클을 곁들이면 좋아요.

Soul Beauty Diet

조금은 특별하게, 특식

낫토 참치 카나페

카나페란 프랑스어로 '긴 의자'를 의미해요. 원래 식빵을 작게 잘라서 구워 한쪽 면에 버터를 바르고 식품을 얹은 전채요리를 뜻한답니다.

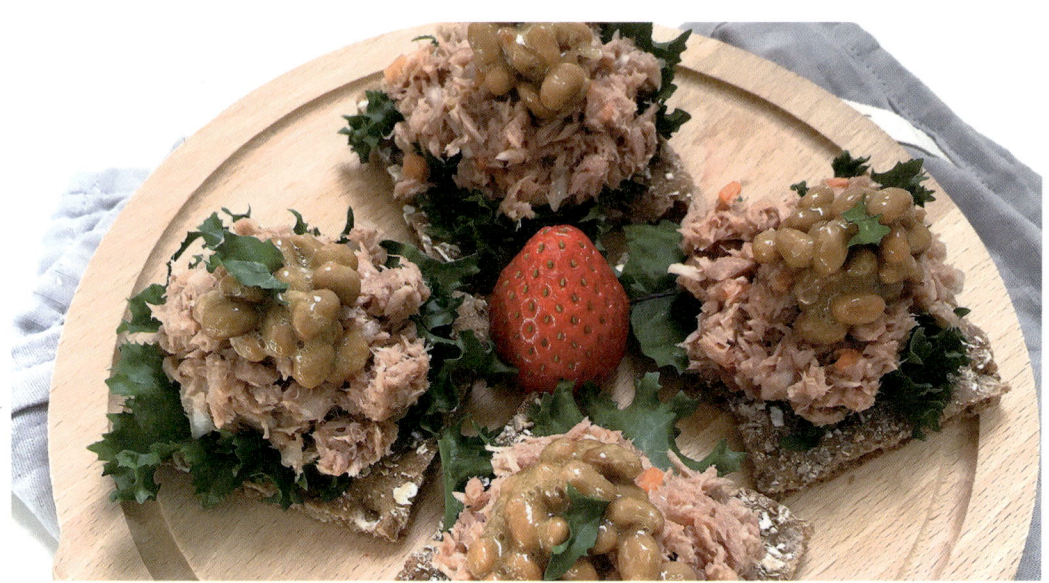

| 재료 |

통밀크래커, 치커리 4장, 참치 1캔, 다진 채소, 낫토 1팩, 겨자소스 1티스푼

| 요리법 |

❶ 참치 기름은 체에 받쳐 미리 빼주세요.
❷ 참치와 다진 채소, 겨자 소스를 섞어주세요.
❸ 치커리를 크래커 위에 얹고 위의 내용물과 낫토를 얹어 마무리해주세요.

조금은 특별하게, 특식
찜닭쌈

음력 정월대보름날, 닭의 울음소리로 그 해 농사의 풍흉을 점쳤는데 한자어로는 계명점鷄鳴占'이라고 불렀답니다. 대보름날 꼭두새벽, 첫 번째 우는 닭의 소리를 기다려서 우는 횟수가 적으면 흉년, 열 번 이상을 넘기면 풍년이 든다고 믿었다네요.

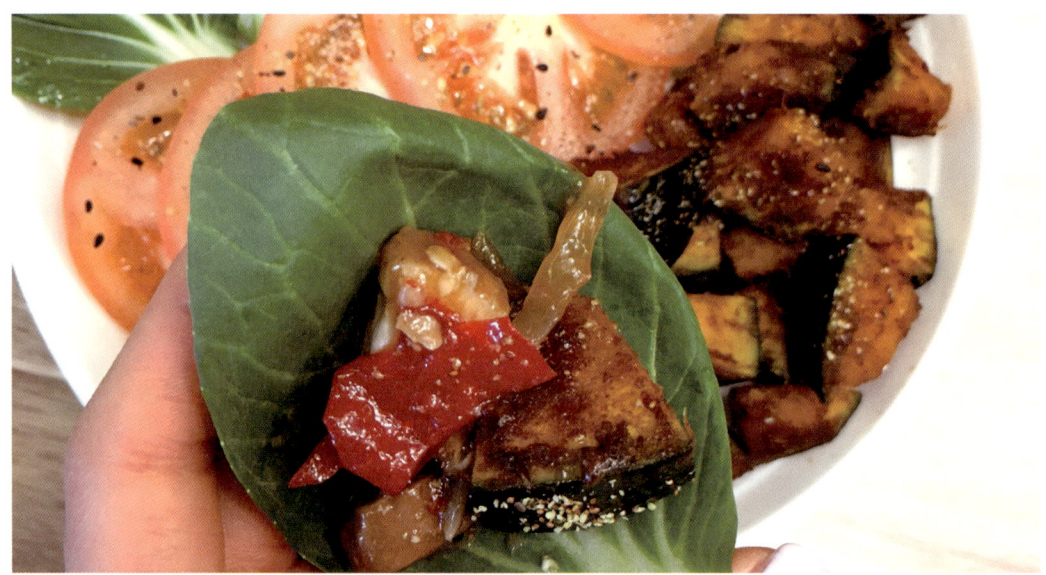

| 재료 |

닭가슴살 한 덩어리, 단호박 1/4개, 간장 1티스푼, 알룰로스 1티스푼, 파프리카 1/2개, 쌈채소 적당량, 올리브유 1티스푼

| 요리법 |

❶ 세척한 단호박을 레인지에 7~8분 돌려 익혀주세요.
❷ 단호박과 닭가슴살을 비슷한 크기로 썰어 간장과 알룰로스에 잘 버무려 주세요.
❸ 위의 재료를 올리브유를 두른 팬에 넣어 살짝 졸여주세요.
❹ 파프리카는 금방 익으니 맨 마지막에 섞어주시고, 쌈채소 위에 얹어 맛있게 냠냠!
※간단하게 간편식이나 캔으로 나온 찜닭제품을 사용해도 좋아요.

Soul Beauty Diet

· 조금은 특별하게, 특식 ·
아보메추링

한 가지 팁을 드리자면, 메추리알은 미리 접시에 까놓으시길! 달걀프라이 하듯 하려면 껍질이 상대적으로 질기고 단단해 잘 안 될 수 있어요.

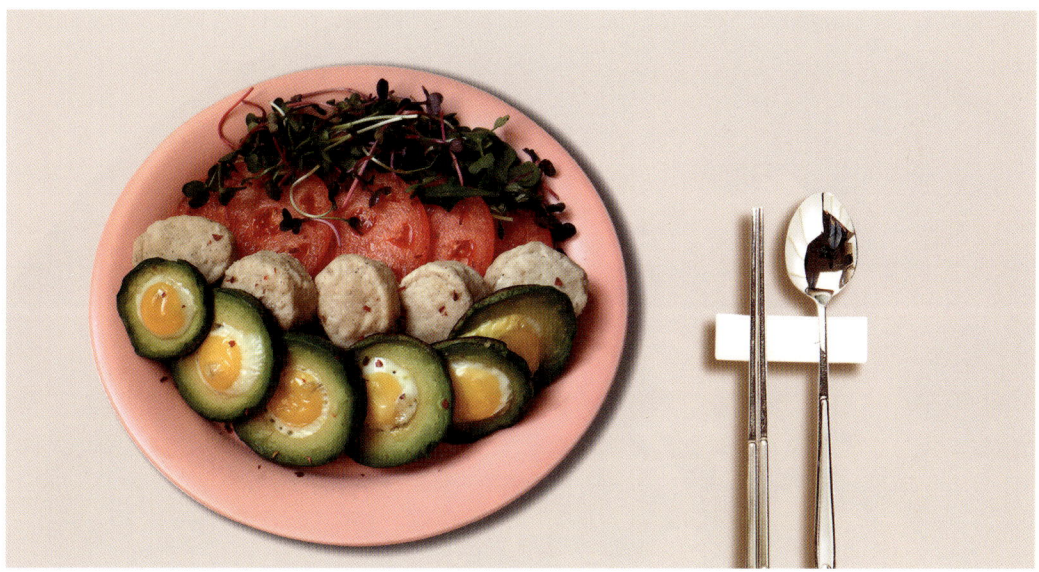

| 재료 |

아보카도 1개, 메추리알 6개, 삶은 닭가슴살, 토마토, 쌈채소 약간, 코코넛 오일 1티스푼

| 요리법 |

❶ 아보카도는 가로로 칼집을 넣어 씨를 제거한 뒤 껍질을 잘 벗겨 썰어주세요.
❷ 코코넛 오일을 두른 팬을 약불에 두고 모양을 만든 아보카도를 군데군데 자리 잡아 주세요.
❸ 아보카도의 홈에 메추리알을 까서 넣고 팬에 뚜껑을 덮어 익히세요.
❹ 분량의 재료를 예쁘게 플레이팅하면 완성이에요.

Soul Beauty Diet

• 조금은 특별하게, 특식 •
오픈 호또

단호박이 없을 땐 늙은 호박도 괜찮아요. 일반 호박을 늦가을까지 숙성시킨 늙은 호박은 단호박에 비해 과육이 붉답니다. 물론 크기도 훨씬 크죠!

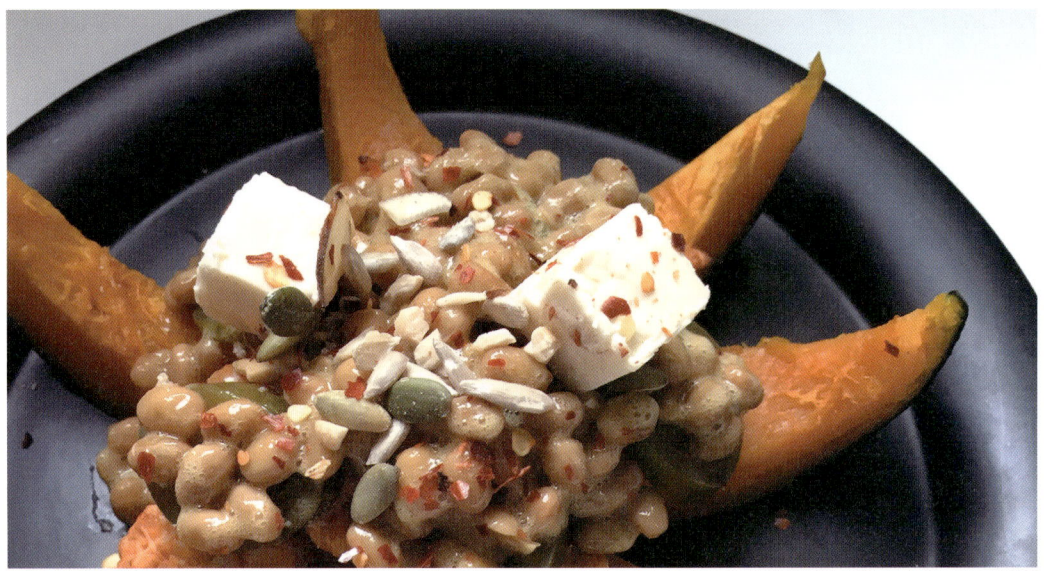

| 재료 |

작은 단호박 1개, 매콤하게 맛을 낸 닭가슴살 1팩, 낫토 1팩, 견과류 적당량, 큐브치즈 2개, 레드페퍼

| 요리법 |

❶ 세척한 단호박을 윗 뚜껑을 따고 속을 파내주세요.
❷ 레인지에 7~8분 돌려 완전히 익혀주세요.
❸ 한 김 식힌 뒤 모양을 내 썰고 가운데 닭가슴살, 낫토, 견과와 레드페퍼를 섞은 걸 얹은 뒤 큐브치즈를 얹어 완성!

Soul Beauty Diet

● 조금은 특별하게, 특식 ●
달걀빵

굉장히 편한 간이식으로 탈바꿈시켰지만 실제의 달걀빵은 상당히 노련한 기술을 요한답니다. 타이밍도 중요하고, 계란을 적당히 익혀 달콤한 빵과 함께 잘 붙이는 것도 일이죠. 추운 겨울 날, 발걸음을 멈추게 만들었던 그 고소하고 달달한 달걀빵 냄새. 기억하시나요?

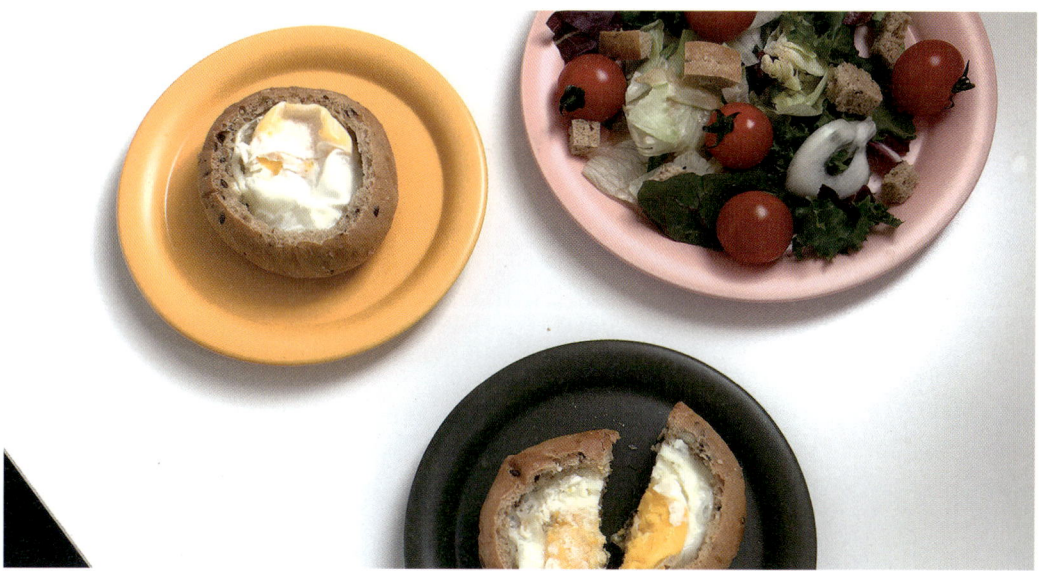

| 재료 |

모닝빵 2개, 소금 한 꼬집, 달걀 2개

| 요리법 |

❶ 모닝빵 속을 신나게 파세요!
❷ 달걀 톡, 소금 한 꼬집, 달걀은 노른자에 이쑤시개 콕콕~
❸ 레인지에 2분이면 완성된답니다.

조금은 특별하게, 특식

수제피클

우리나라에선 피클을 오이 정도로 생각하지만 오이나 야채, 과일, 심지어 소의 옆구리 살이나 달걀을 이용한 피클도 있답니다. 어원은 중세 네덜란드어 'Pekel'로 추정되는데, 바닷물이라는 뜻이래요. 소금에 절이는 방식은 박테리아를 사멸시키는 가장 오래된 방법이기도 하죠.

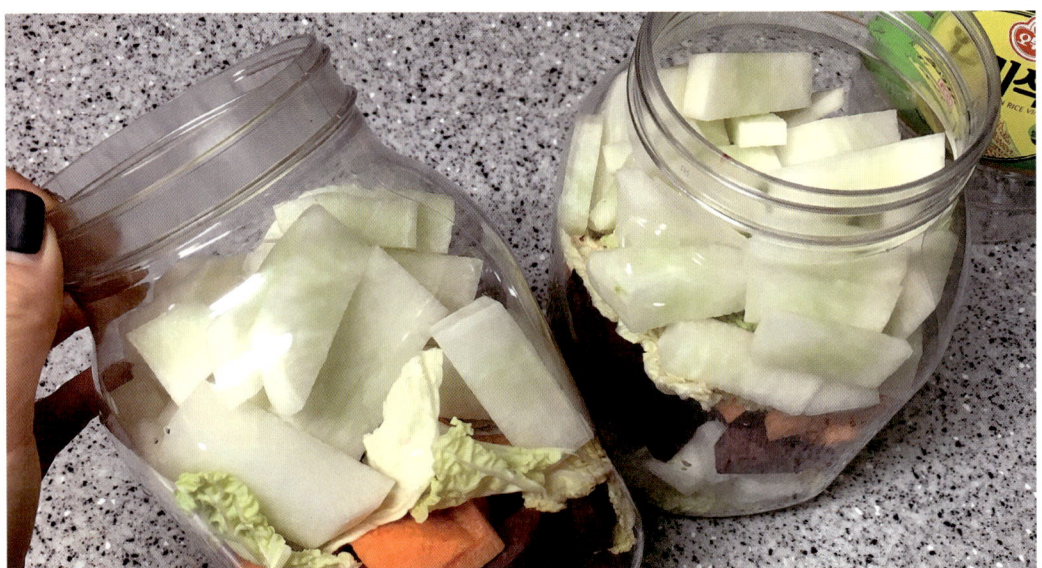

| 재료 |

짜투리 채소, 현미식초, 알룰로스

| 요리법 |

❶ 짜투리 채소들은 비슷하게 썰어 병에 담아주세요.
❷ 물 2컵, 식초 3/4컵, 알룰로스 2/3컵을 넣어 병을 채워주세요.
❸ 랩으로 한 번 덮고 뚜껑을 닫아 2주간 숙성해서 드시면 돼요.

Soul Beauty Diet

· 조금은 특별하게, 특식 ·

봄딸기 주스

어릴 적 길가에서 뱀딸기를 보신 적이 있나요? 작은 열매가 예쁘게 맺혀 있으면 저도 모르게 따먹어보고 싶었어요. 친구들이 독이 있어서 뱀딸기라고 겁을 줘서 못 먹긴 했지만 말이죠. 나중에 알고 보니 한방에선 약초로도 사용한다고 해요. 신기하게도, 뱀이나 벌레에 물린 상처를 해독하는 효과도 있다네요!

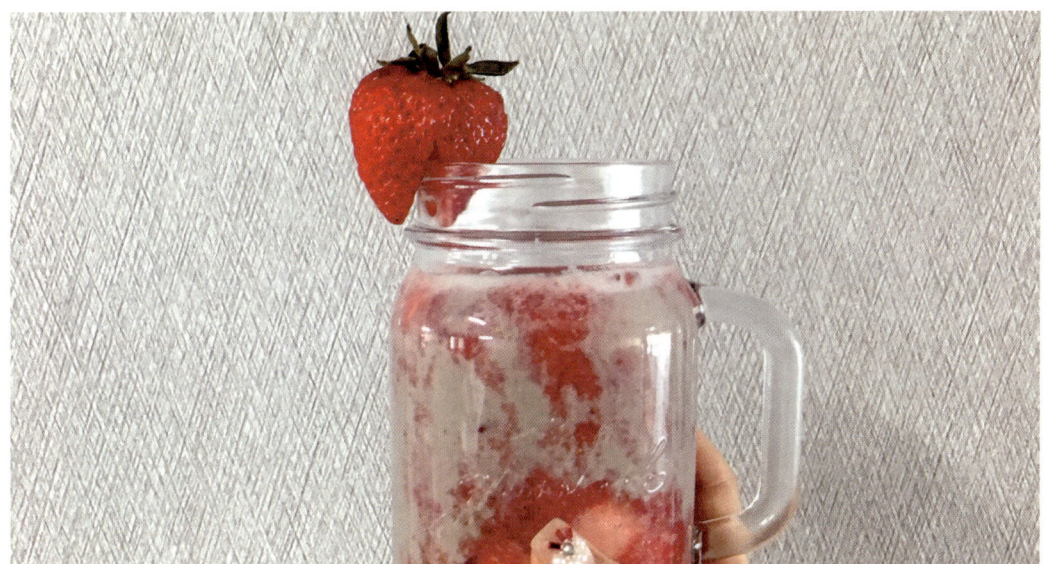

| 재료 |

딸기 10개, 얼음, 알룰로스 약간, 두유 적당량

| 요리법 |

❶ 딸기는 꼭지를 따서 준비해주세요.
❷ 믹서기에 딸기, 얼음, 알룰로스 약간과 두유를 넣어 갈아주시면 된답니다.

Soul Beauty Diet

조금은 특별하게, 특식
토딸 스무디

스무디와 슬러시, 밀크셰이크 같은 셰이크 류는 다 비슷비슷하지만 들어가는 성분에 따라 조금씩 달라요. 일반적으로 스무디는 신선한 과일을 얼려서 갈아 만든 음식이며 셰이크처럼 아이스크림은 들어가지 않아요. 슬러시는 원액에 물을 섞어 완전히 얼어붙지 않은 상태로 만든 거라 과일 자체를 간 스무디와는 또 다르답니다.

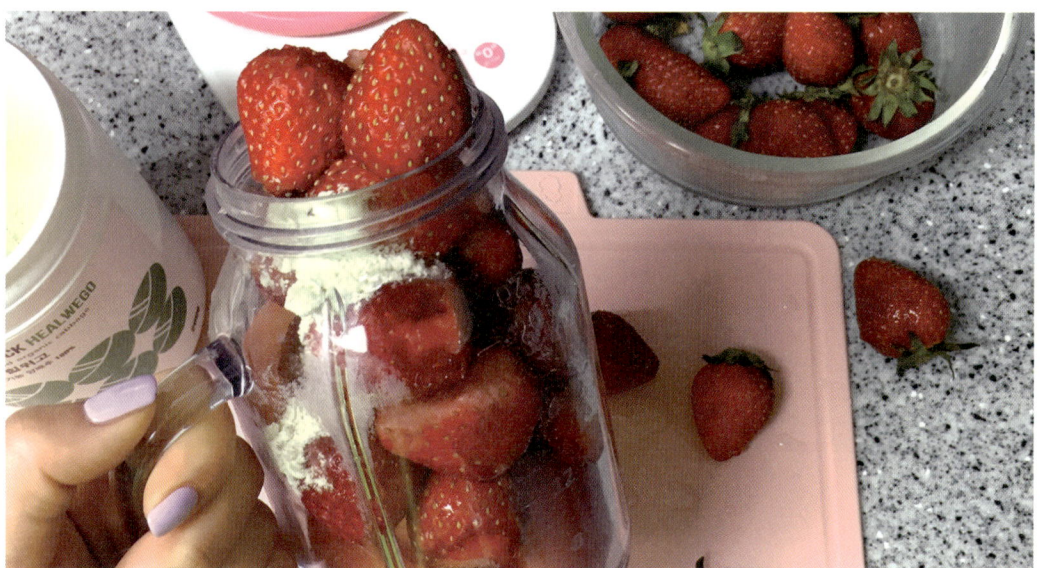

| 재료 |

얼린 토마토, 얼린 딸기, 두유 1팩

| 요리법 |

❶ 분량의 재료를 넣고 모두 갈아주세요!
❷ 예쁜 컵에 담아 가볍게 즐겨보세요.

Soul Beauty Diet

조금은 특별하게, 특식
블빠빙수

기원전 3000년경 중국에서 눈이나 얼음에 꿀과 과일즙을 섞어 먹은 것에서부터 빙수가 유래됐다고 해요. 우리나라에서는 조선시대에 석빙고의 얼음을 관원들에게 나눠주어 화채를 만들어 먹었던 기록이 남아있다고 합니다.

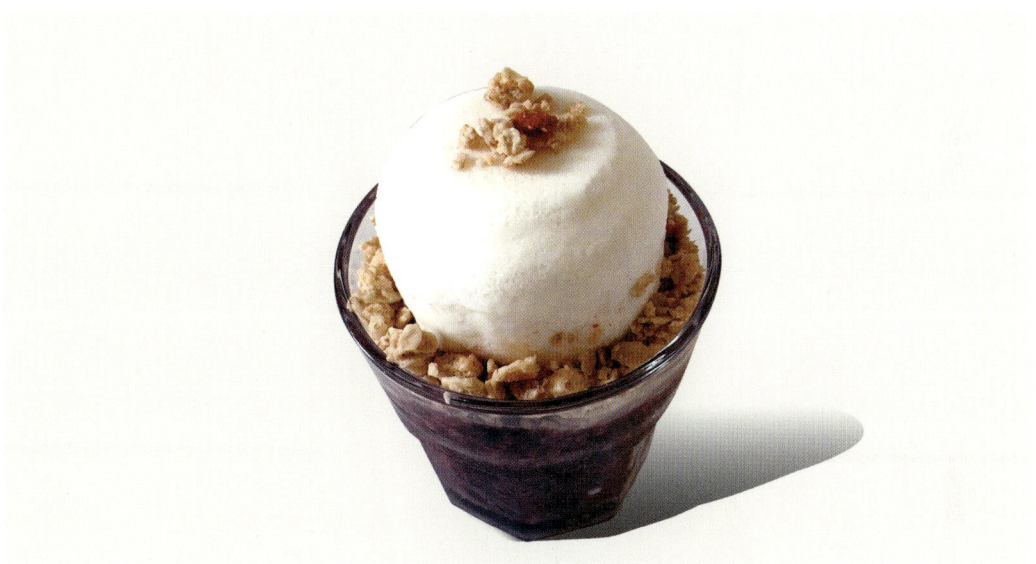

| 재료 |

얼린 바나나 1개, 냉동 블루베리 1/2컵, 요거트 70g, 뮤즐리/무가당시리얼 적당량, 저지방/저과당/저열량의 아이스크림 1스쿱

| 요리법 |

❶ 바나나, 블루베리, 요거트를 믹서기에 넣어 갈아주세요.
❷ 컵에 담고 위에 아이스크림과 시리얼 등으로 예쁘게 담아 완성!

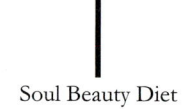

Soul Beauty Diet

• 조금은 특별하게, 특식 •
단뚜라떼

라테Latte는 사실 우유를 뜻하는 게 아니라 우유를 탄 에스프레소 커피 그 자체를 라테라고 해요!

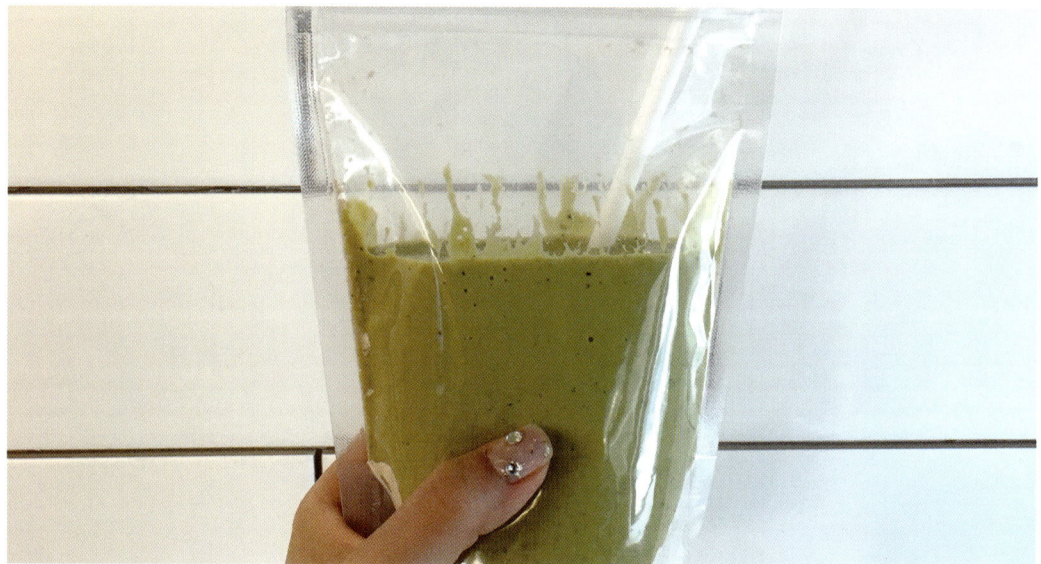

| 재료 |

단호박 150g, 두부 100g, 무지방 우유 1/2컵, 선식가루/무가당 미숫가루 적당량, 견과류 적당량

| 요리법 |

❶ 세척한 단호박을 레인지에 8분 이상 돌려주세요. 완전히 익도록!
❷ 분량의 재료를 모두 믹서기에 갈아주세요(인스턴트 커피나 에스프레소를 추가하셔도 돼요).

Soul Beauty Diet

• 베이커리 •

NO오븐 당근케이크

당근이 케이크의 재료로 쓰인 건 중세시대부터였다고 해요. 설탕이 귀해서 당근의 단맛으로 대체를 했답니다. 홍당무라고도 하며 당근의 주황색을 나타내는 '카로틴' 색소 성분은 몸속에 들어가면 비타민 A로 변해 활성산소가 세포를 손상시키는 것을 막아준다고 합니다!

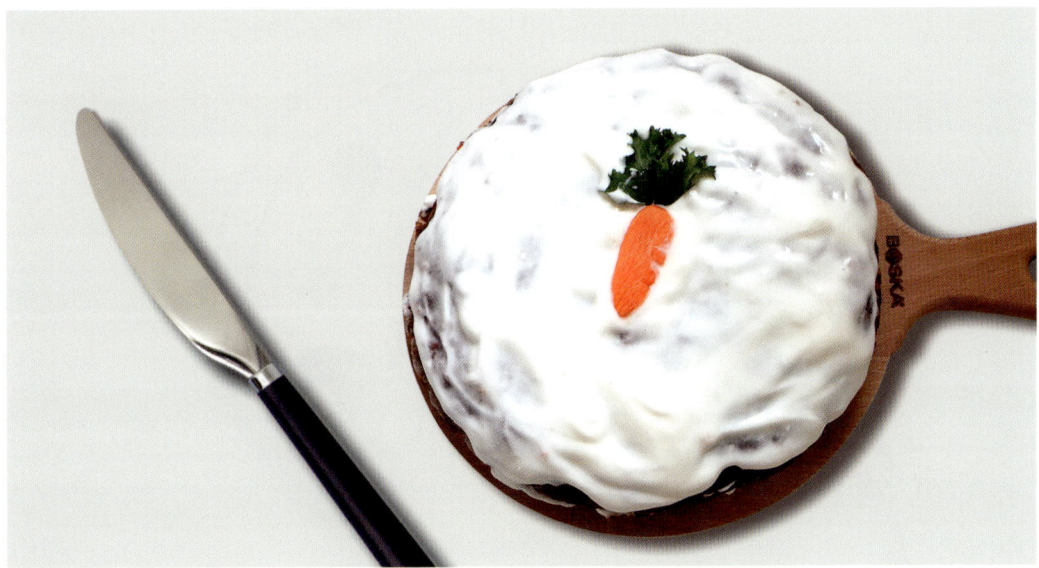

| 재료 |

통밀가루 150g, 베이킹파우더 1티스푼, 시나몬파우더 2큰술, 알룰로스 30g, 계란 3개, 당근 200g, 플레인 요거트 1개, 올리브유 약간

| 요리법 |

❶ 통밀가루에 베이킹파우더, 시나몬파우더를 섞은 뒤 채를 쳐서 몇 번 내려주세요.
❷ 잘게 썬 당근에 밀가루를 조금 넣어 물기가 없도록 버무려주세요.
❸ 알룰로스 30g에 계란 3개를 넣어 잘 섞어주세요.
❹ 남은 당근과 분량의 모든 재료를 한곳에 섞어주세요.
❺ 밥통의 솥 안에 올리브유를 발라주세요.
❻ 밥통 만능찜 기능으로 30분! 마지막으로 요거트를 크림처럼 발라주면 완성됩니다.

• 베이커리 •
당근 컵케이크

컵케이크는 머핀에서 유래했어요. 당시 영국에서는 머핀을 '페어리 케이크 fairy cake'라고 부르며 접대용으로 내놨는데, 이것이 미국으로 건너가 '케이크 머핀'과 '브레드 머핀'으로 발달했고, 여기에 버터나 크림치즈, 향료, 색소를 첨가하여 모양과 맛을 낸 것이 작은 케이크와 같다고 해서 '컵케이크'라는 명칭이 탄생했다고 합니다.

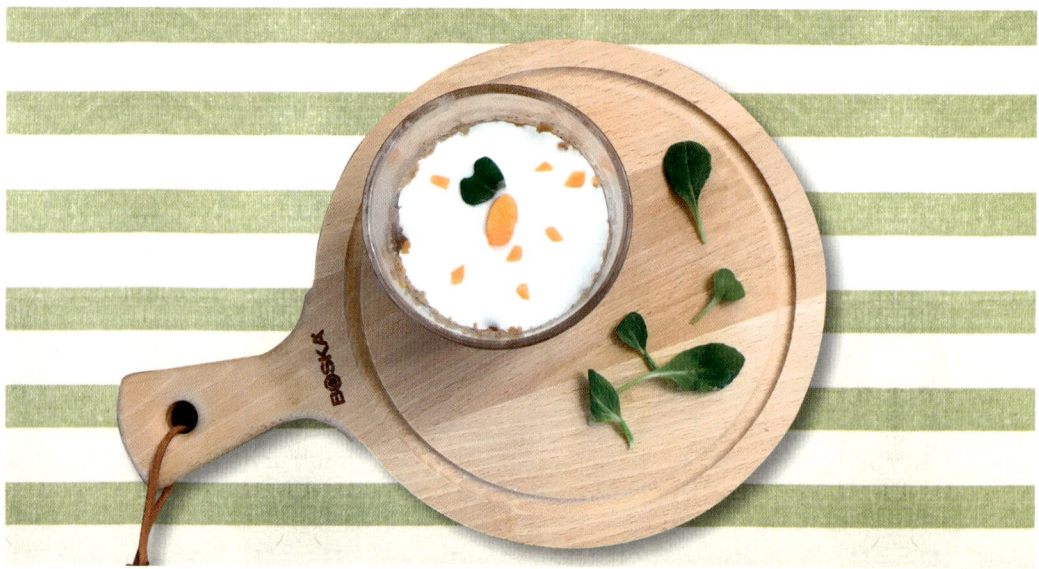

| 재료 |

통밀가루 1/4컵, 우유 1/4컵, 코코넛 오일 1티스푼, 베이킹파우더 1/2티스푼, 알룰로스, 시나몬파우더, 다진 당근 2티스푼

| 요리법 |

❶ 통밀가루에 우유, 코코넛 오일, 베이킹파우더를 넣어서 잘 섞어주세요.
❷ 시나몬파우더와 다진 당근, 알룰로스도 적당히 넣고 다시 한 번 섞어주세요.
❸ 레인지에 2분 돌린 후 그릭 요거트를 발라주면 완성!

• 베이커리 •
오빠타르트

타르트 하면 에그타르트! 대만의 에그타르트가 워낙 많이 알려졌지만 원래는 포르투갈의 달걀요리에요. 수녀원에서 처음 탄생했는데 수녀들이 옷을 빳빳하게 만들려고 달걀흰자를 사용하다보니 노른자가 남았고, 그걸 먹어치우느라 디저트인 에그타르트가 만들어졌다고 해요.

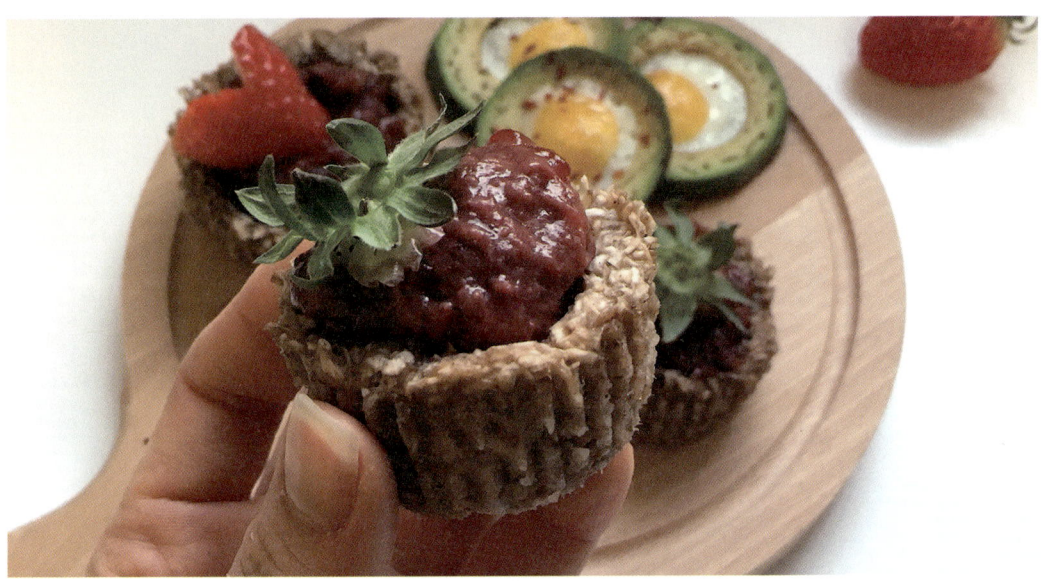

| 재료 |

오트밀 100g, 바나나 1개, 알룰로스 1티스푼

| 요리법 |

❶ 재료를 모두 섞어요!
❷ 종이컵에 유산지를 깔아 1의 내용물을 부어주고 레인지에 2분 30초 돌려주세요.
❸ ❷의 완성된 타르트 위에 취향에 맞게 스프레드나 잼을 얹으면 끝!

• 베이커리 •

NO오븐 딸기 케이크

원래 딸기는 'Strewberries'라고 불렸다고 해요. 그대로 해석 하자면 '흩어지며 자라는 열매' 라는 뜻이 되는데, 얼핏 보면 딸기는 땅에 흩어진 잎사귀 사이에서 빨갛게 드러나기 때문에 마치 열매가 수풀사이에 흩뿌려진 것 처럼 보여서 그렇게 불렀답니다.

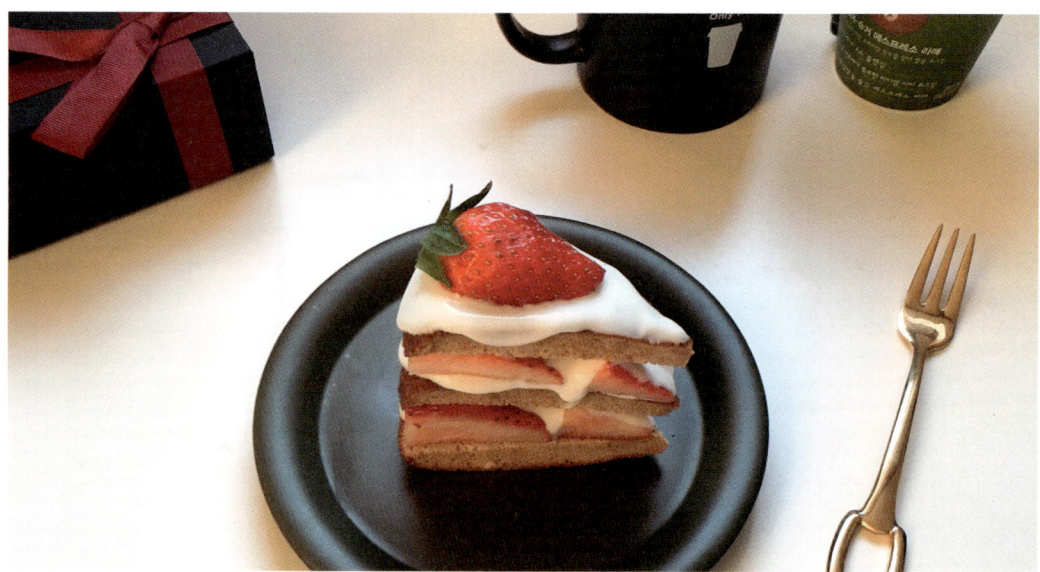

| 재료 |

통밀가루 100g, 알룰로스 50g, 달걀 4개, 무지방 우유 50g, 코코넛 오일 1티스푼, 그릭 요거트, 딸기

| 요리법 |

❶ 달걀은 노른자를 분리해두고 흰자만 머랭을 쳐주세요.
❷ 머랭 위에 우유를 넣고 통밀가루는 체를 쳐주세요.
❸ 머랭이 숨 죽지 않도록 통밀가루와 살살 섞어주세요.
❹ 밥솥 가장자리에 코코넛 오일을 발라주세요.
❺ ❸을 넣고 만능찜으로 40분!
❻ 케이크를 슬라이스해주고 중간 중간 딸기와 그릭 요거트를 넣어주세요.

Soul Beauty Diet

• 베이커리 •
녹차 크레이프

두유를 넉넉하게 넣으면 좀 더 부드럽고, 그 반대라면 떡 식감처럼 쫀득쫀득하게 구워진답니다. 쌀가루때문에 조금 불안하세요? 현미보다는 식이섬유가 모자라지만 정제된 밀보다는 더 나아요. 무엇이든지 너무 많이 먹지 않는다는 생각을 가지면 섭취에 대한 두려움은 내려두셔도 된답니다

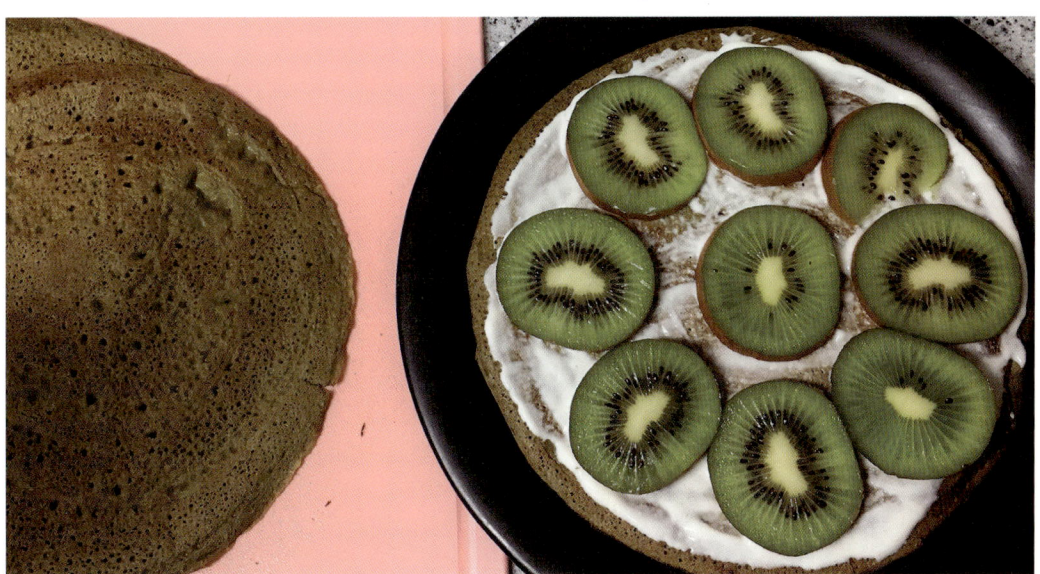

| 재료 |

크레이프 - 쌀가루 130g, 녹차 가루 20g, 두유 1팩, 달걀 3개, 알룰로스 3티스푼, 올리브유 약간
요거트 크림 - 요거트 1팩, 견과류 약간

| 요리법 |

❶ 두유, 달걀을 먼저 섞어주세요.
❷ 쌀가루와 녹차가루를 잘 섞어주세요.
❸ 굵은 알갱이를 걸러내기 위해 한번 체로 거른뒤 모두 섞어 반죽을 만드세요.
❹ 팬에 오일을 둘렀다가 주방티슈로 슥 닦아내고 크레이프를 구워주세요.
❺ 요거트 크림은 취향에 따라 과일을 섞어도 좋아요.

Soul Beauty Diet

• 베이커리 •
쑥식빵

쑥 하면 특유의 향이 떠오르시죠? 이 향은 정유성분인 '시네올'에서 나오는데, 체내의 유해 세균 성장을 억제하고 면역과 해독작용에 뛰어난 효과가 있답니다. 쑥은 음식의 재료뿐만 아니라 차나 약재, 염색제 등에도 다양하게 사용돼요.

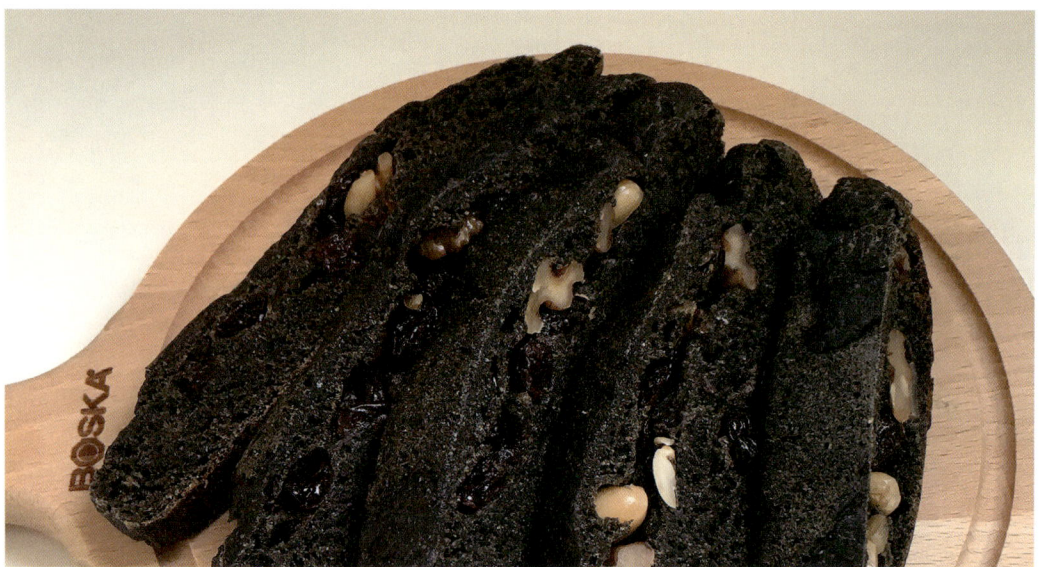

| 재료 |

통밀가루 200g, 쑥가루 20g, 소금 1티스푼, 드라이이스트 1티스푼, 알룰로스 30g, 코코넛 오일 30g, 미온수 150ml, 견과류, 건포도

| 요리법 |

❶ 통밀가루와 쑥가루를 체에 쳐서 준비해주세요.
❷ 가운데 홈을 파서 이스트, 알룰로스, 코코넛 오일, 물을 넣고 잘 녹도록 슬금슬금~
❸ 가루의 테두리에 소금을 뿌려주세요
❹ 전체적으로 물을 넣으면서 잘 반죽해줍니다. 견과류나 건포도는 이때 넣어주시면 됨!
❺ ❹를 밥솥에 넣고 보온 10분, 전원 끄고 10분! 발효의 과정이에요.
❻ 다시 꺼내서 반죽반죽!
❼ 이 과정을 두 번 반복해주세요.
❽ 취사 35분으로 마무리! 취사가 15분으로 설정되어 있을 땐 취사를 2번 눌러주세요.

Soul Beauty Diet

• 베이커리 •
초코푸딩

중국엔 지명이 푸딩曹定이란 곳도 있는데 한글로 읽으면 보정이지만 중국어로는 푸딩이라네요. 엄청 맛있어 보이는 지명 아닌가요? 특산품으로 푸딩을 만들어 팔고 있을 것 같은 느낌이네요.

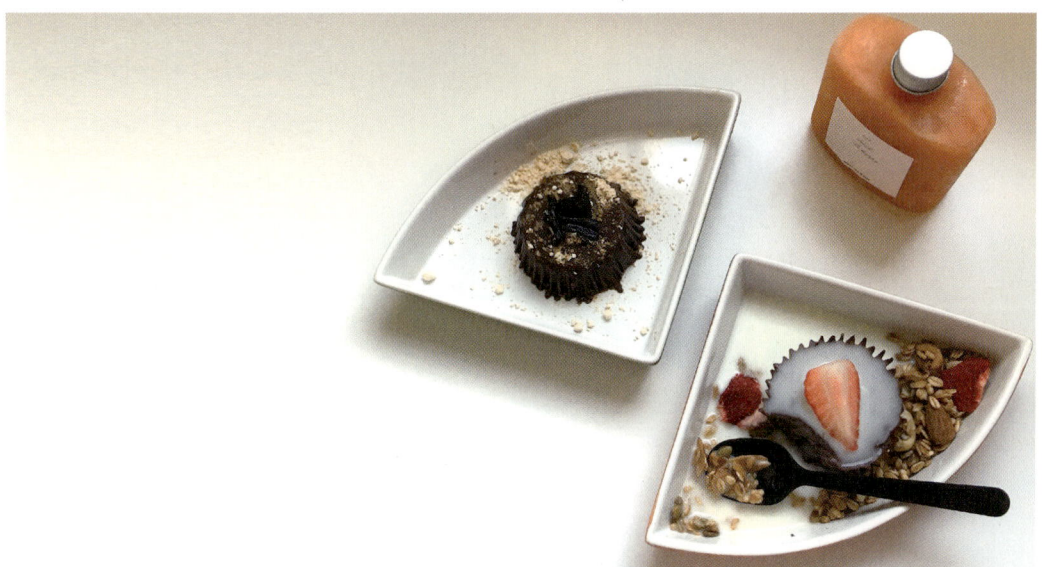

| 재료 |

한천 분말 2g, 무지방 우유 200g, 카카오파우더 1큰술, 알룰로스 1/2큰술

| 요리법 |

❶ 재료 모두 섞기!
❷ 불에 살짝 올리고 보글보글 한다 싶으면 불을 꺼주세요.
❸ 식힌 후 틀에 담아 냉장 1시간!

Soul Beauty Diet

• 베이커리 •

톡톡 스콘

그런데 스콘은 왜 스콘일까요? 이름 자체는 스코틀랜드에서 유래됐다고 해요. 스코틀랜드에서 귀리와 버터밀크를 넣고 만든 '퀵브레드'를 스콘의 원형으로 봅니다.

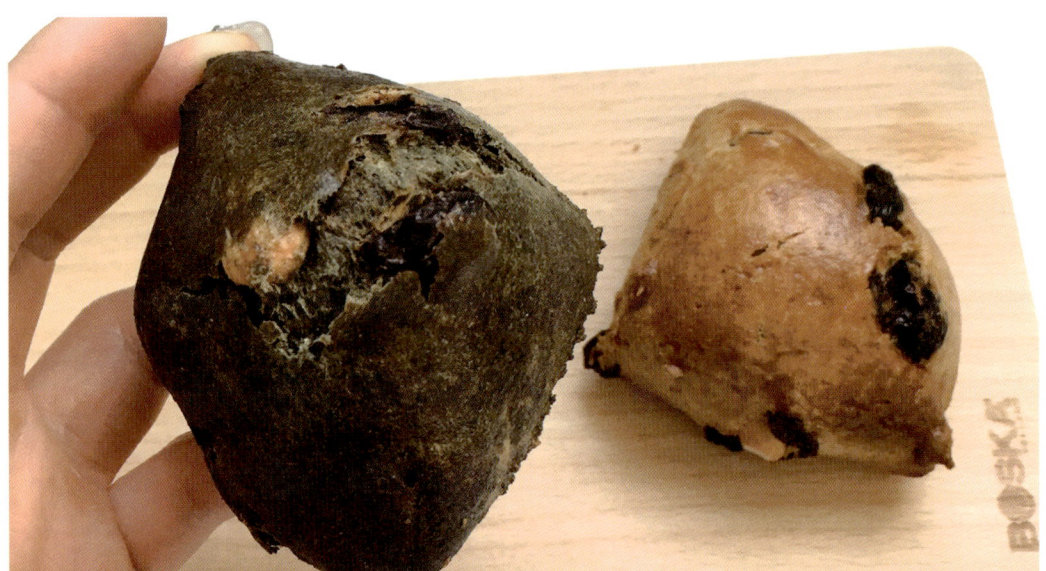

| 재료 |

통밀가루 100g, 베이킹파우더 1티스푼, 두유 100ml, 꿀 1큰술, 코코넛 오일 30g, 견과류 한줌

| 요리법 |

❶ 가루 종류는 모두 체를 쳐주세요.
❷ 코코넛오일과 두유, 꿀을 모두 섞어준 뒤 체를 내린 가루에 섞어주세요.
❸ 견과류를 마지막에 넣어 다시 한 번 섞어주세요.
❹ 에어프라이어에 160도로 20분 구워주셔도 되고, 없으시면 얇게 모양을 만든 뒤 종이포일을 깐 팬 위에서 약불로 15분, 뒤집어서 5분 구워주세요. 뚜껑은 덮어주셔야 해요.

Soul Beauty Diet

• 베이커리 •

어흥 녹차 머핀

녹차는 질이 좋은 것일수록 낮은 온도에서 우려내야 풍미가 살아난답니다. 그렇다고 너무 오래 우려도 쓴맛이 나와서 좋지 않은데, 최상급의 녹차인 '옥로'는 50~60도의 물에서 2~3분, 그보다 하급은 이보다 높은 온도에서 30초 정도만 우려내는 것이 좋아요!

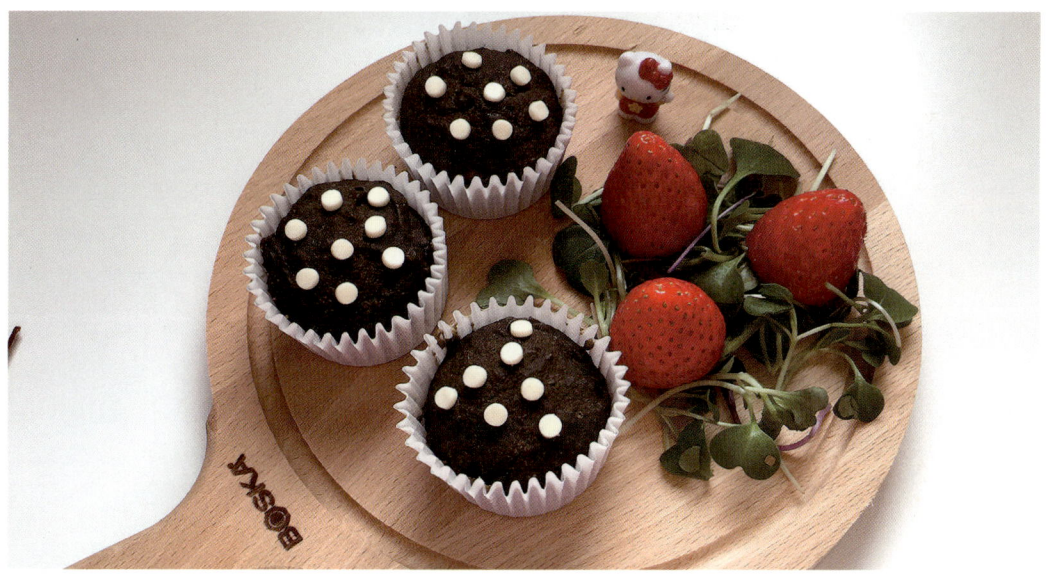

| 재료 |

통밀가루 150g, 녹차 10g, 베이킹파우더 5g, 올리브유 20g, 알룰로스 20g, 계란 2개, 두유 적당량, 타이거넛츠 분말 1티스푼

| 요리법 |

❶ 통밀가루와 베이킹파우더를 섞어 체를 몇 번 쳐주세요.
❷ 올리브유와 알룰로스, 계란과 두유를 섞어주시되 두유는 걸쭉함을 유지할 정도로만!
❸ 모두 함께 섞어주세요. 타이거넛츠 분말도 같이!(타이거넛츠가 없으면 안 넣어도 괜찮아요!)
❹ 유산지나 종이컵에 적당히 부어서 밥통 만능 찜 기능으로 30분이면 완성!

Soul Beauty Diet

• 베이커리 •
통밀 팬케이크

어떤 건 실제보다 이름이 더 멋진 경우가 있어요. 팬케이크도 막상 보면 빵 몇 장에 시럽을 얹은 단촐한 구성이지만 팬케이크라는 이름이 주는 따뜻함과 풍성한 느낌이 저는 참 좋아요!

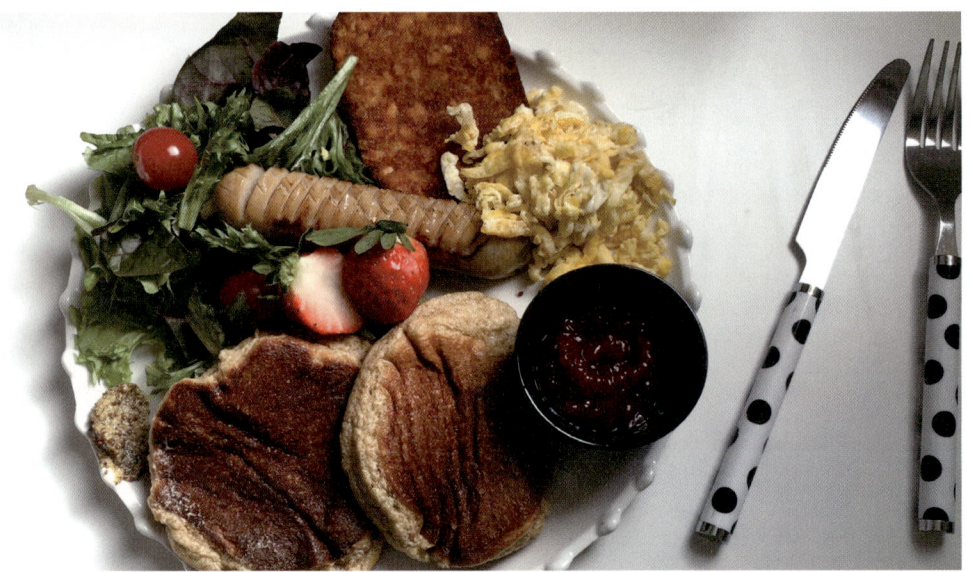

| 재료 |

통밀가루 1큰술, 베이킹파우더 1티스푼, 달걀 1개, 알룰로스 1큰술, 두유 3큰술, 올리브유 1티스푼

| 요리법 |

❶ 달걀흰자는 분리해서 머랭을 쳐주세요. 중간 중간 알룰로스를 첨가해주세요!
❷ ❶에 통밀가루와 베이킹파우더, 남은 노른자를 넣고 살살 섞어주세요.
❸ 올리브유를 두른 팬에 약불로 구워서 완성! 소시지와 각종 채소를 곁들이면 더 좋아요.

Soul Beauty Diet

• 도시락 •
수지 밸런스 도시락

저 같은 경우 이 도시락을 자주 싸서 다녔어요. 고구마볼은 인터넷에서 쉽게 구할 수 있지만 간단히 만들 수도 있어요. 잘 으깬 고구마에 두유를 약간 넣어 손으로 모양만 잡아주시면 끝!

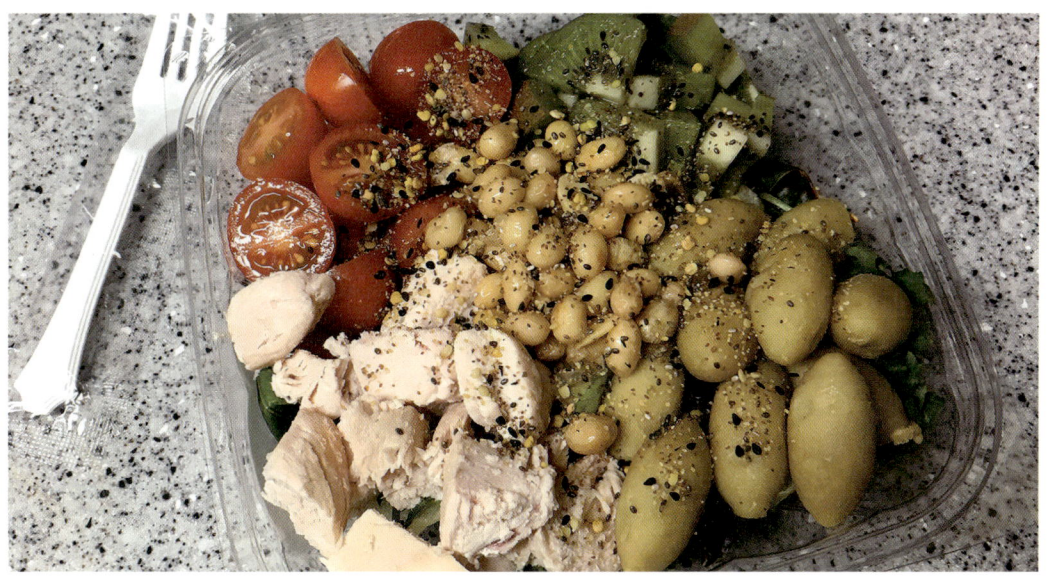

| 재료 |

방울토마토, 쌈채소, 닭가슴살, 삶은 병아리콩, 고구마볼, 키위, 깨, 흑임자

| 요리법 |

❶ 방울토마토와 쌈채소는 깨끗이 씻어주세요.
❷ 닭가슴살은 깍두기 모양으로 썰어주세요.
❸ 키위도 껍질을 깨끗하게 벗겨 먹기 좋게 잘라주세요.
❹ 분량의 재료를 도시락 통에 담고 깨와 흑임자로 마무리!

• 도시락 •

수지 단백질 도시락

근력 운동을 할 때 꼭 필요한 탄수화물과 단백질 위주로 담았어요. 다진 야채를 밥에 섞는 것만으로도 상당히 맛이 좋아요. 식어서 조금 뻣뻣한 닭가슴살은 노른자에 살짝 찍어 먹으면 고소한 맛이 감돈답니다.

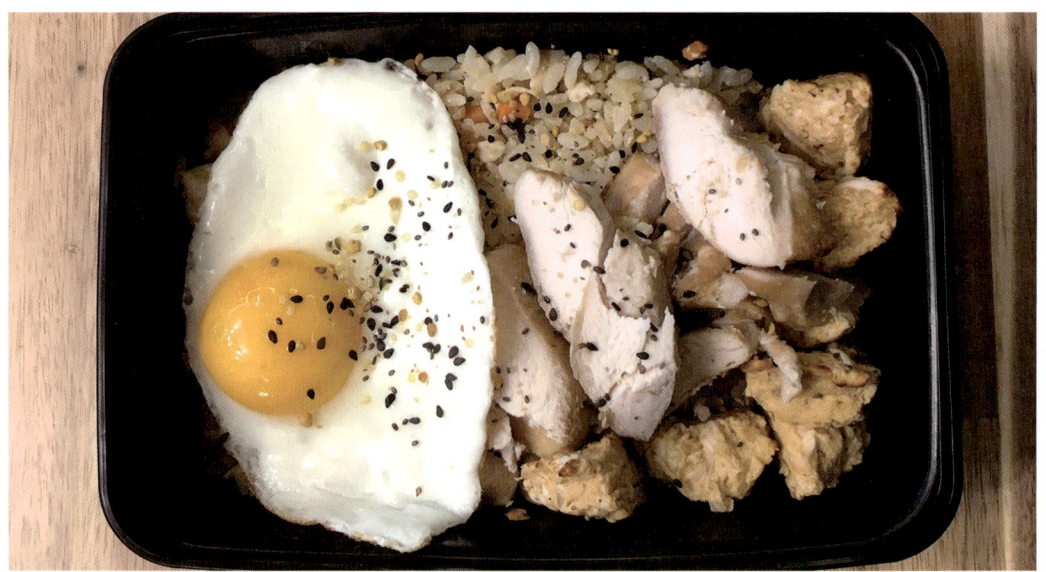

| 재료 |

다진 야채, 현미밥, 달걀프라이 1개, 닭가슴살 1팩, 흑임자, 깨

| 요리법 |

❶ 다진 야채와 한 김 식힌 현미밥을 잘 섞어주세요.
❷ 노른자가 터지지 않도록 달걀프라이를 준비해주세요.
❸ 먹기 좋게 닭가슴살을 썰어서 준비하세요.
❹ 밥위에 재료를 얹고 깨와 흑임자를 뿌리면 완성입니다.

Soul Beauty Diet

• 도시락 •

수지 샌드위치 도시락

햇살 가득한 봄날, 혹은 쨍쨍한 햇살로 그늘을 찾게 되는 어느 날. 그 어디든 같이해도 좋은 샌드위치 도시락이에요. 제철 과일을 같이 곁들여주면 최고랍니다.

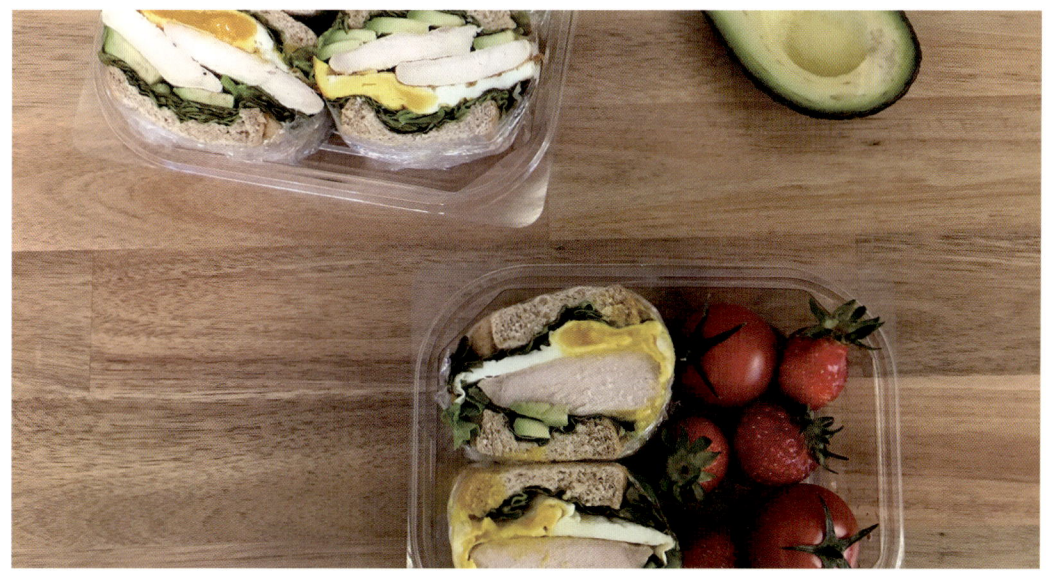

| 재료 |

호밀빵 6쪽, 달걀프라이 3개, 닭가슴살 1팩, 샐러드 채소 적당량, 아보카도 1/2개, 제철 과일 적당량

| 소스 |

홀그레인 머스타드

| 요리법 |

❶ 3장의 빵에 홀그레인 머스타드를 발라주세요.
❷ 샐러드 채소, 계란, 닭가슴살, 저민 아보카도 순으로 얹고 다시 채소로 덮어주세요.
❸ 다른 3장의 빵을 위에 얹고 랩으로 잘 감싼 뒤 예쁘게 잘라 용기에 담아주세요.
❹ 용기의 빈 곳에 제철 과일을 담아주세요.

Soul Beauty Diet

• 도시락 •
수지 파워업 도시락

많은 분들이 기운을 낼 땐 고기가 최고라고 하지만 전 비타민이 듬뿍 들어간 과일과 치즈, 신선한 야채를 조합한 구성을 추천해요. 몸의 활력도 중요하지만 정신도 맑아지는 상큼함이 피로한 하루를 위로해준답니다.

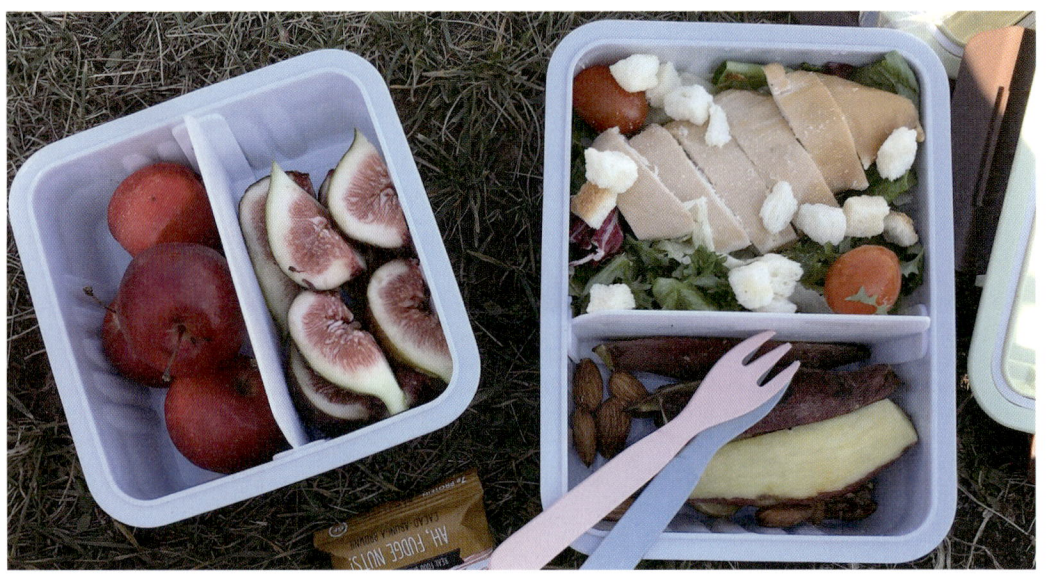

| 재료 |

무화과 2개, 자두, 사과, 닭가슴살, 리코타 치즈, 쌈채소 약간, 삶은 고구마, 아몬드 및 견과류

| 요리법 |

❶ 무화과는 물에 살짝 헹구고 4등분합니다.
❷ 자두와 사과도 마찬가지로 깨끗이 씻어 준비해주세요.
❸ 쌈채소 위에 닭가슴살과 삶은 고구마를 함께 담고, 과일류는 따로 담으세요.
❹ 마지막으로 닭가슴살 위에 리코타 치즈, 견과류를 뿌려주시면 돼요.

Soul Beauty Diet

• 도시락 •
시나몬 단호박 큐브 도시락

뭔가 색다른 음식이 먹고 싶거나 기분 전환이 필요한 날 참 좋은 시나몬 도시락. 뚜껑을 여는 순간 퍼지는 은은한 향이 참 묘한 매력이 있답니다.

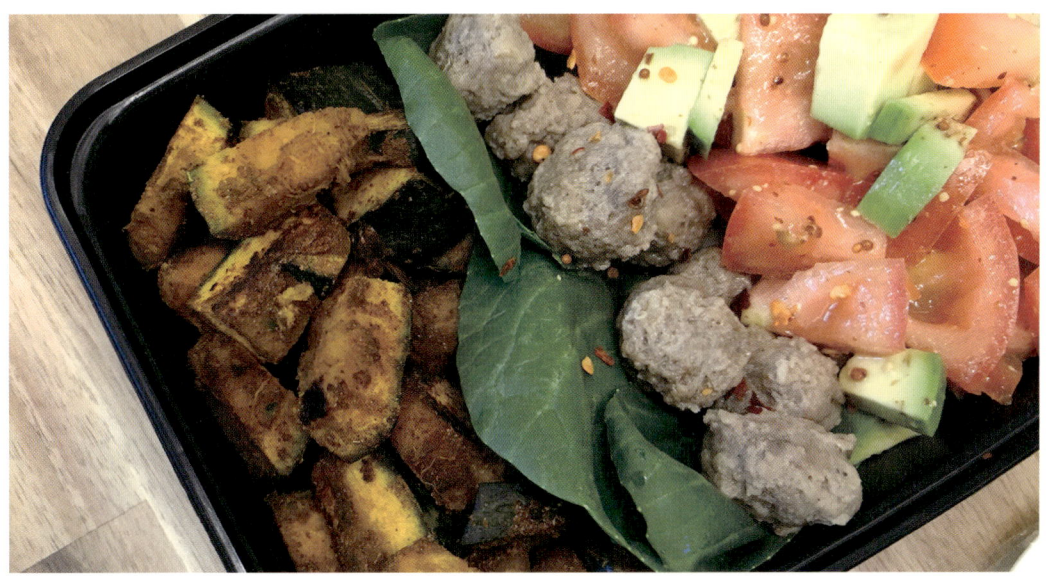

| 재료 |

단호박 200g, 소고기볼 1팩, 토마토 1개, 아보카도 1/2개, 레드페퍼, 홀그레인 머스타드, 알룰로스 1티스푼, 시나몬파우더 1큰술, 올리브유 1티스푼

| 요리법 |

❶ 세척한 호박은 레인지로 익혀주세요.(6~8분)
❷ 익힌 호박은 큐브 모양으로 썰어 올리브유를 두른 팬에 알룰로스, 시나몬 파우더와 함께 볶아주세요.
❸ 소고기볼은 레인지에 1분 돌려서 데워주세요.
❹ 토마토와 아보카도도 큐브 모양으로 썰어 홀그레인 머스타드, 레드페퍼를 섞어주세요.
❺ 도시락 용기에 담으면 완성입니다.

Soul Beauty Diet

• 요거트 볼 •

요거트 볼은 재료를 얹거나 담아내어 먹는 간편식이에요.
제가 추천한 여러 가지 이외에도 그냥 요거트 위에 과일을 담아내는 것으로 완성되는 요거트 볼!
다만 설탕에 절여진 과일이나 지나치게 고과당인 요거트는 꼭 피해주세요.

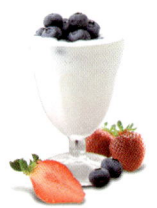

과일 귀리 요거트 볼

| 재료 |

무가당 요거트 100ml, 볶은 귀리 1큰술, 딸기 50g, 사과 50g, 무가당 미숫가루, 녹차가루

블빠씨앗 요거트 볼

| 재료 |

바나나 2개, 블루베리 한 줌, 딸기 50g, 키위 1/2개, 저지방 요거트 70g, 견과 1큰술

※ 바나나 1개와 분량의 블루베리에 저지방 요거트를 넣고 간 후, 슬라이스한 바나나와 딸기 키위, 견과를 얹으면 완성!

Soul Beauty Diet

• 요거트 볼 •
과일 오트밀 요거트 볼

| 재료 |

저지방 요거트 70g, 오트밀 40g, 딸기 100g, 블루베리 한 줌, 삶은 달걀 2개

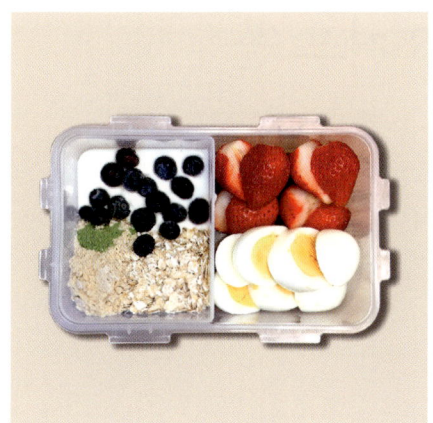

녹차 복숭아 요거트 볼

| 재료 |

저지방 요거트 1개, 복숭아 1/3컵, 블루베리 1/3컵, 녹차가루 약간

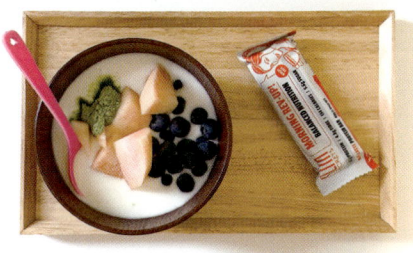

씨앗 복숭아 뮤즐리 요거트 볼

| 재료 |

저지방 요거트 70g, 복숭아 1/3컵, 블루베리 1/3컵, 씨앗뮤즐리 1/3컵

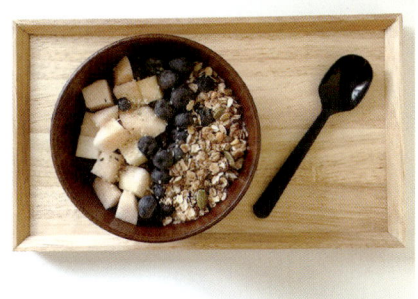

Soul Beauty Diet

• 요거트 볼 •

무화과 요거트 볼

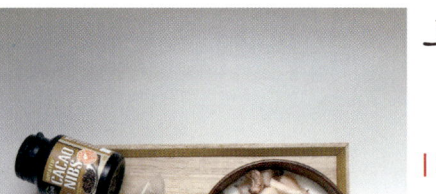

| 재료 |

무화과 1/2개, 복숭아 1/2개, 메론 적당량, 견과류 약간, 무가당 요거트 1개

뮤즐리 요거트 볼

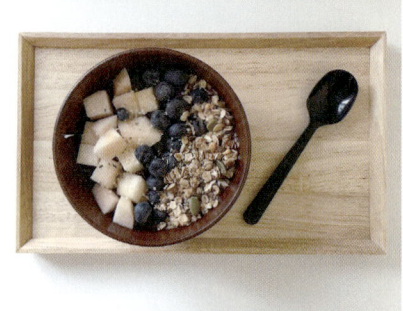

| 재료 |

저지방 요거트 70g, 복숭아 1/3컵, 블루베리 1/3컵, 씨앗 뮤즐리 1/3컵

시리얼 요거트 볼

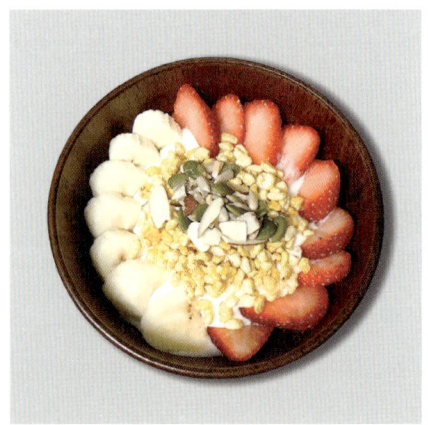

| 재료 |

그릭 요거트 1개, 딸기 3개, 바나나 1개, 시리얼 한 줌, 슬라이스 견과 적당량

Soul Beauty Diet

• 요거트 볼 •

베리베리귀리 요거트 볼

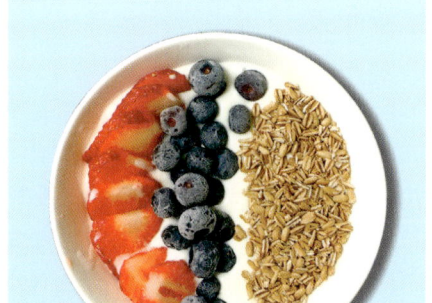

| 재료 |

요거트 200ml, 블루베리 한 줌, 딸기 3개, 볶은 귀리 한 줌

새싹 소고기 요거트 볼

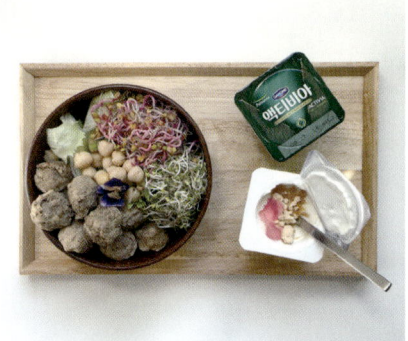

| 재료 |

소고기볼 100g, 새싹, 병아리콩 100g, 요거트 1개, 콩가루 1큰술
※볼에 재료를 담고 요거트를 곁들이면 끝!

초코딸기 요거트

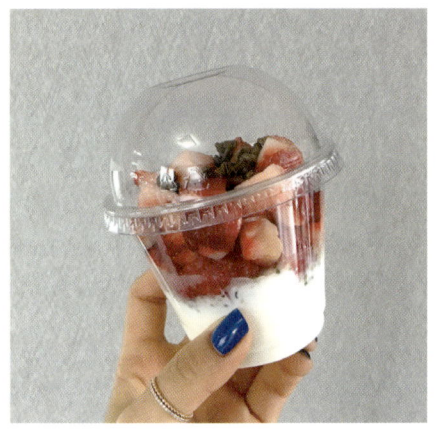

| 재료 |

그릭 요거트 1개, 먹기 좋게 썬 딸기 50g, 카카오닙스 1티스푼

Soul Beauty Diet

수지의 못 다한 식단 이야기

정답은 없어도 방법은 있다

닭가슴살과 고구마만 줄곧 먹었던 기억이 나요. 아마 많은 분들이 그렇겠지만 현재의 제 생각은 좀 다르답니다. 고구마와 닭가슴살이 정답에 가까운 건 맞아요. 거의 단백질 위주의 고기와 당치수가 낮아 다이어트에 도움이 되는 고구마지만, 없을 때도 있고 해마다 좋은 음식이 많이 나는데 굳이 그걸 다 닭가슴살과 고구마로 대체 할 필요는 없겠더라고요. 그리고 식단을 지키는 데 있어서 다양한 식재료와 건강하게 만든 음식들은 폭식을 막고 흐트러진 마음을 갖지 않도록 하는 데 큰 효과가 있답니다.

케이크의 진실

식단을 완벽하게 적응을 했다고 믿었는데도 참 버티기 힘든 게 빵과 떡이었어요. 너무너무 좋아라하는 음식들이긴 하지만 설탕 잔뜩 들어간 탄수화물이니까 다가가기가 무섭더라구요. 우연히 지인의 선물로 케이크를 만들게 됐는데 그때의 충격은 이루 말하기 힘들었어요. 칼로리가 가늠이 되지 않을 만큼 많은 설탕과 밀가루, 색을 내고 모양을 잡기 위한 수많은 첨가물이 무서운 느낌마저 들었어요. 케이크의 진실을 마주하고 난 후 제가 먹을 수 있는 빵을 만들어봐야겠다는 생각이 확고해졌어요.

비정제 곡물을 먹어야 하는 이유

몸 안의 탄수화물이 소비되지 않으면 체내지방으로 전환될 확률이 훨씬 높아지는 건 다이어터라면 잘 아는 사실일 거라 믿어요. 지방으로 전환되는 과정만 막아도 비만 그 자체를 잡을 수 있다는 이야기도 되죠. 비정제 곡물(메밀, 현미, 귀리, 통밀 등)은 천천히 흡수되어 꾸준히 에너지로 사용되면서 고갈되기 때문에 포만감이 오래가고, 지방변이로 가는 걸 늦춰주기 때문에 다이어트엔 이만한 식품이 없답니다. 꼭 직접 요리를 하지 않더라도 이런 부분을 알아두면 성분표를 보며 고를 수 있는 안목을 높일 수 있어요.

좋은 과자를 고르는 방법

과자봉지의 뒷면을 꼭 한번 보세요! 영양소 표기를 꼼꼼히 살펴보면 낮은 칼로리만 강조하는 제품도 있고, 저칼로리임에도 불구하고 원재료가 다이어트와는 거리가 먼 제품도 있답니다. 과도한 첨가물에 유탕 처리된 과자까지 참 많아요. 제가 선택한 기준은 좋은 재료에 간단한 첨가물, 튀기지 않고 구운 제품 위주였답니다. 마음도 몸도 편하기 위해 귀찮더라도 한 번 확인 추천!

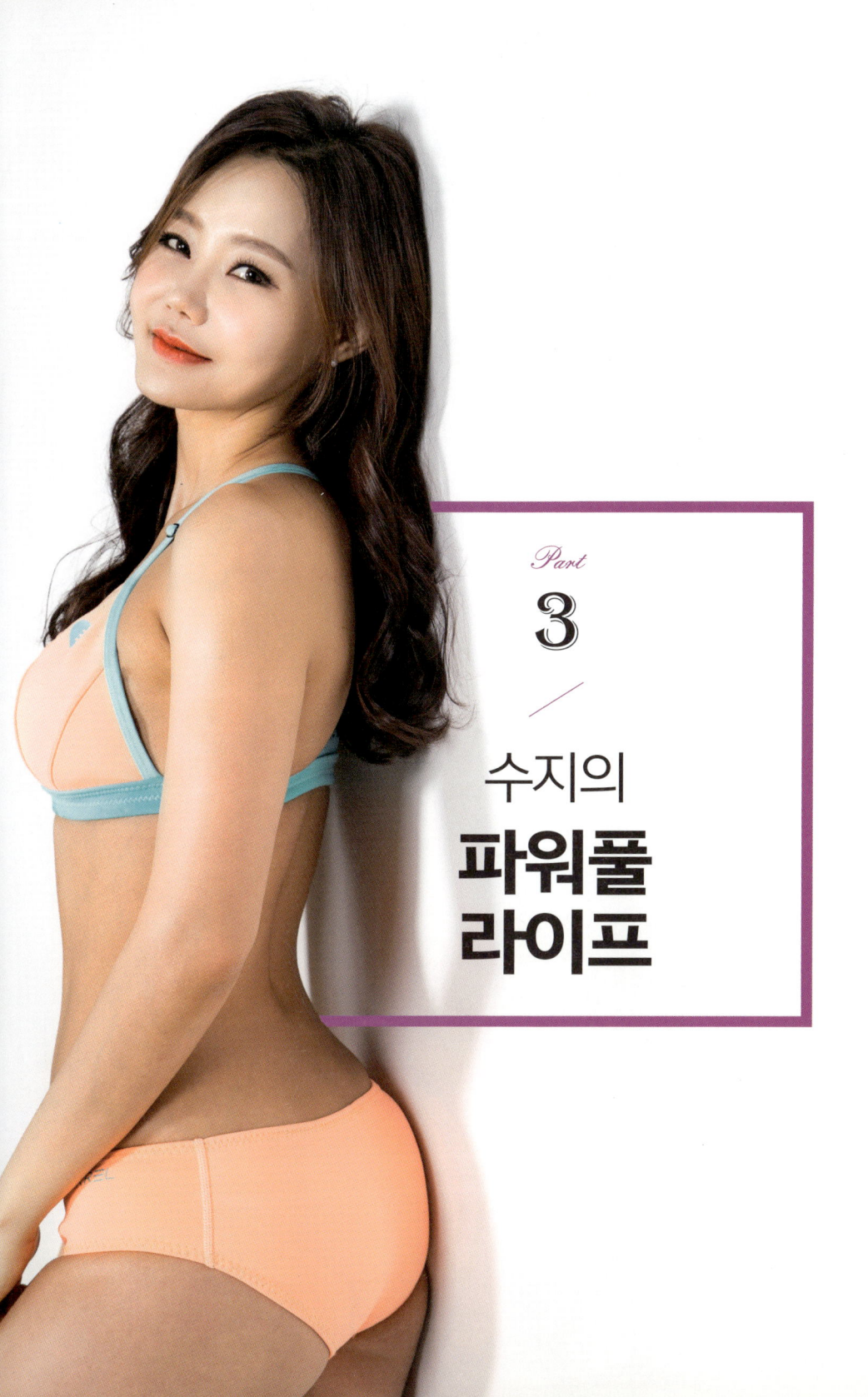

Part
3

수지의
파워풀
라이프

수지의 소울 뷰티 다이어트

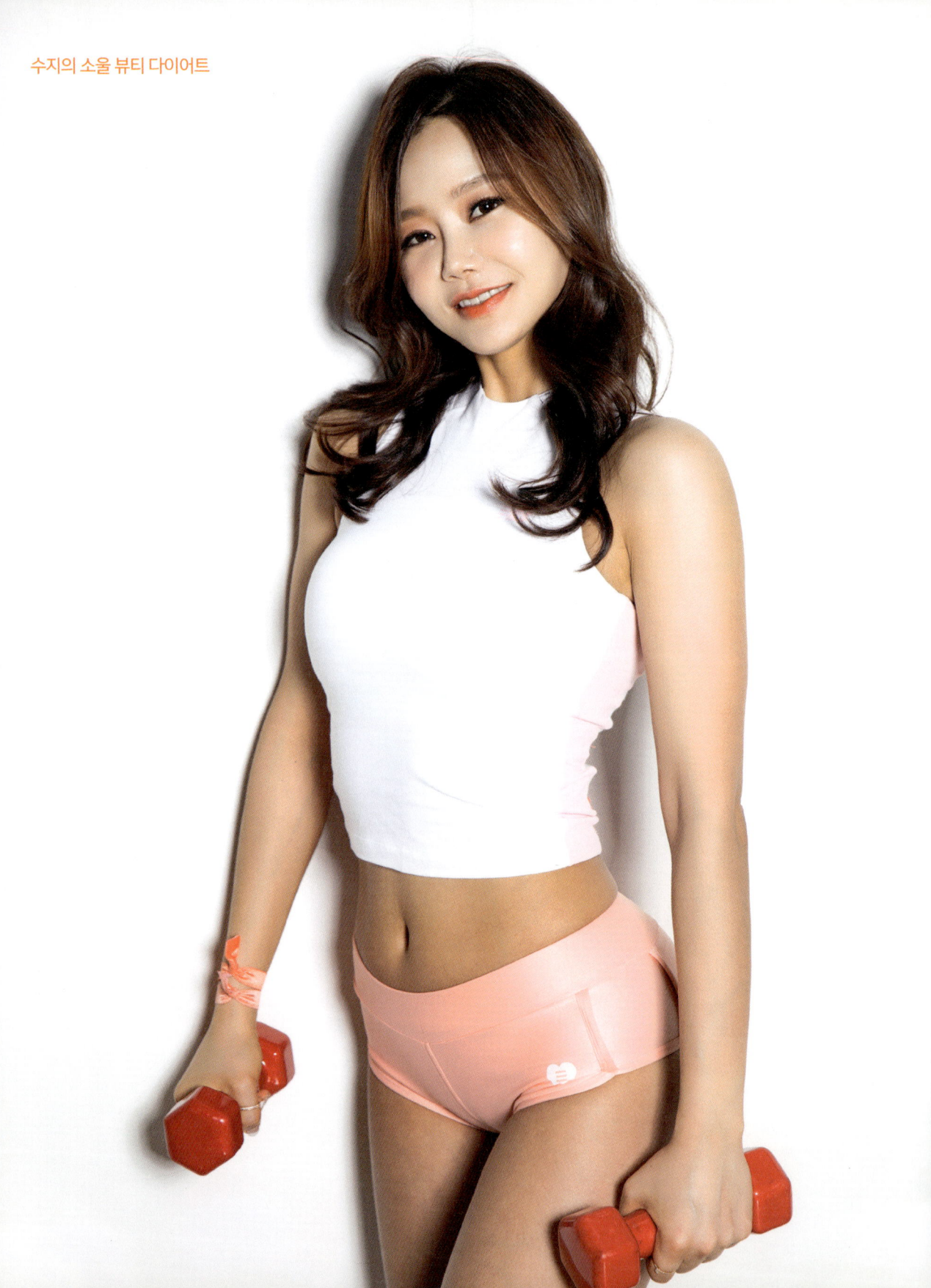

Soul Beauty Diet

스트레칭

스트레칭은 언제나 1순위! 스트레칭만 잘 해도 여러 부상을 막을 수 있고 평상시 생활습관에도 아주 큰 도움을 준답니다. 제가 직접 요가강사를 하면서 가장 쉽게 권해드리고 배울 수 있는 부분만 뽑았어요. 스트레칭만 익혀두셔도 운동의 즐거움을 금방 아실 수 있을 거에요!

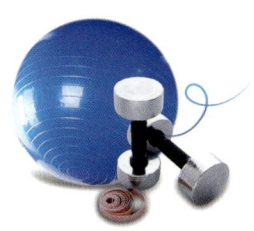

하체 교정 1

❶ 양 무릎을 펴고 복부에 힘을 주며 바르게 앉아보세요.
❷ 손을 뻗어 무릎, 발목, 발가락 어디든 좋으니 손 닿는 만큼!
❸ 척추를 쭉 펴는 느낌으로 이마와 무릎이 가능한 한 가까이 숙여주세요.

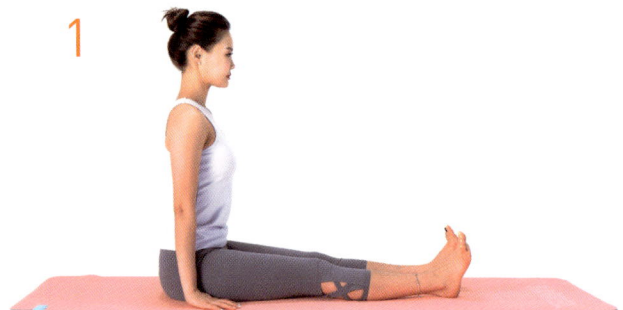

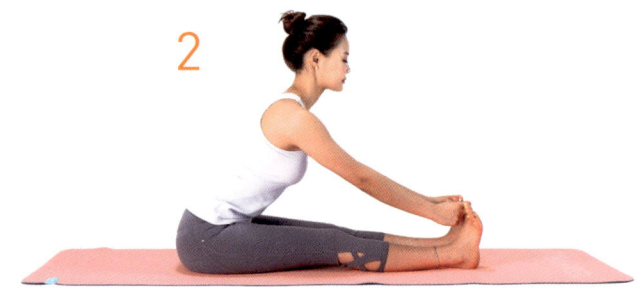

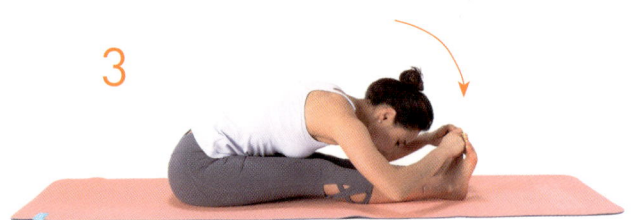

하체 교정 2

❶ 바르게 앉아 한쪽 무릎을 접어 발등을 허벅지 안쪽에 둬요.
❷ 양손으로 펼쳐진 다리에 손이 닿는 만큼 뻗어보세요.
❸ 어깨선이 틀어지지 않도록 노력하며 바닥에 가깝게 고개를 숙여주세요.

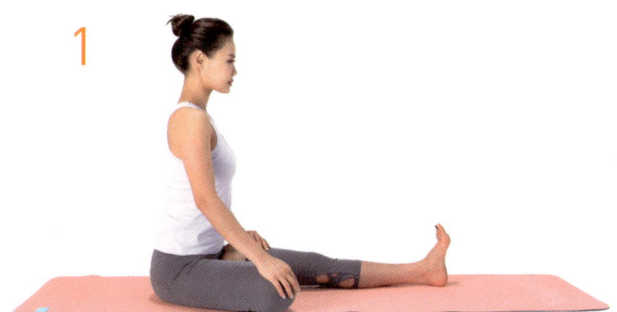

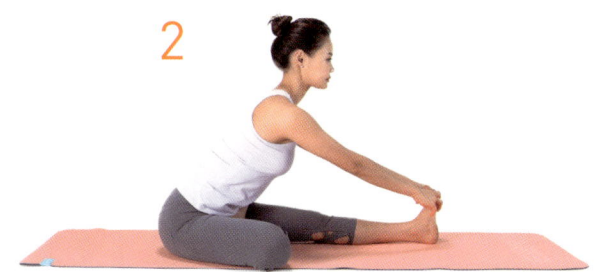

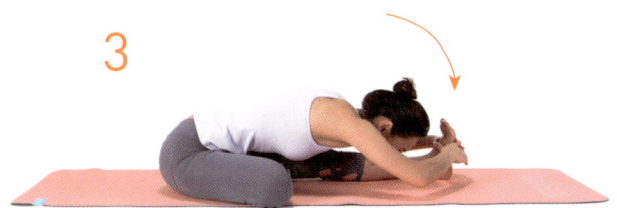

하체 교정 3

❶ 무릎 사이를 살짝 열고 엄지발가락을 하나로 모은다는 느낌으로!
❷ 손은 엉덩이 뒤 바닥을 짚고 무릎을 세워보세요.
❸ 중심이 잡힌다면 양손으로 합장해볼까요?

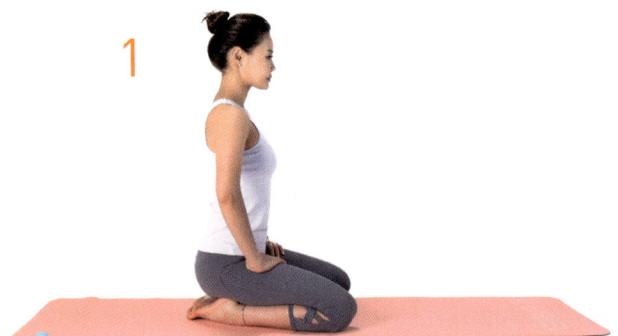

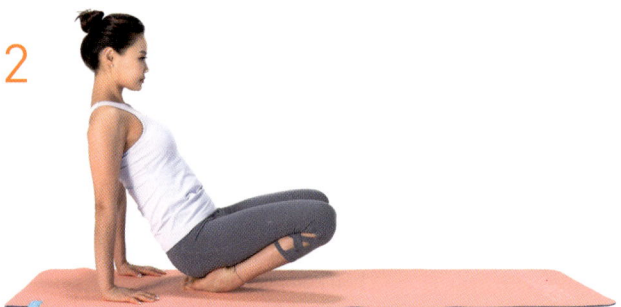

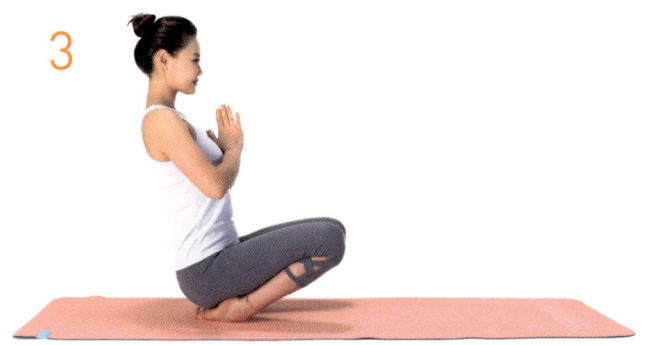

종아리

❶ 손바닥은 어깨 넓이, 양 발은 골반 넓이로 벌려 엎드리세요.
❷ 상체를 좀 더 아래쪽으로 당기며 발뒤꿈치를 들어주세요.

1

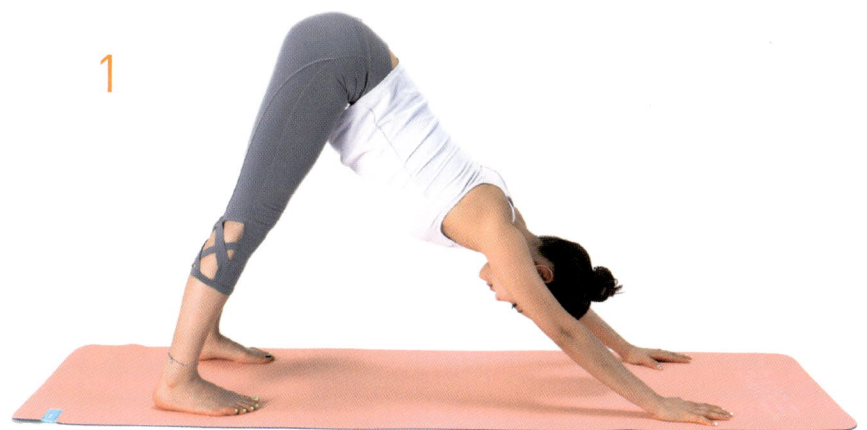

2

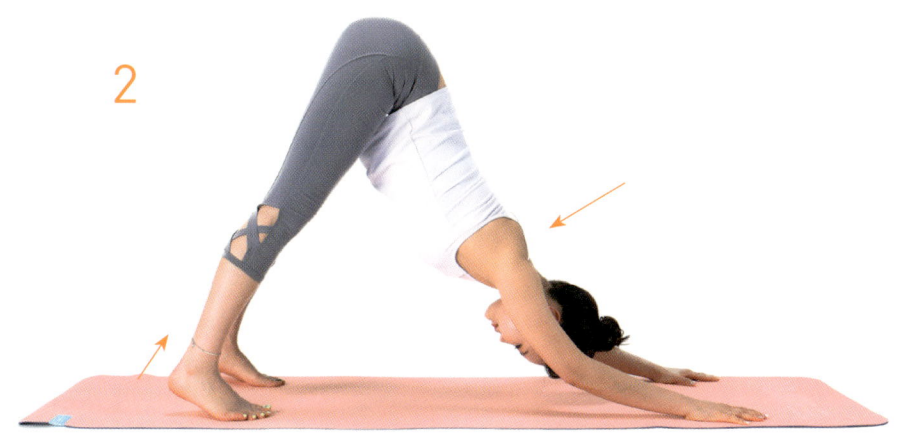

골반 1

❶ 편안하게 엎드려보세요.
❷ 한쪽 무릎을 몸 바깥쪽으로 90도가량 밀어주세요.
❸ 다리를 천천히 뒤로 뻗어주세요.
❹ 고개를 숙이면서 뻗었던 무릎을 가슴 쪽으로 당겨보세요. 긴장감을 느끼는 게 중요해요.

1

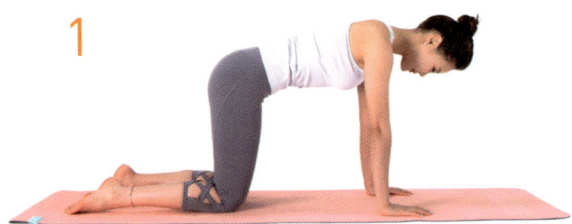

2

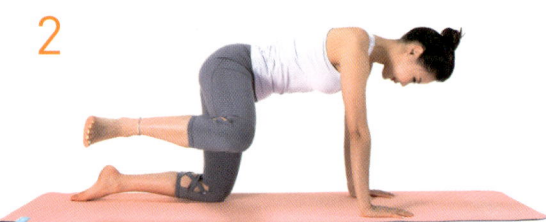

3

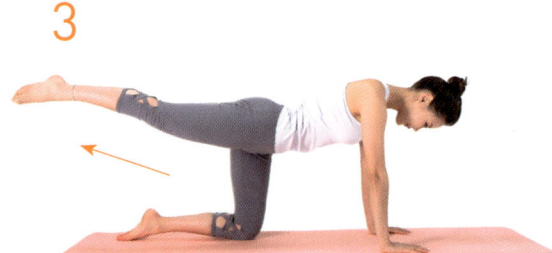

4

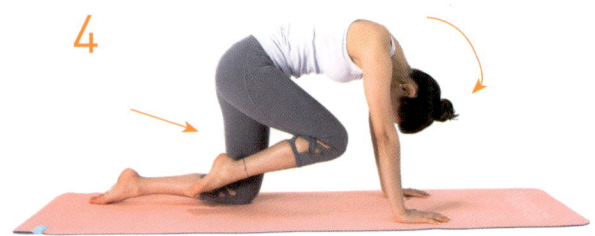

골반 2

❶ 허리를 바닥에 밀착시킨다는 느낌으로 누워보세요.
❷ 한쪽 다리를 위로 쭉 올려주세요.
❸ 몸 바깥쪽으로 회전해주시고 반대쪽도 똑같은 방식으로 진행해주세요.

1

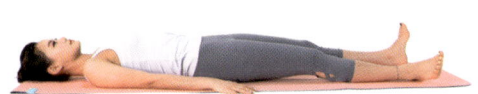

2

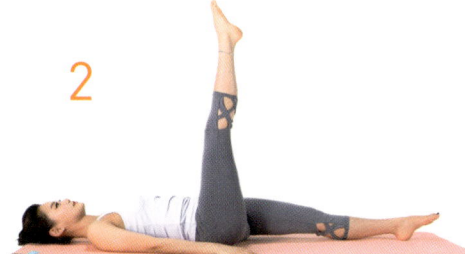

3-1

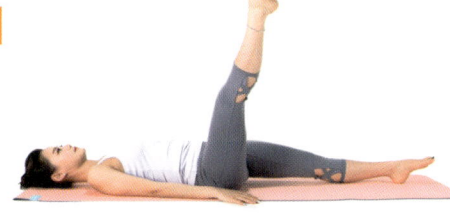

3-2

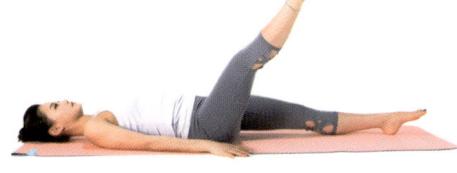

3-3

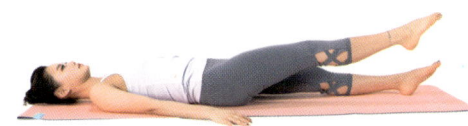

복부

❶ 편안히 엎드려보세요.
❷ 등을 U자 형태로 만든다고 생각하며 시선은 조금 위로 향해주세요.
❸ 2번의 자세에서 정반대로 등 모양을 만들어주세요.

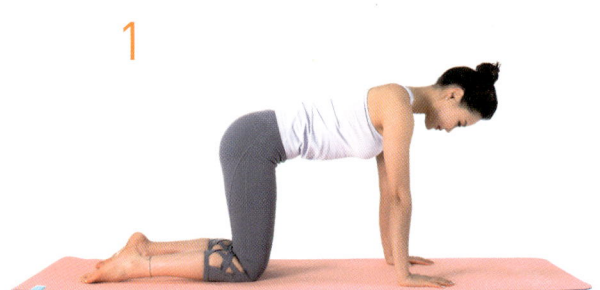

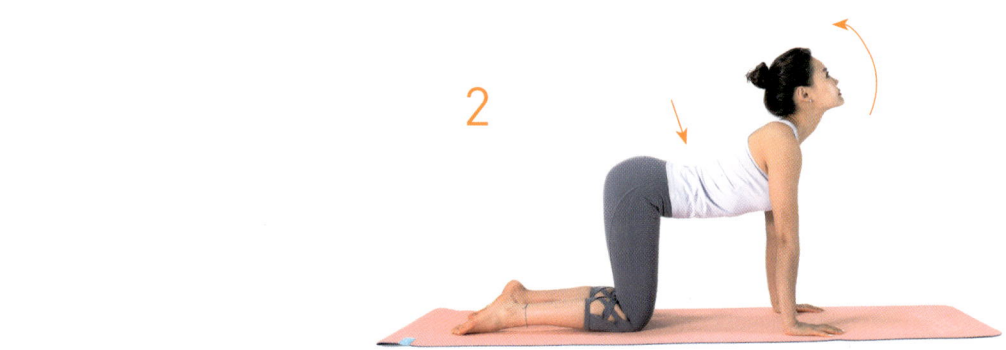

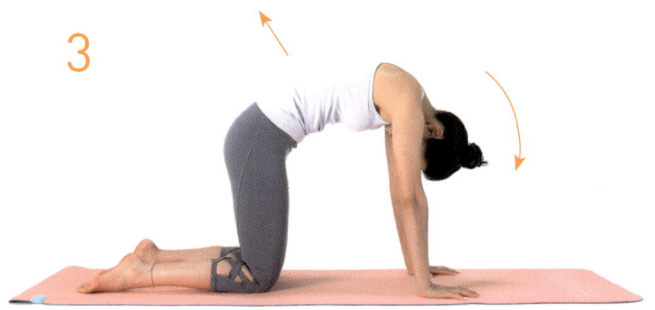

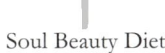

척추기립근과 어깨

❶ 편안히 엎드려보세요.
❷ 가슴 위 상체만 바닥에 닿게 해주세요.

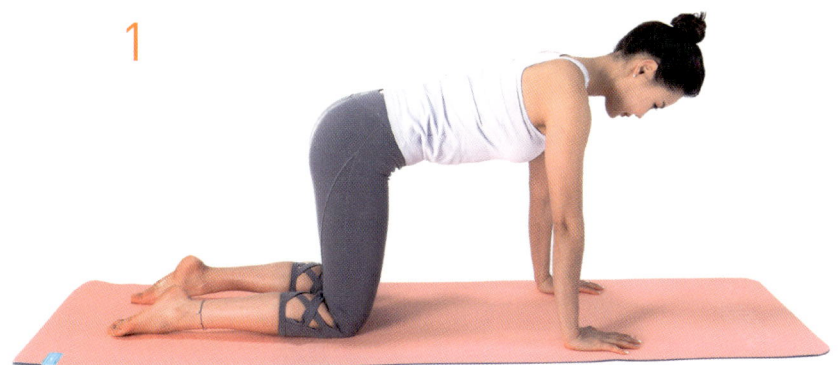

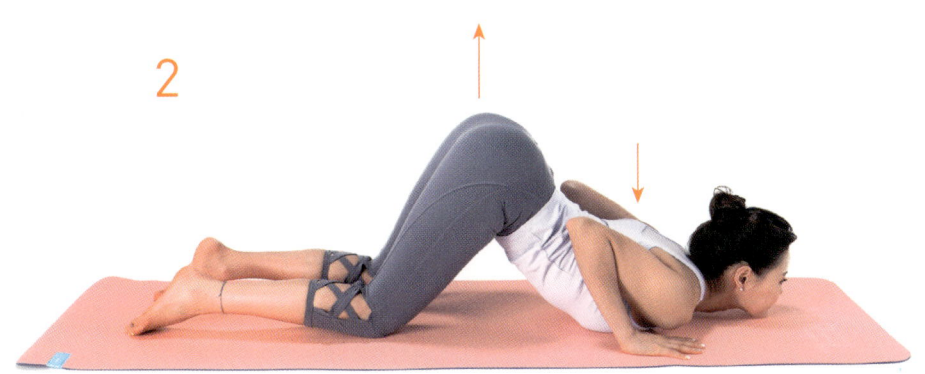

옆구리

❶ 무릎을 펴고 바르게 앉아보세요.
❷ 손을 뻗어 반대쪽 발을 잡아보세요.
❸ 다른 팔을 위로 쭉 뻗으며 시선도 같이 향해주세요. 반대 팔도 진행해주세요!

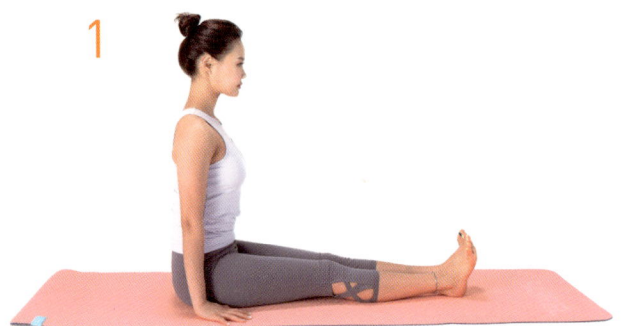

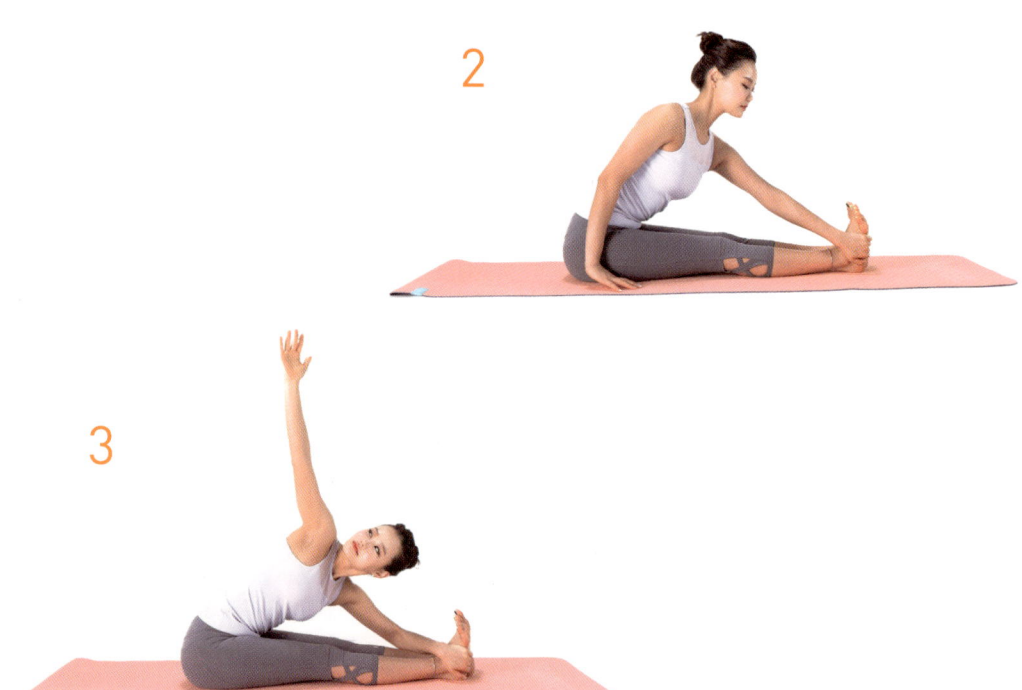

어깨/가슴 1

❶ 양발을 골반 넓이 정도로 벌리고 양손은 손바닥이 보이도록 펼쳐주세요.
❷ 어깨를 뒤로 젖혀 손등이 서로 마주보게 해주세요.

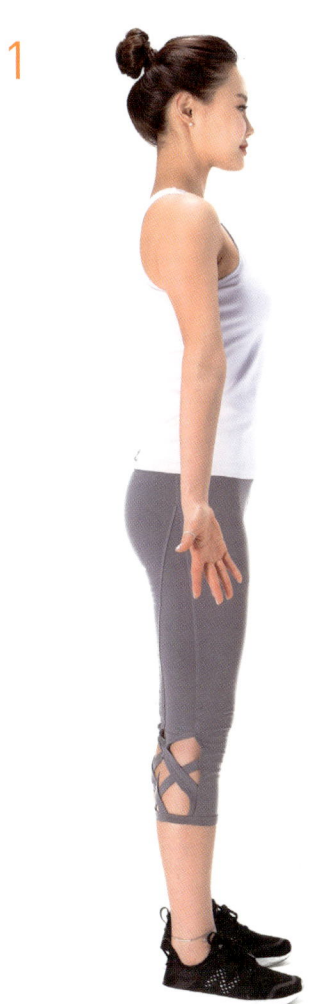

어깨/가슴 2

❶ 편안히 서서 뒤로 깍지를 껴주세요.
❷ 그대로 상체를 숙이며 팔을 숙인 방향으로 쭉 펴주세요.

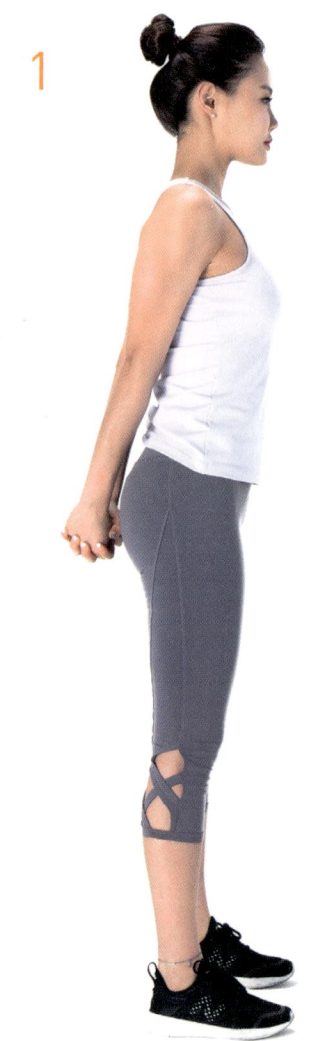
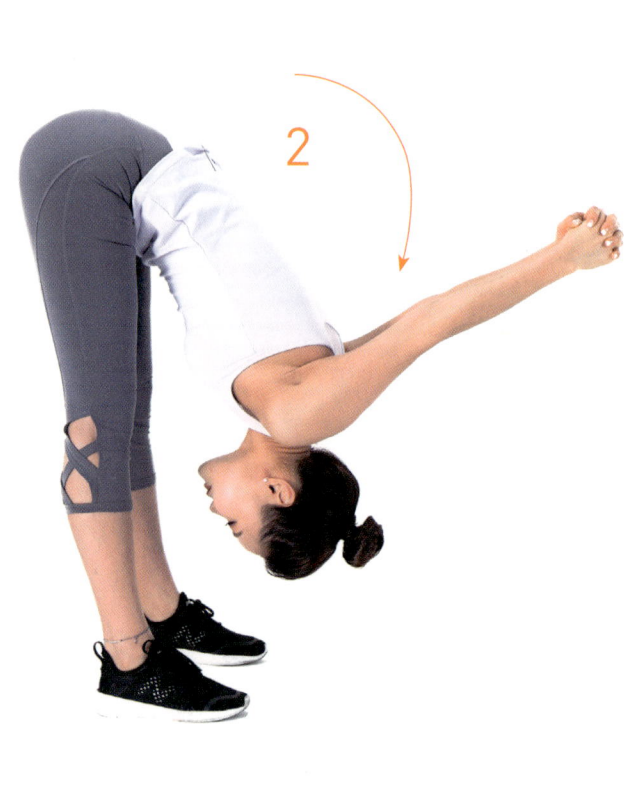

어깨/가슴 3

❶ 자리에 바로 누워 팔꿈치로 바닥을 지지해줄 준비를 해요.
❷ 팔꿈치의 힘으로 버티며 정수리를 바닥으로 향하게 해주세요. 사진처럼 잘 안된다고 처음부터 너무 무리하지 말고 가능한 선에서 움직여야 해요.

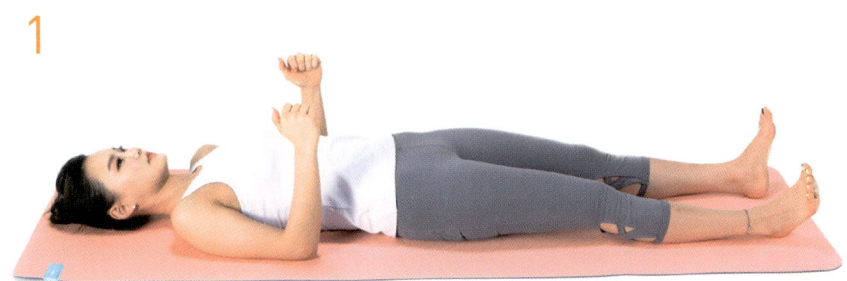

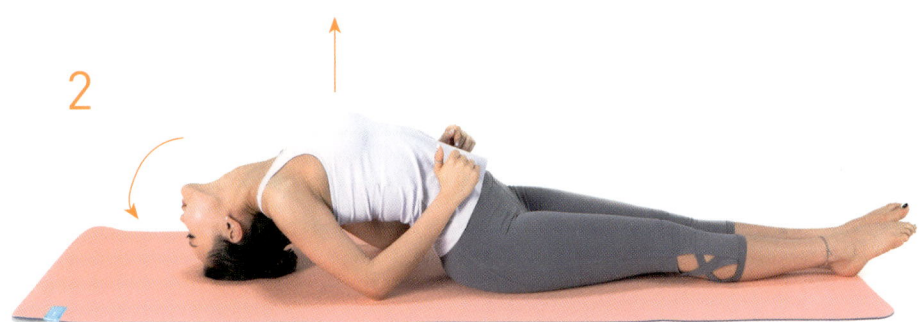

승모근

❶ 양반다리로 앉아 명상하듯 자세를 취해주세요.
❷ 한쪽 손으로 반대편 귀 근처를 감싸고 슬며시 당겨주세요.
❸ 바닥을 지지했던 다른 손을 더 옆으로 옮겨주세요.
❹ 옆으로 옮긴 손을 어깨선 높이만큼 올려 쭉 뻗어주세요. 반대로 번갈아 진행하세요.

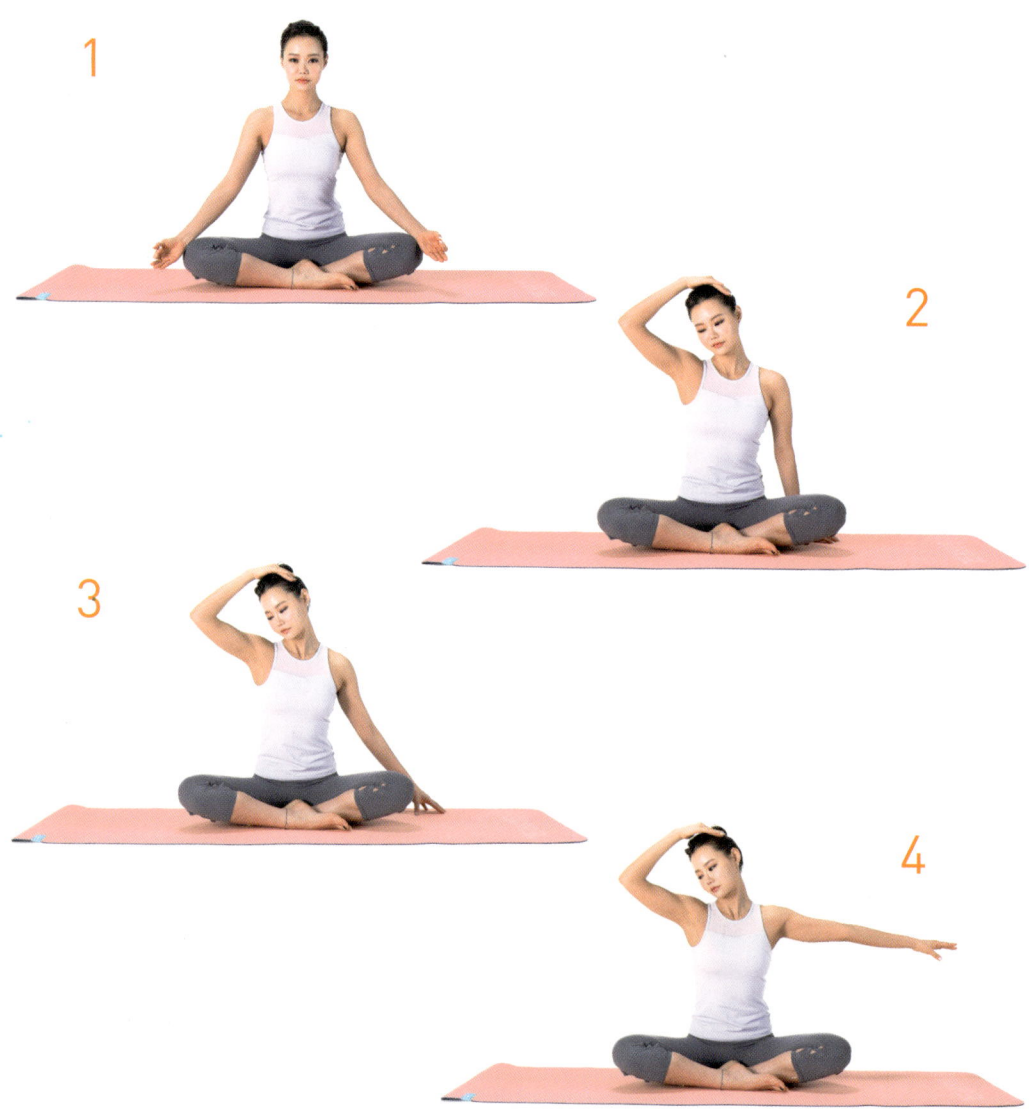

Soul Beauty Diet

워밍업

본격적인 운동 전 워밍업은 매우 중요하답니다. 5단계의 워밍업 동작은 따라하는 것만으로도 운동 전 충분한 몸풀기가 되고, 좀 더 많이 반복하면 고강도 운동법인 일명 '버핏 트레이닝'이 돼요. 총 5단계로 이루어져 있어 어려울 수 있지만 급하게 맘 먹지 마시고 하나씩 하나씩 하시면 된답니다. 천천히~ 천천히!

당신을 바꾸는 기적의 10분

워밍업 한 턴이 끝나면 30초간 쉬고, 다시 워밍업 동작을 실시하여 10분을 채워보세요. 기적은 다른 곳에서 일어나는 게 아니랍니다. 하루 10분만 투자하세요.

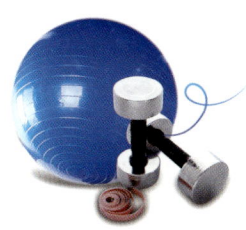

워밍업 1단계

❶ 편안히 서서 양손을 머리위로 쭉 뻗어 합장하세요.
❷ 양손으로 바닥을 짚어줍니다.
❸ 양쪽 다리를 뒤로 뻗어 플랭크* 자세로 변경합니다.
❹ 무릎과 상체만 바닥에 닿게 해주고 시선은 정면을 향해주세요.
❺ 하체는 모두 펴서 바닥에 닿게 하고 상체는 곧추세워요.
❻ 상체와 등을 쭉 펴주며 엉덩이를 위로 높게 들어보세요.
❼ 그대로 앞쪽을 향해 점프!
❽ 바닥을 짚은 자세로 돌아갑니다(30초~1분 휴식 후 ❶의 자세로 돌아가 반복하세요).

*플랭크: 원래의 플랭크는 엎드린 자세에서 양 팔꿈치로 바닥을 지지한 후 등과 엉덩이를 최대한 수평으로 유지해주는 운동을 말해요. 이에 비해 제가 한 플랭크는 좀 더 쉽지만 등과 엉덩이를 수평으로 맞추는 것으로도 충분한 운동 효과가 있답니다.

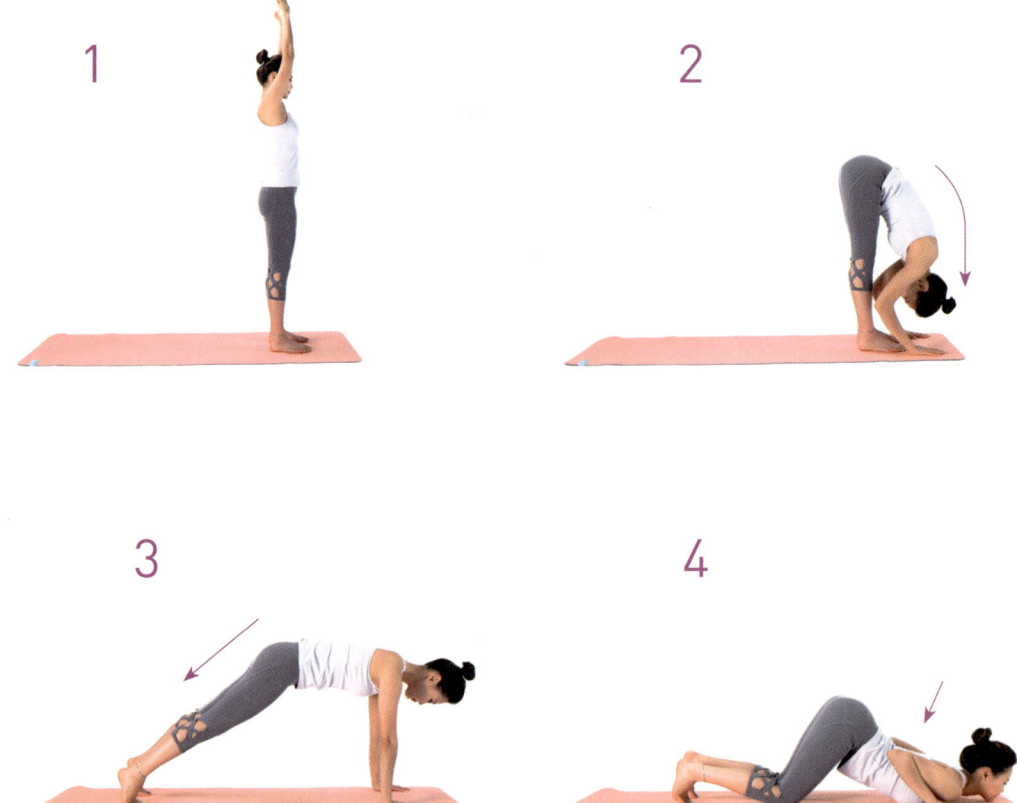

Soul Beauty Diet

5

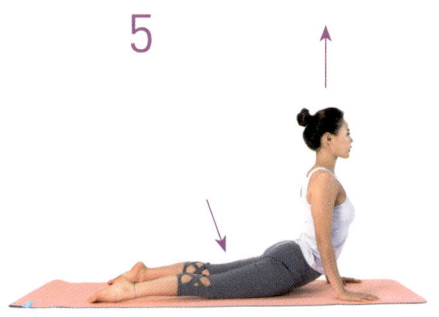

6

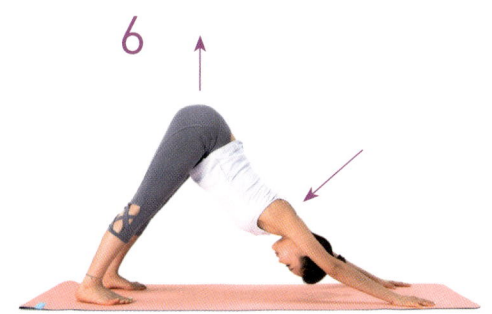

7-1

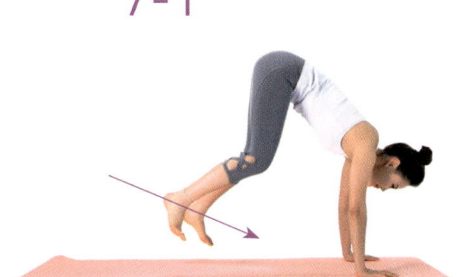

7-2

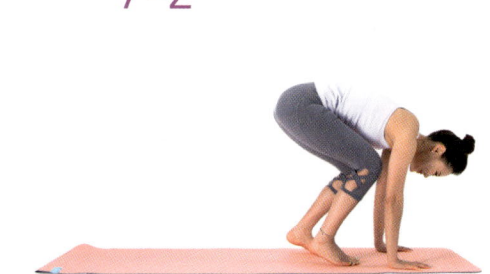

8

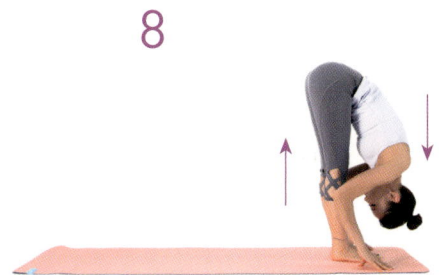

워밍업 2단계

❶ 양손을 어깨선 정도로 올려 쭉 뻗고 살짝 앉아주세요.
❷ 상체를 숙여 양손으로 바닥을 짚으세요.
❸ 두 다리의 탄력을 이용하며 뒤로 점프!
❹ 플랭크 자세를 잡아주세요.
❺ 한쪽 팔로 버티며 다른 팔은 하늘을 향해주세요. 시선도 같은 방향으로!
❻ 폈던 손을 반대 가슴에 대세요.
❼ 다시 자세를 바로 잡아주세요.
❽ 양발 앞으로 점프!
❾ 손을 바닥에 댄 자세로 돌아갑니다(30초~1분 휴식 후 ❶의 자세로 돌아가 반복하세요).

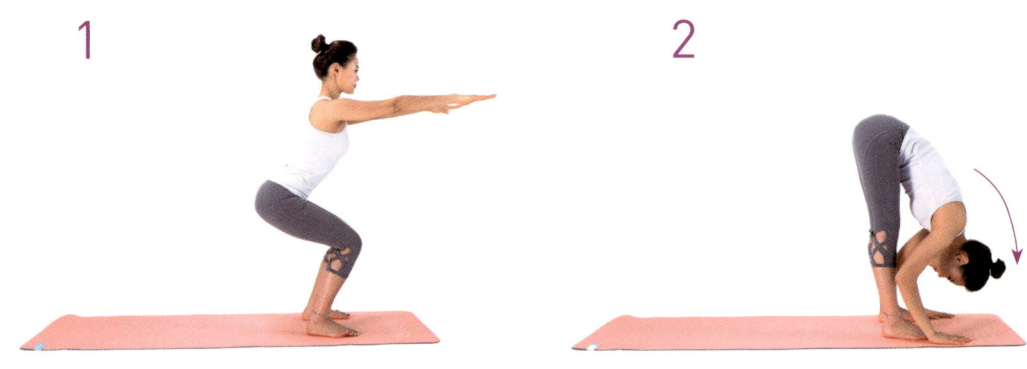

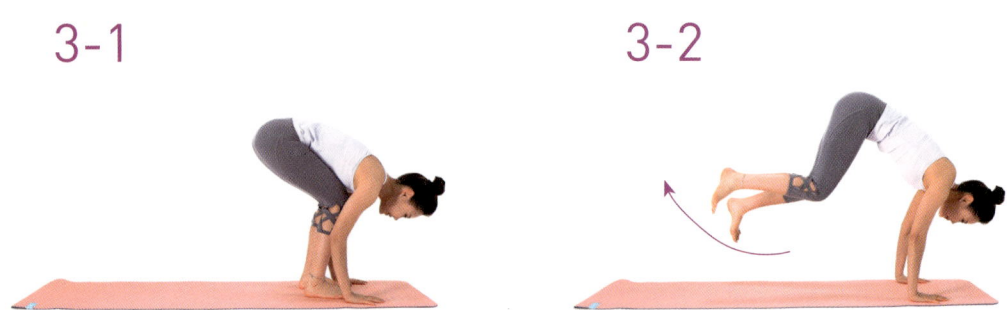

Soul Beauty Diet

4

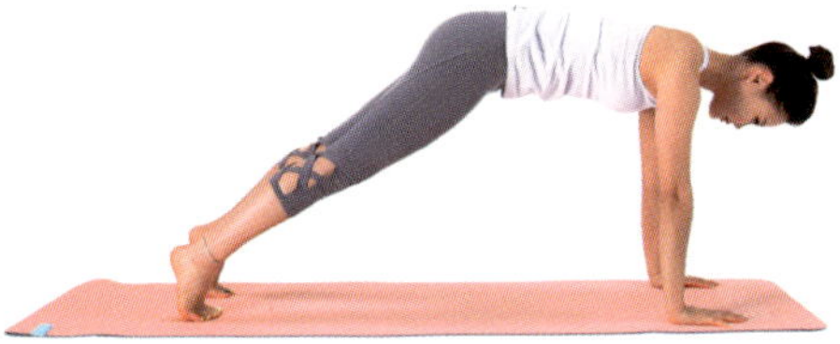

5

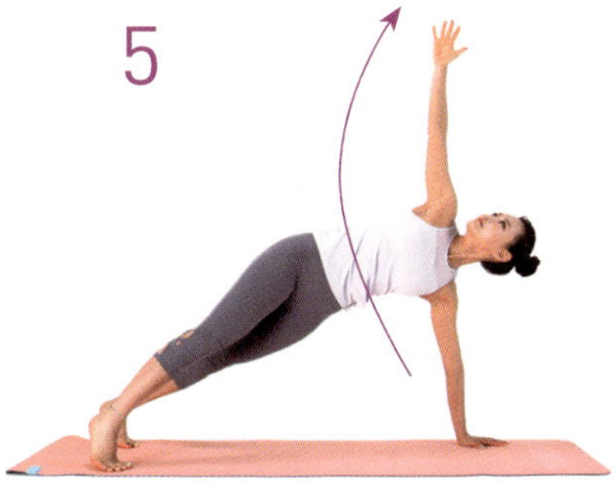

6

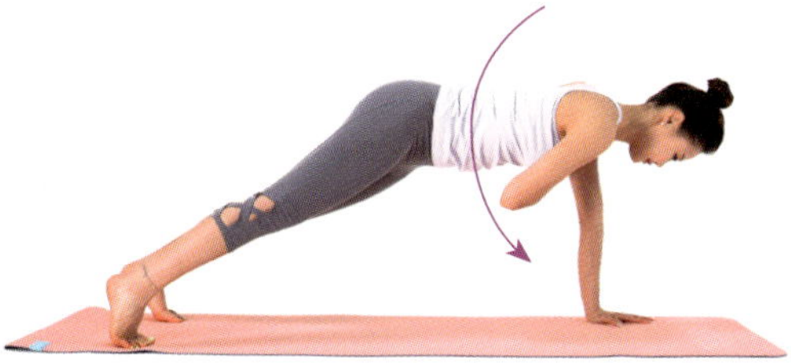

7

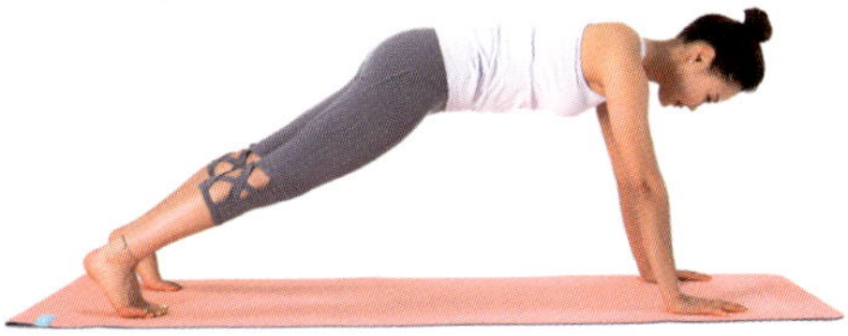

8

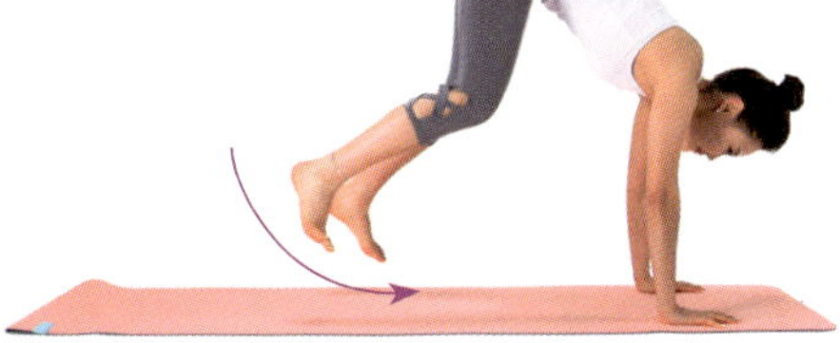

9

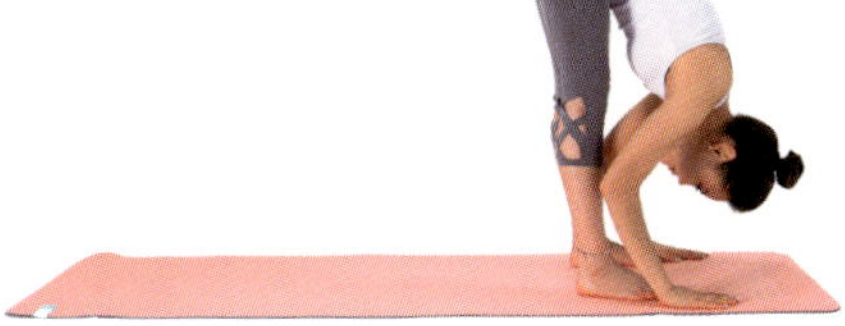

워밍업 3단계

❶ 바로 서서 양손을 머리 위로 쭉 뻗어 합장하세요.
❷ 상체를 숙이며 양손으로 바닥을 짚으세요.
❸ 한 쪽 다리를 뒤로 보내되 까치발로 텐션을 유지하세요.
❹ 그대로 상체를 위로 올려 하체의 긴장감과 전체적인 균형을 잡아주세요.
❺ 다시 상체를 숙여 바닥을 짚어요.
❻ 플랭크 자세로 변경 후 30초간 유지해주세요.
❼ 양발 동시에 앞으로 점프!
❽ 2번의 자세로 돌아옵니다.
❾ 허리를 바로 세우고 호흡을 정돈합니다(30초~1분 휴식 후 ❶의 자세로 돌아가 반복하세요).

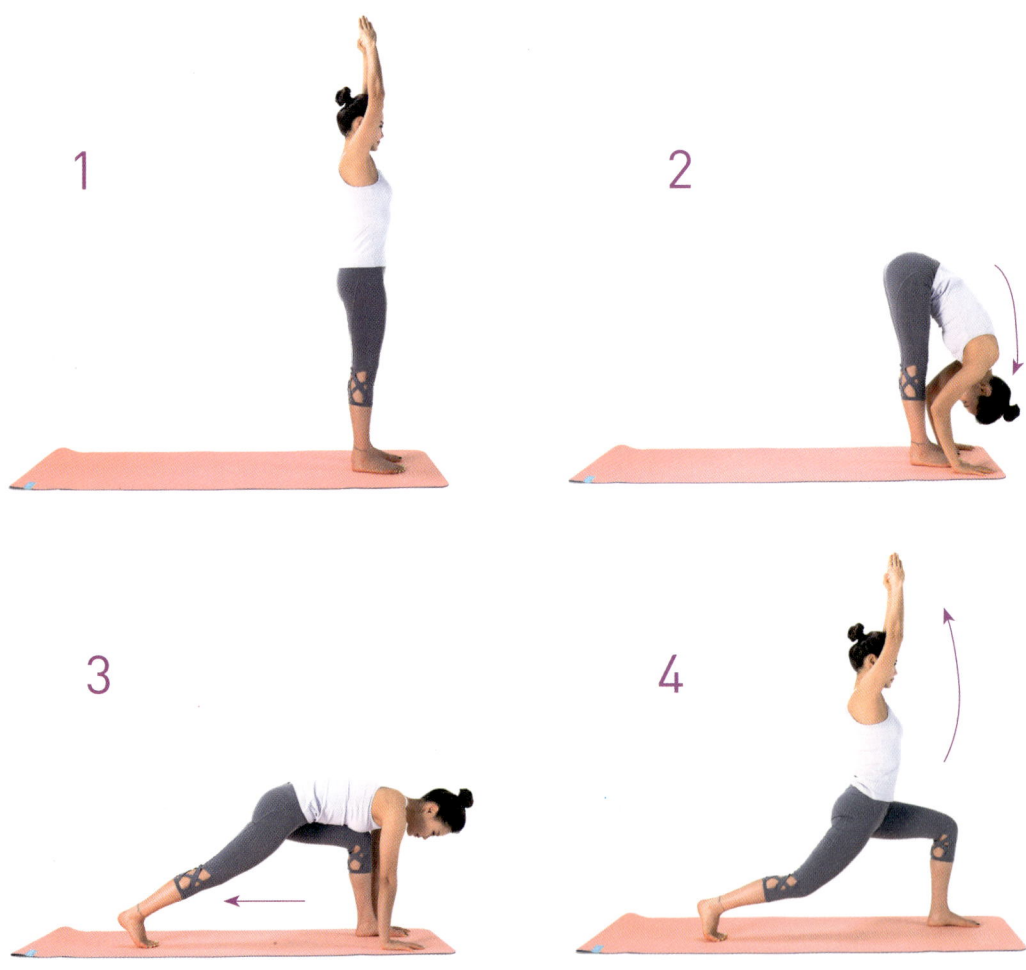

Soul Beauty Diet

5

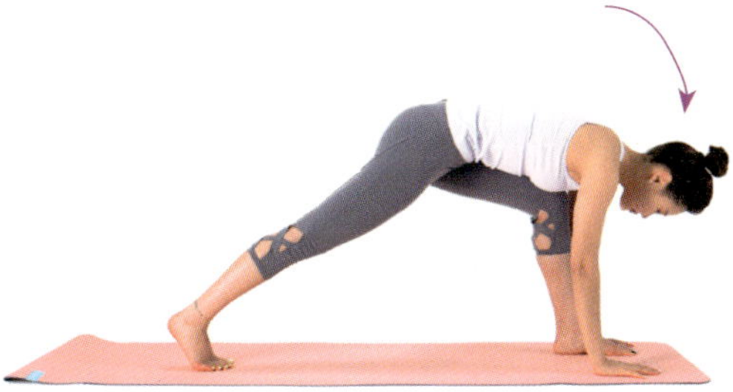

6

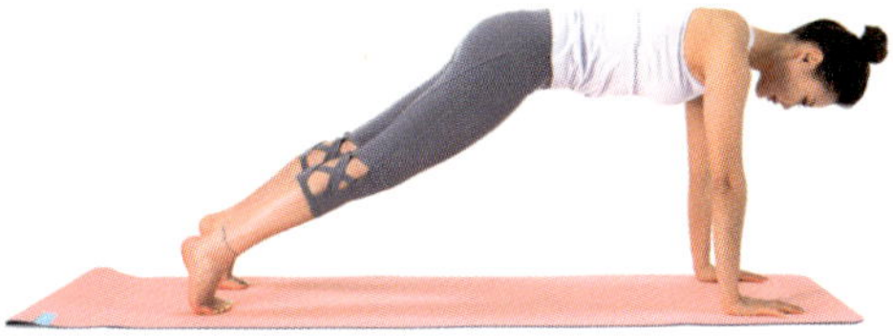

7

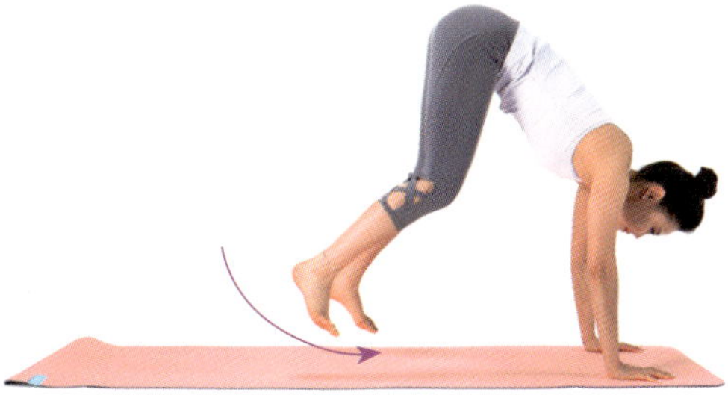

8

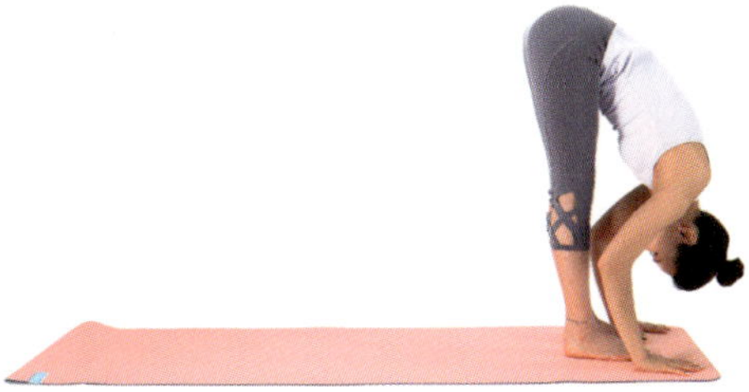

9

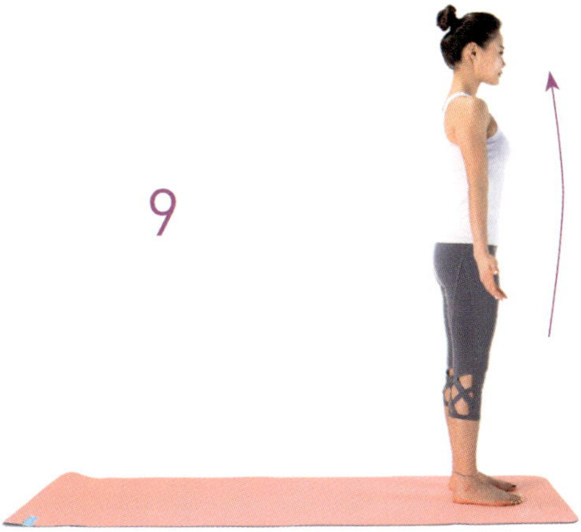

워밍업 4단계

❶ 무릎을 굽히고 양손은 어깨선 높이만큼 올리고 정면을 바라보세요.
❷ 상체를 숙여 바닥을 짚으세요.
❸ 양발을 뒤로 점프!
❹ 플랭크 자세를 30초 정도 유지하세요.
❺ 그 상태에서 한쪽 다리를 하늘 쪽으로 천천히 끌어올리세요.
❻ 올렸던 다리를 반대 가슴 쪽으로 당겨주세요.
❼ 플랭크 자세를 잡고 30초간 유지!
❽ 손 쪽으로 점프!
❾ 손을 바닥에 둔 자세로 변경합니다(30초~1분 휴식 후 ❶의 자세로 돌아가 반복하세요).

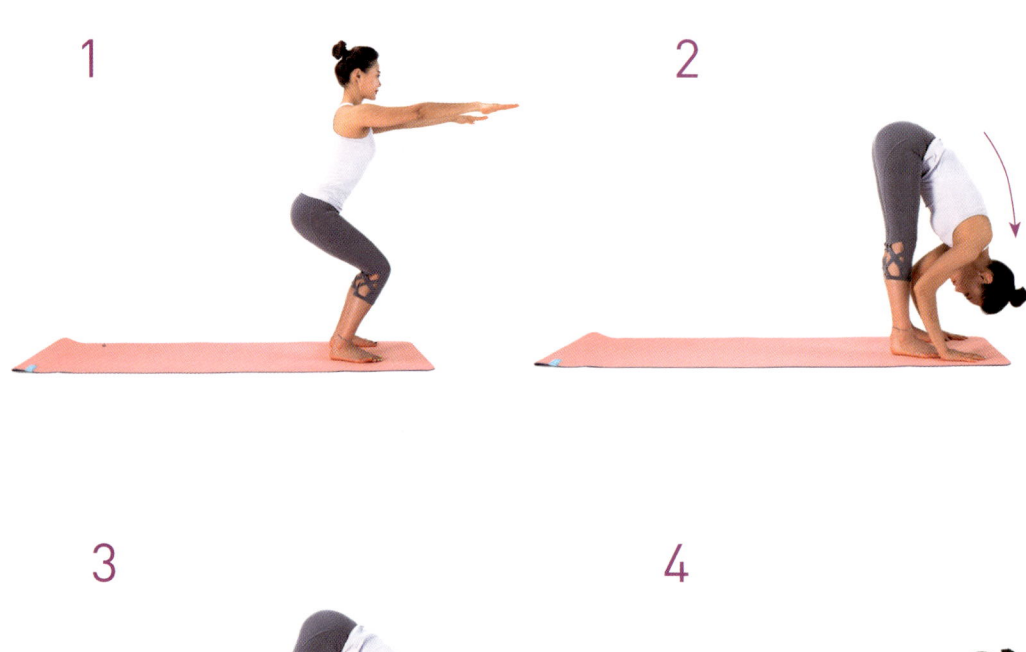

Soul Beauty Diet

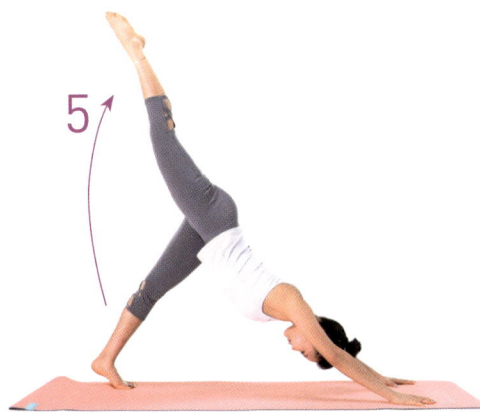

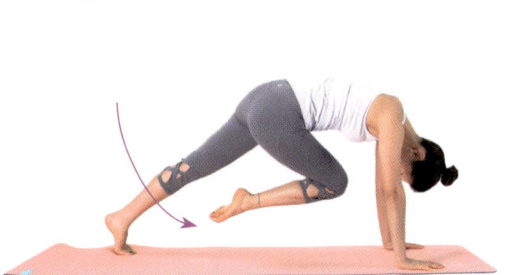

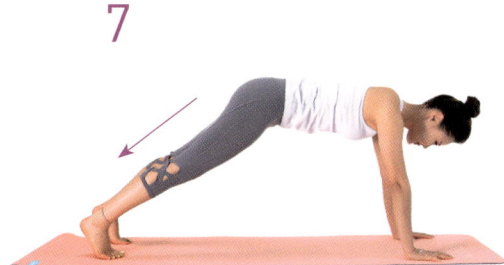

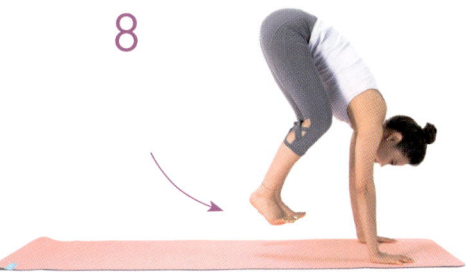

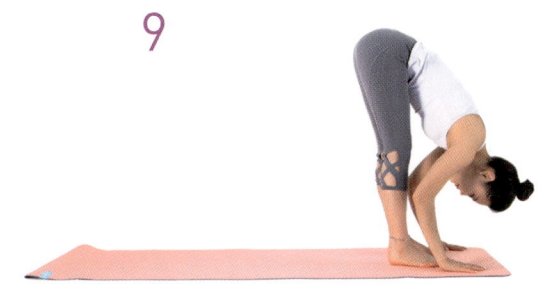

워밍업 5단계

❶ 양발을 골반 넓이만큼 벌리고 엉거주춤 앉으세요. 양손은 어깨 높이!
❷ 상체를 숙여 바닥을 짚으세요.
❸ 양발 뒤쪽으로 점프!
❹ 엇갈린 방향의 팔꿈치와 무릎을 맞닿게 한다는 느낌으로!
❺ 맞닿게 했던 다리와 팔을 반대방향으로 쭉 펴고 다른 무릎은 바닥을 짚어주세요.
❻ 그대로 다시 한 번 뻗었던 팔과 다리를 오므려 복부를 쥐어짜듯이 당겨주세요.
❼ 또 한 번 밀어내듯 팔과 다리를 길게 뻗어주세요.
❽ 플랭크 자세로 30초 유지해줍니다.
❾ 양발 앞쪽으로 점프!
❿ 바닥을 짚은 자세로 돌아갑니다(30초~1분 휴식 후 ❶의 자세로 돌아가 반복하세요).

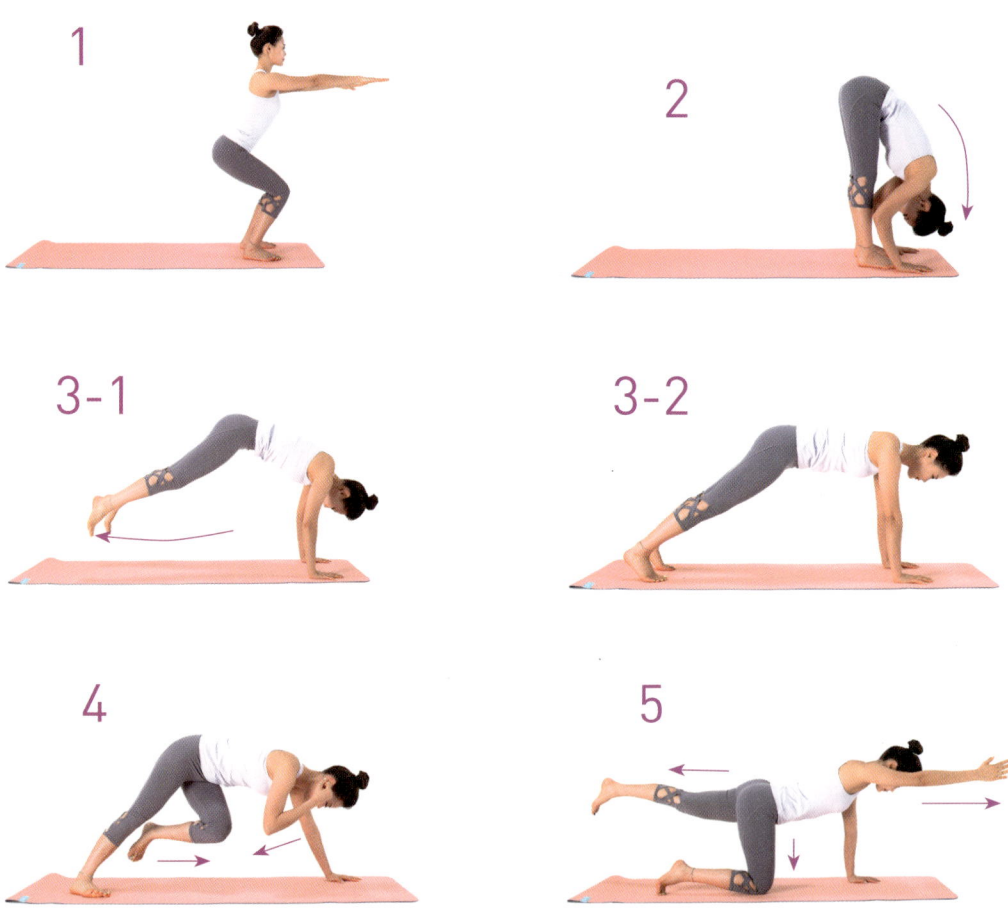

Soul Beauty Diet

6
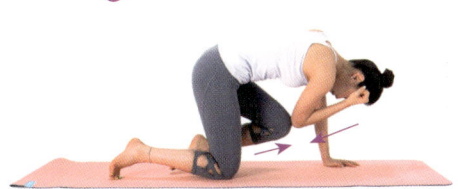

7
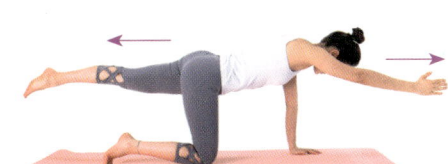

8
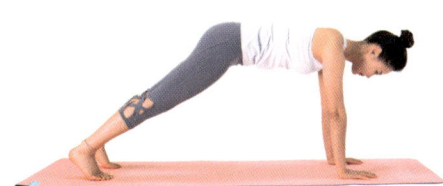

9-1
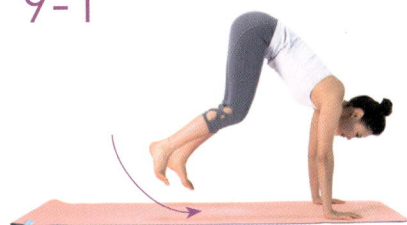

9-2
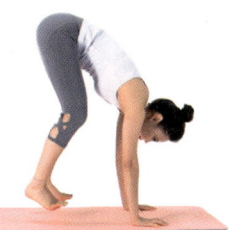

10
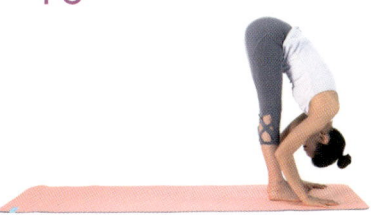

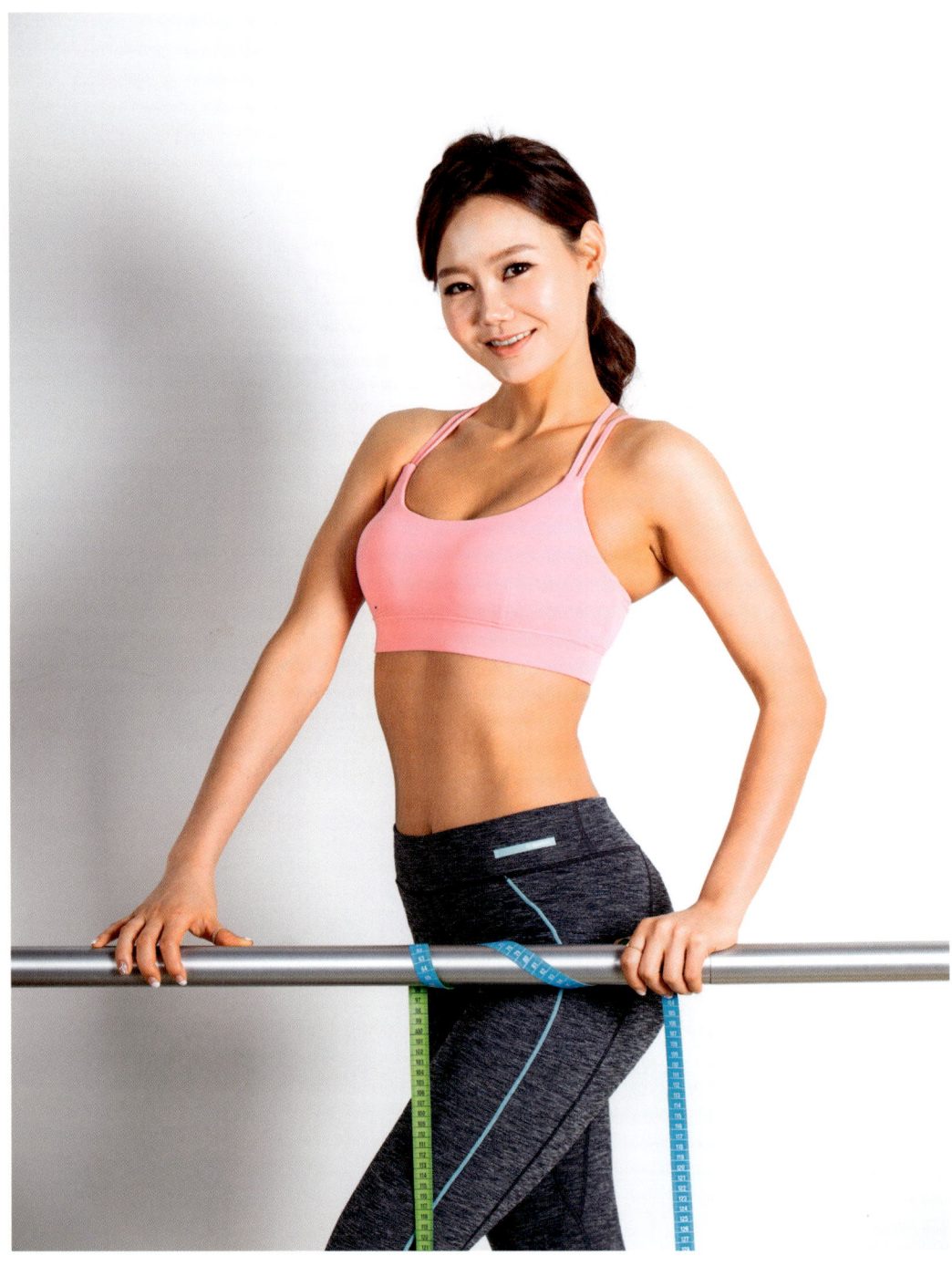

맨몸 유산소

아무것도 필요 없이 오로지 몸 하나로 하는 맨몸 유산소! 반복을 얼마나 하느냐에 따라 유산소의 강도가 정해진답니다.

> **당신을 바꾸는 기적의 10분**
>
> 따라하시면 별 거 아니지만, 4가지 종류를 번갈아 하며 10분을 채운다는 건 생각보다 쉽지 않을 거예요. 당신을 바꾸는 10분, 좀 더 가벼운 마음으로 시도해보세요!

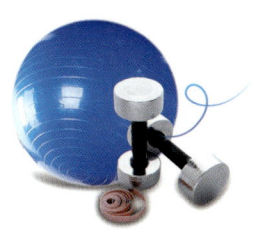

발 교차 점프(점점 빠르게 반복)

❶ 양손을 골반 정도에 가볍게 올리고 발을 모아 서봐요.
❷ 뛸 때 다리를 양 쪽으로 벌려주세요!
❸ ❷ 이후에는 뛸 때 발의 위치를 앞뒤로 변경해주세요.

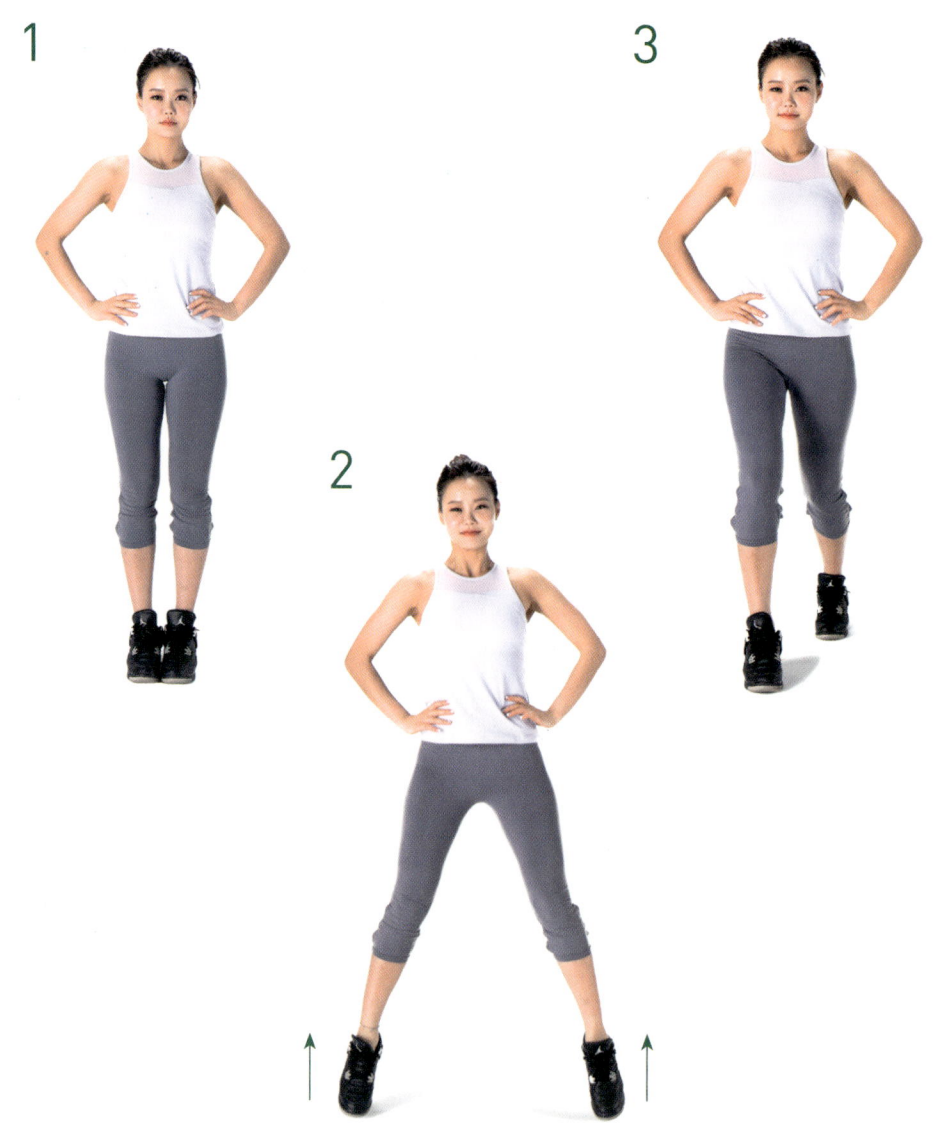

제자리 점프(점점 빠르게 반복)

맨몸 유산소

❶ 발을 모아서 편히 서세요.
❷ 오른쪽 무릎을 가볍게 들어보세요.
❸ 왼쪽 무릎도 들어 올리며 균형을 잡아보세요.

※ 양다리를 교차하는 속도를 점점 더 빠르게 해보세요.

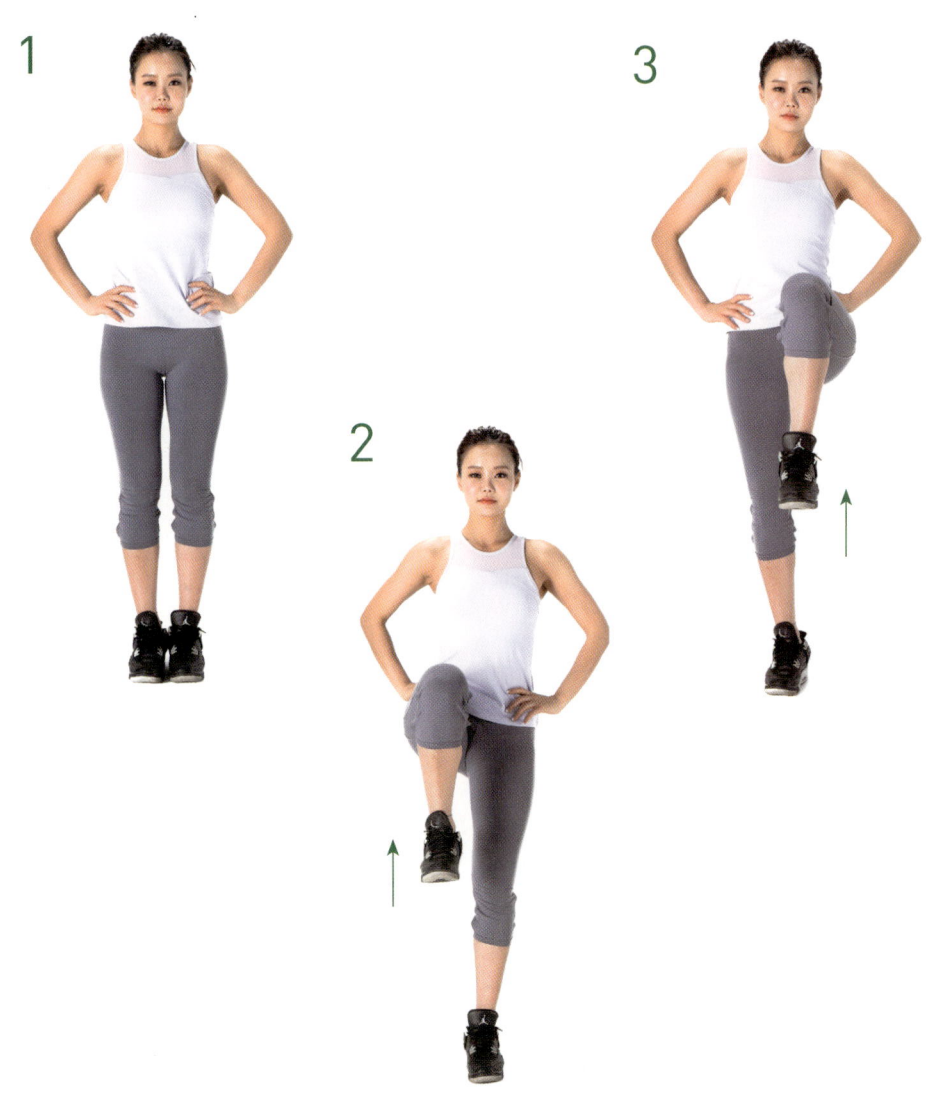

비틀어 다리 올리기(점점 빠르게 반복)

❶ 발을 모아서 바로 서보세요.
❷ 오른쪽 무릎을 반대 가슴 쪽으로 들어 올리며 옆구리의 자극을 느껴보세요.
❸ 반대로도 해주면서 동작에 익숙해지면 점점 더 속도를 붙여보세요.

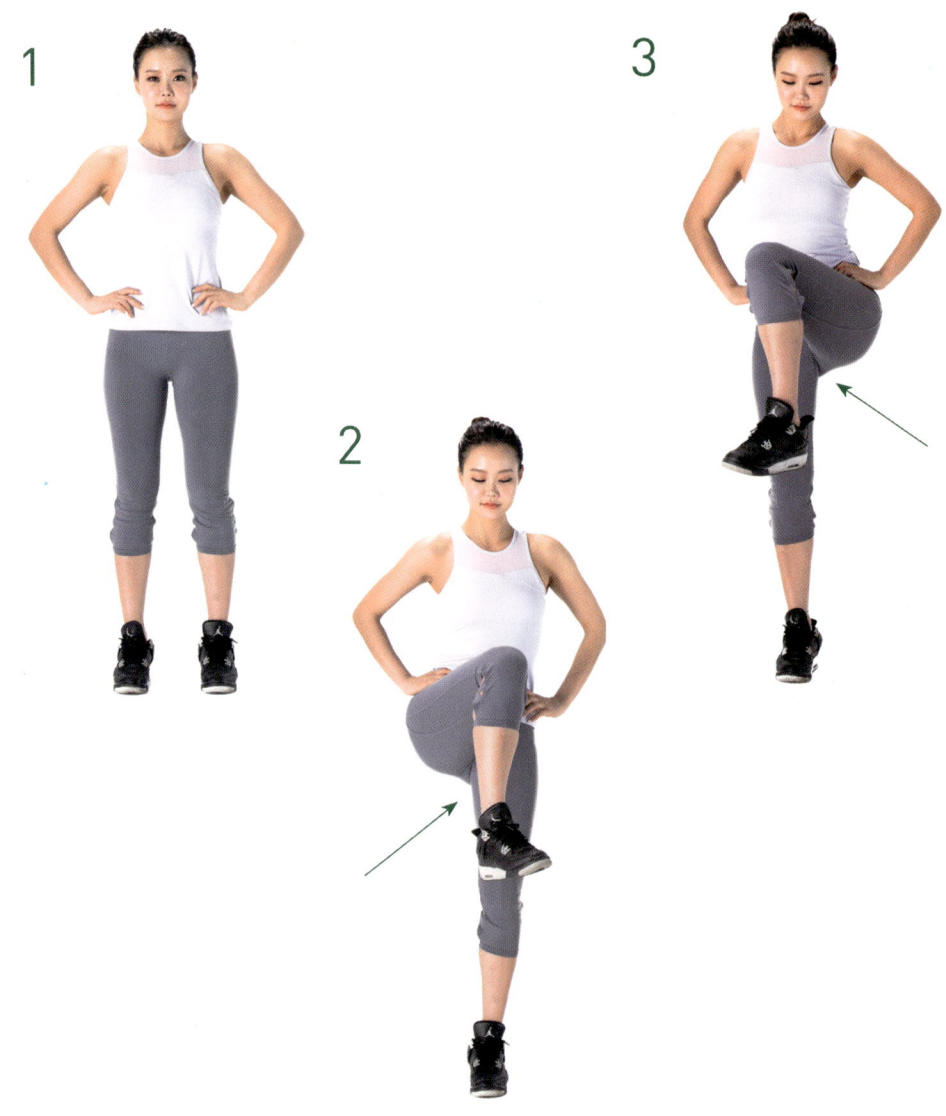

사이드 스텝

❶ 어깨 두 배 넓이로 다리를 벌리고 바로 서세요. 양손은 골반에!
❷ 엉덩이를 뒤로 쭉 빼며 한쪽으로 무게를 실어 자세를 낮추세요.
❸ 반대쪽도 똑같이 해주세요.

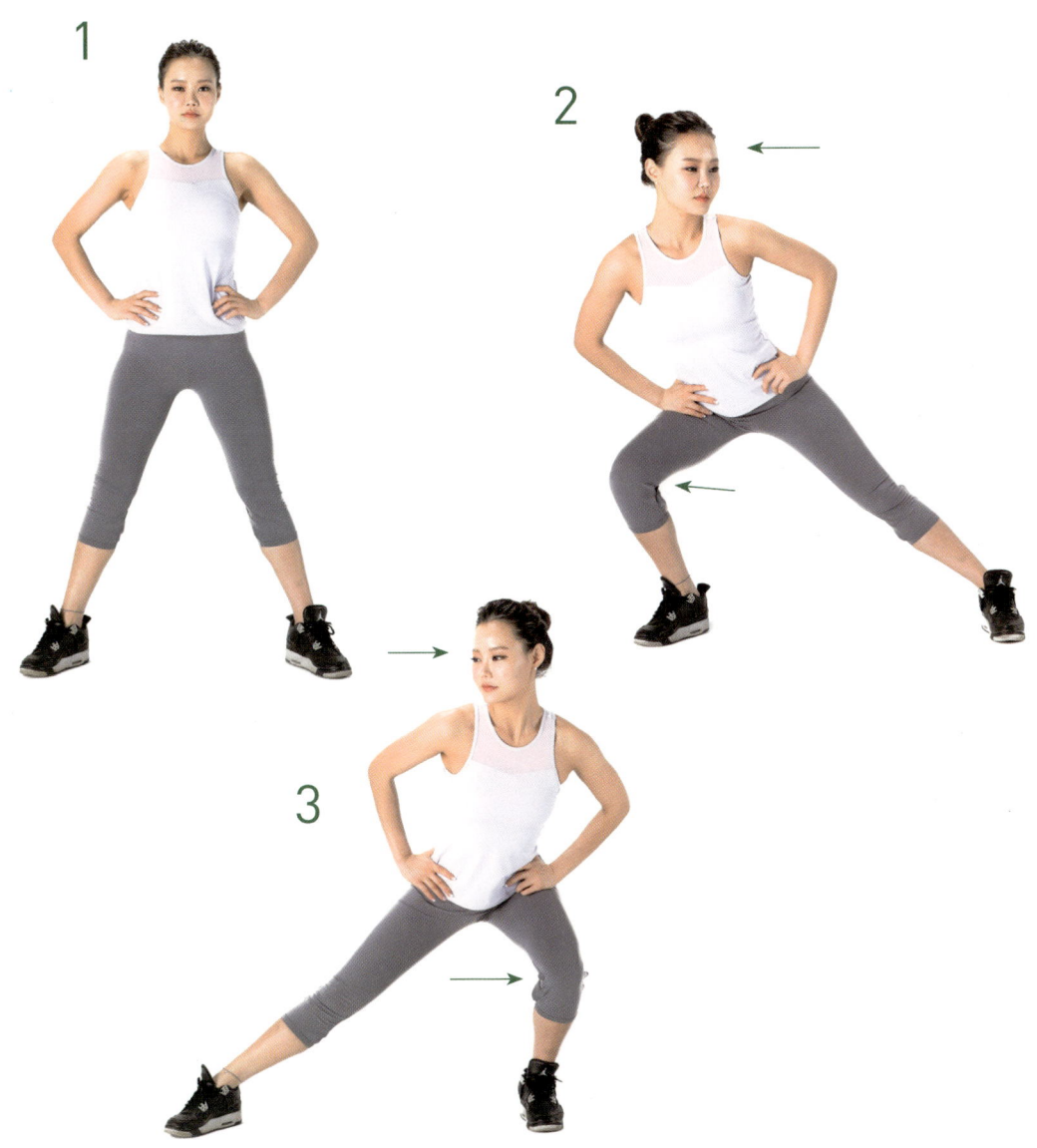

Soul Beauty Diet

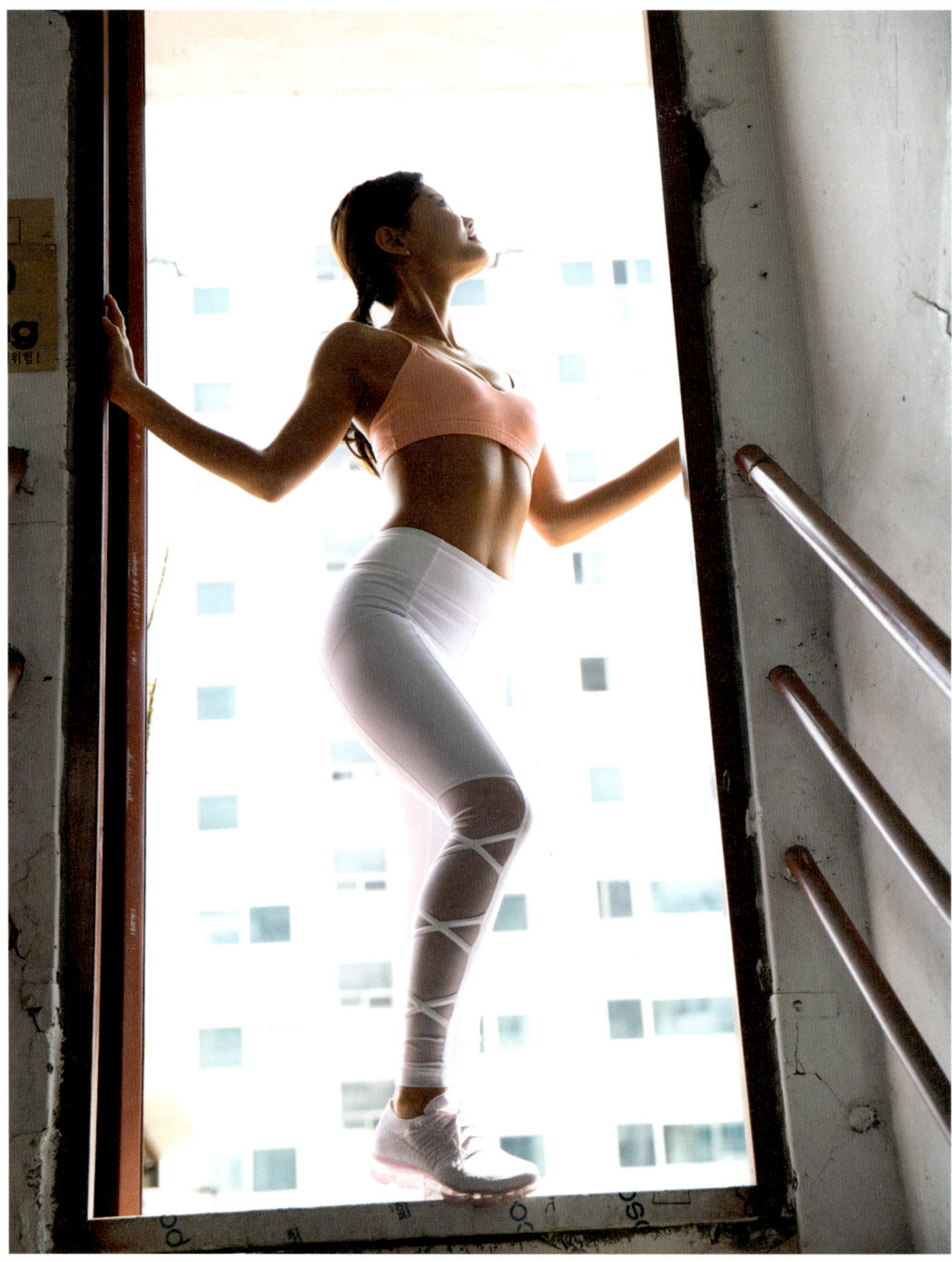

근력 : 상체

근력 운동하면 뭔가 엄청나게 무거운 걸 들고 힘들거라는 이런 생각만 들죠? 그중 팔과 어깨, 가슴은 무거운 바벨을 번쩍번쩍 드는 이미지가 강할 텐데, 저는 상체운동 종류를 딱 6가지로 묶어 더 쉽게 다가설 수 있게 구성해봤어요.

> **당신을 바꾸는 기적의 10분**
>
> 근력 운동 중 상체는 충분한 휴식을 취하면서 3세트~4세트 정도만 하는 게 좋아요. 개수는 30개 내외로, 가벼운 무게/강하지 않은 탄력 밴드로 천천히 운동하세요. 휴식까지 다 합쳐 10분이면 충분합니다.

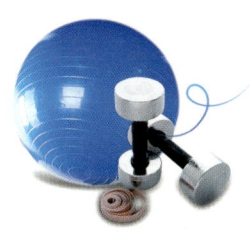

이두 - 이두 컬

❶ 양발로 밴드를 밟고 양쪽 끝을 잡은 뒤 살짝 당겨주세요. 팔은 겨드랑이에 딱!
❷ 밴드의 탄력을 느끼며 오른손을 안쪽으로 끌어당겨보세요.
❸ 왼손도 번갈아 당겨주세요.
❹ 잘 된다면 양쪽 팔을 동시에 시도해보세요.

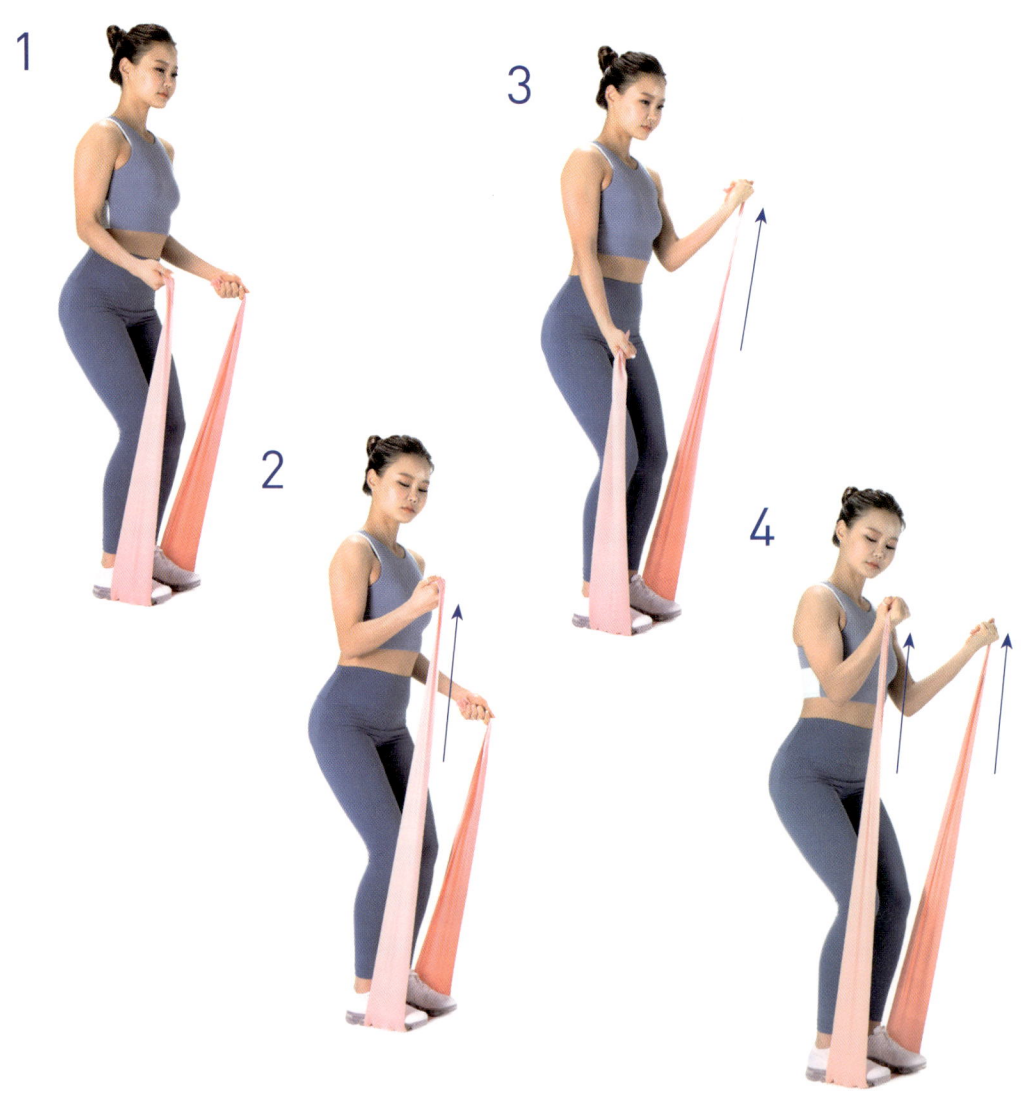

삼두 – 킥 백

근력: 상체

❶ 상체를 숙이고 발에 밟은 밴드의 양쪽을 어느 정도 당겨주세요.
❷ 어깨를 고정하고 팔꿈치를 바깥으로 편다는 느낌으로 밴드를 늘려주세요.
❸ 반대편 손도 진행해주세요.
❹ 잘 되면 양손으로도 시도해보세요.

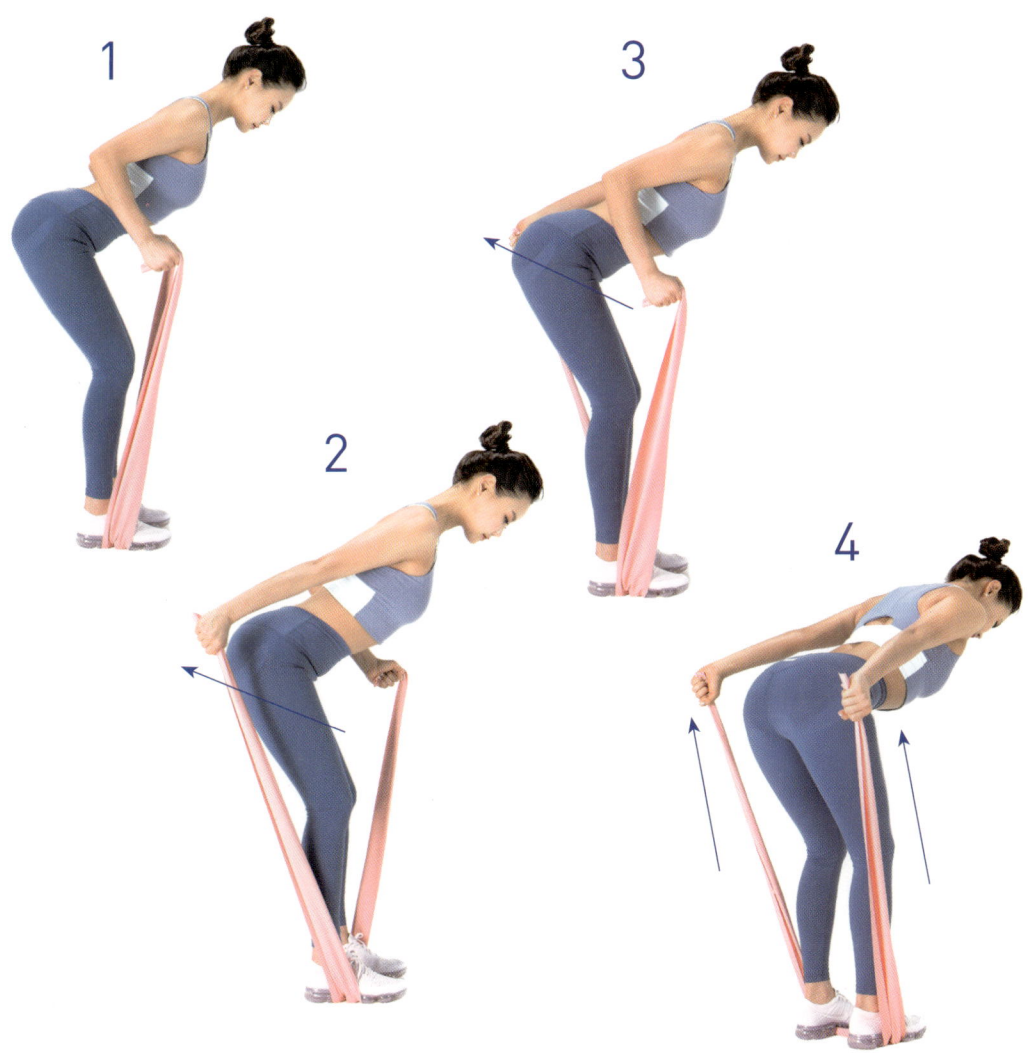

어깨 1 - 물병 프론트 프레스

❶ 편히 서서 물병 두 개를 가볍게 쥔 후 어깨 높이만큼 올리세요.
❷ 살짝 호흡을 멈추고 하늘로 손을 뻗어주세요.

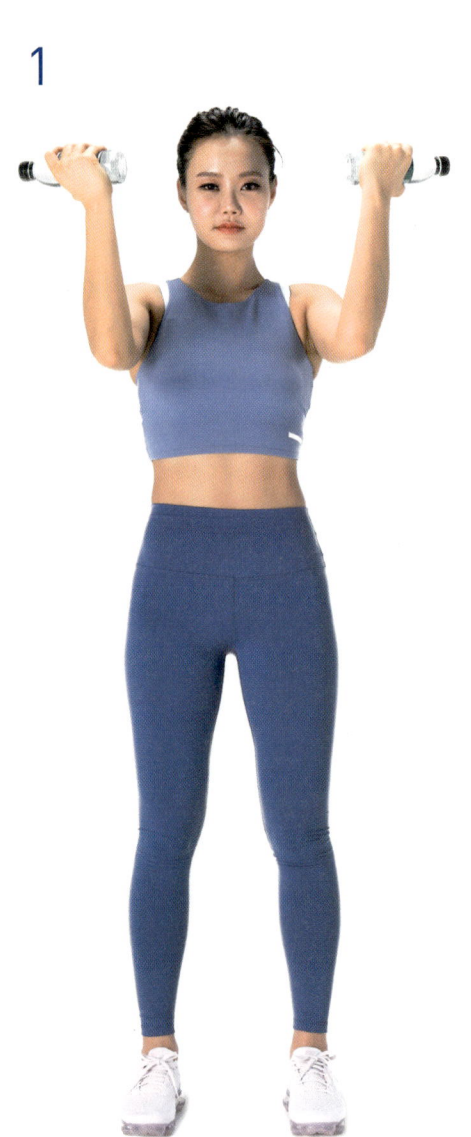

1

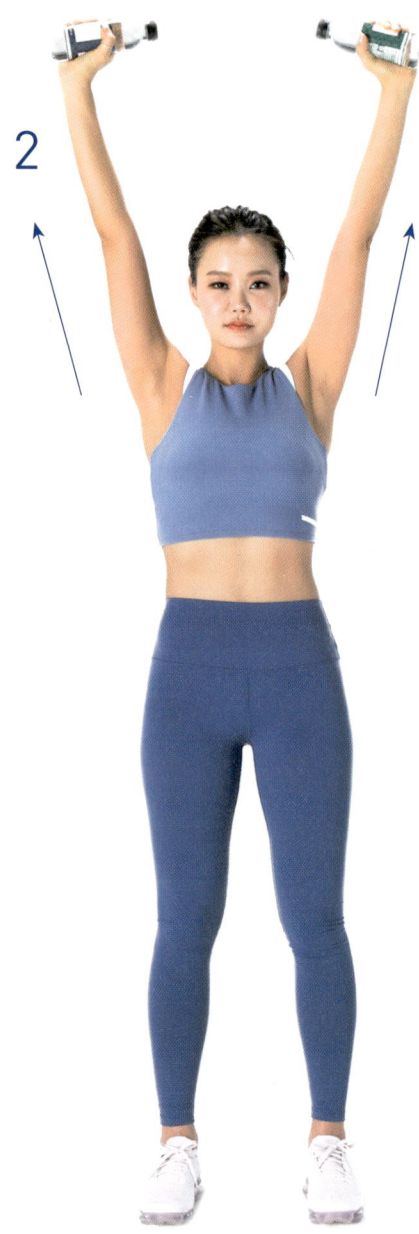

2

어깨 2 - 래터럴 레이즈

❶ 양손에 물병을 들고 편히 서세요.
❷ 올릴 팔의 반대쪽에 체중을 싣고 천천히 어깨선만큼 올려주세요.
❸ 반대쪽도 같은 방법으로 실시해주세요.
❹ 익숙해지면 양쪽 팔을 한번에 해보세요.

근력: 상체

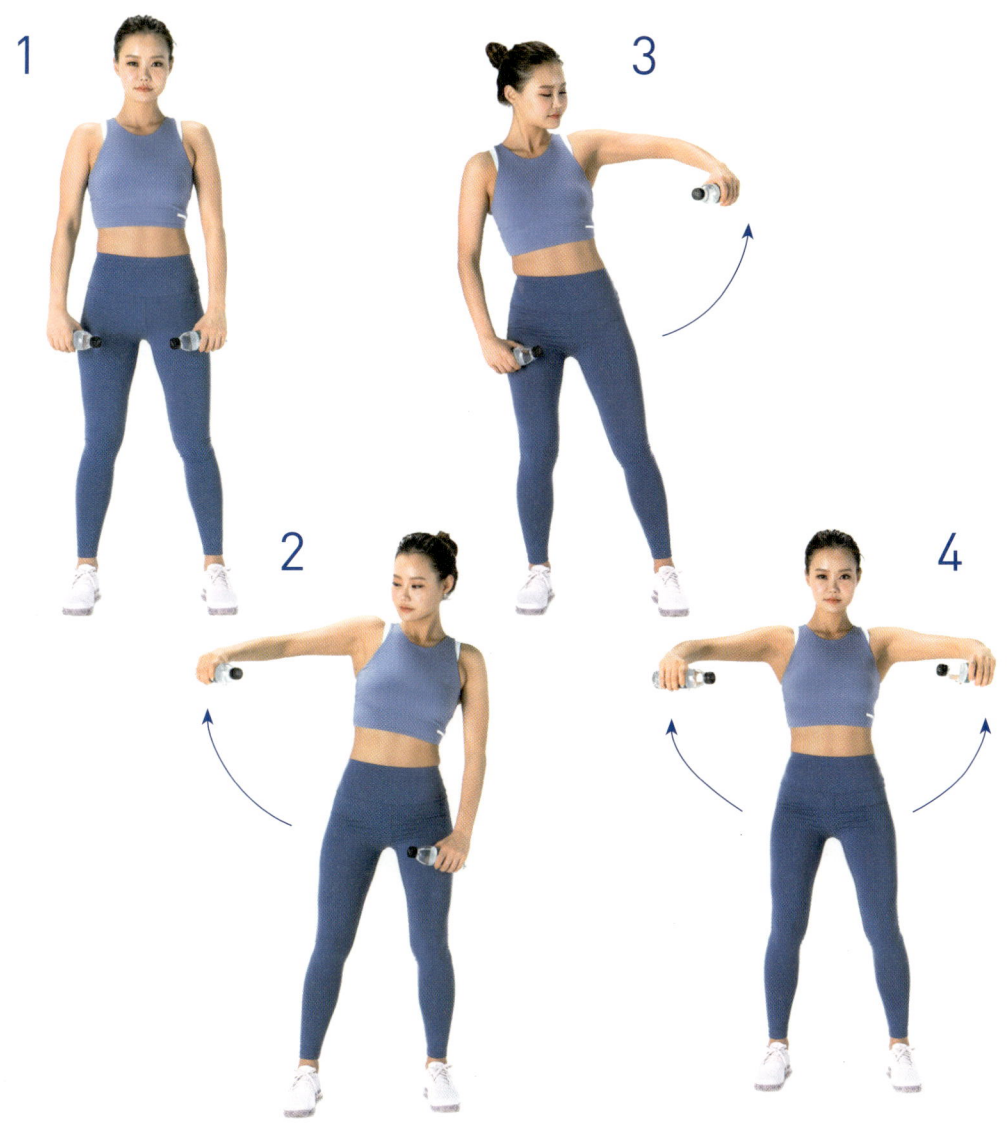

등 – 벤트-오버 로우

❶ 발로 밴드를 밟고 양 끝을 가볍게 쥔 후 상체를 늘어트리세요. 허리는 곧게!
❷ 밴드의 탄성을 느끼며 등 쪽으로 끌어올리세요.

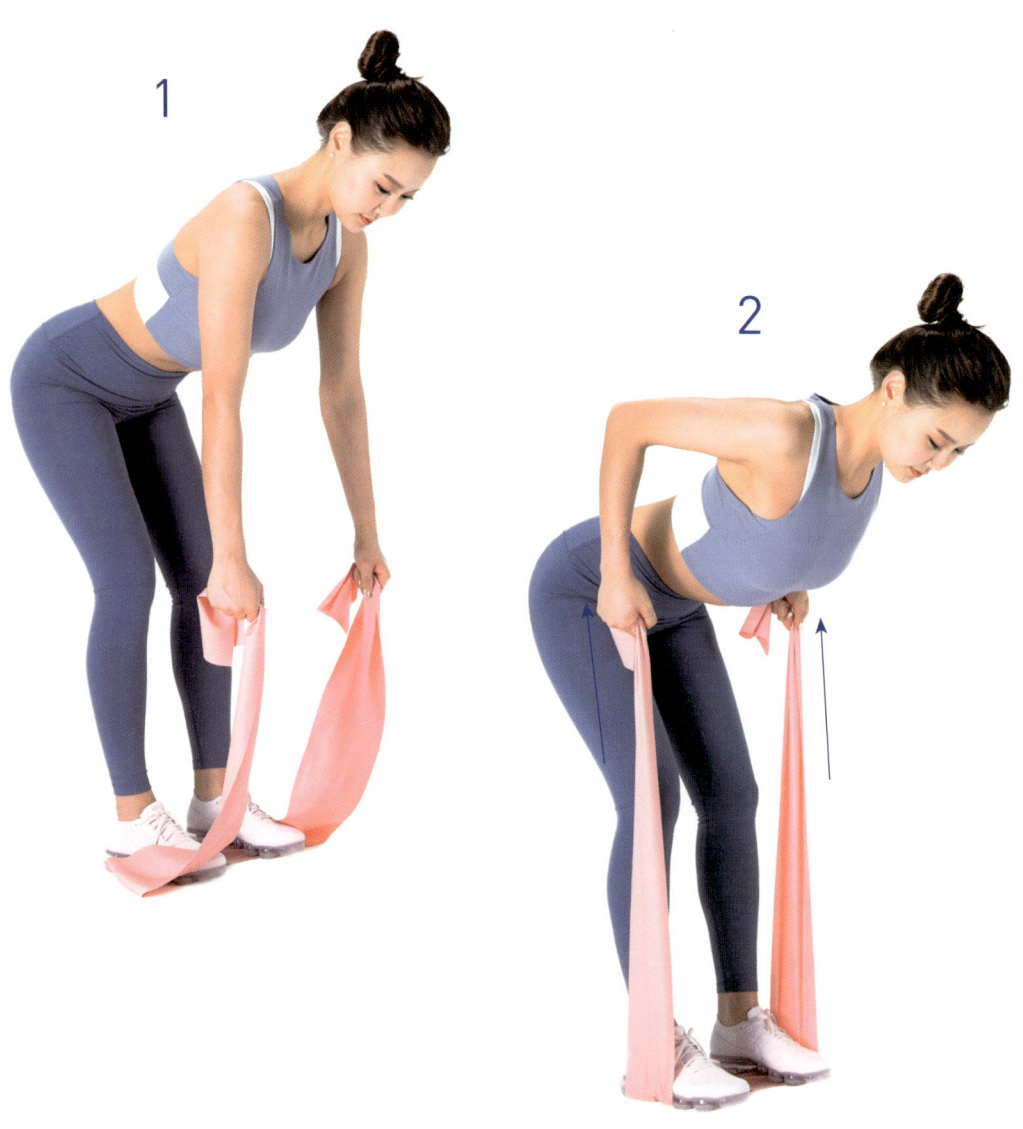

가슴 - 무릎 푸시업

근력: 상체

❶ 바닥에 무릎을 댄 상태에서 발목은 엇갈리게 하고 엎드리세요.
❷ 상체가 닿을 듯 말 듯하게 내려갑니다.
❸ 다시 올라오며 마무리!

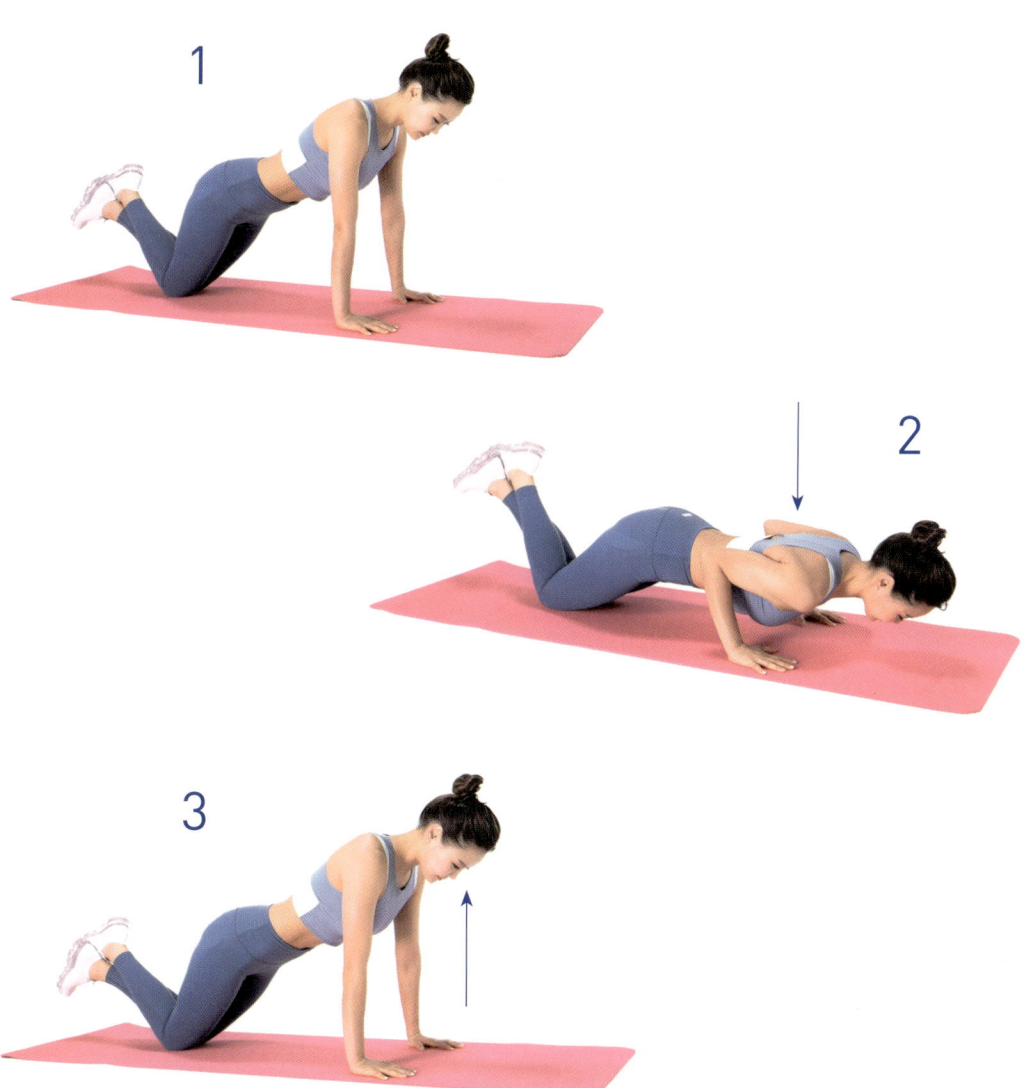

근력 : 복부

복부는 남녀 할 것 없이 모두의 약점이자 누군가에겐 최대 강점이 되는 곳입니다. 저도 강점으로 만들기 위해 허리에 디스크가 올 정도로 복근에 매달린 적이 있었어요. 물론 앞서 나온 스트레칭과 워밍업 자체도 모르고 했었을 때의 이야기이긴 해요. 코어 운동법 4가지만으로도 멋진 복부를 가질 수 있답니다. 매우 간단한 구성이니 아예 외워버리세요! 아잣!

당신을 바꾸는 기적의 10분

참 스트레스 많이 받는 복부, 그래서 더 간단해야 했어요. 4가지 운동을 번갈아가며 1분씩, 휴식은 30초~1분으로 잡고 최대 10분간 실시해주세요!

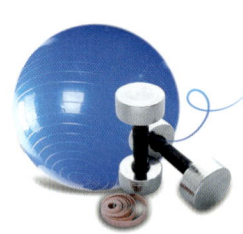

전신 코어

❶ 팔과 다리를 곧게 뻗어 넓게 엎드리세요.
❷ 한 손을 뻗어 반대쪽 발목 터치!
❸ 반대의 경우도 진행해주세요.

근력: 복부

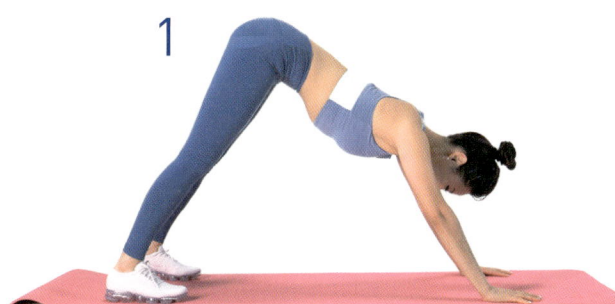

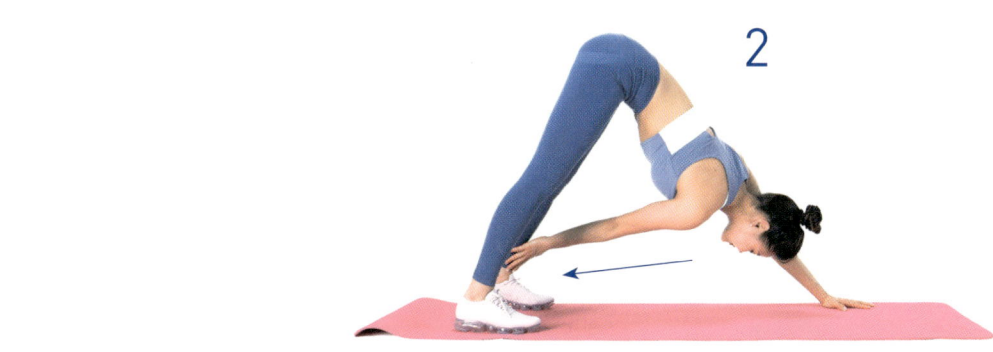

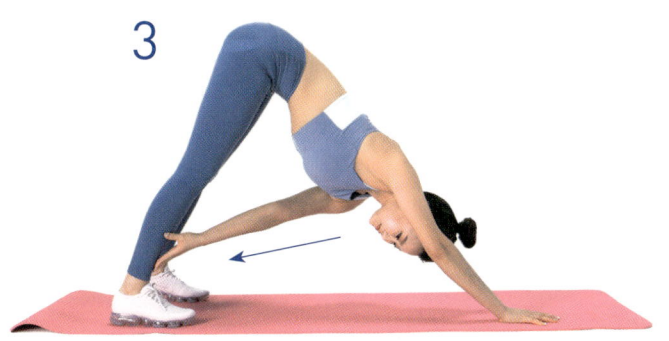

전면집중 코어

❶ 바닥에 누워 허리가 뜨지 않도록 하고 손 발 만세!
❷ 손과 다리를 좀 더 멀리 위치해주세요.
❸ 복근을 당긴다는 느낌으로 손끝과 발목을 닿게 해보세요.

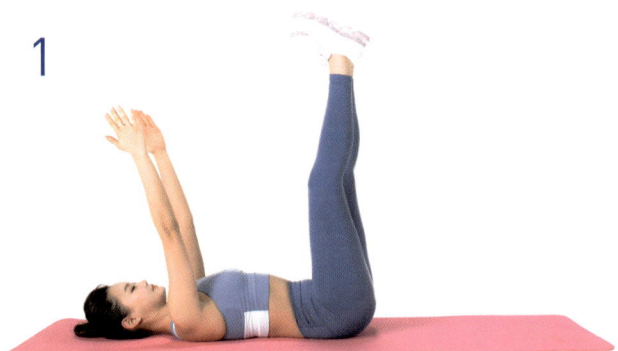

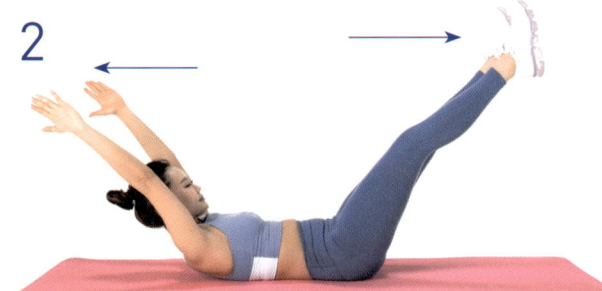

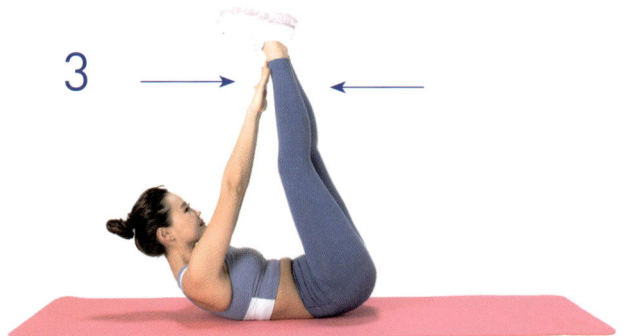

상복부 코어

근력: 복부

❶ 바닥에 편히 눕고 무릎은 세우세요.
❷ 양손에 밴드나 수건을 쥐고 어깨선 위로 뻗어주세요.
❸ 상체를 복근의 힘으로 위로 쭈욱 들어 올려봐요!

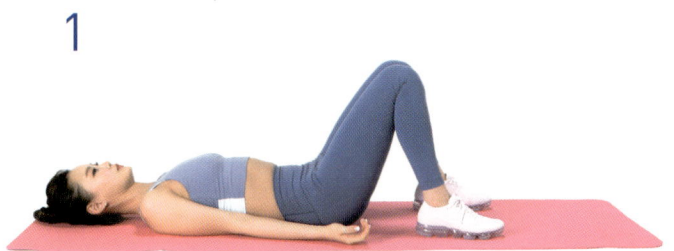

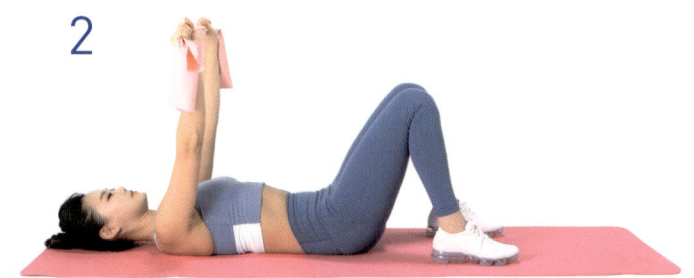

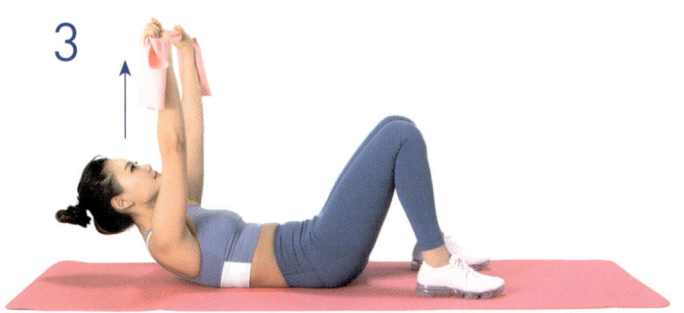

하복부 코어

❶ 허리가 뜨지 않도록 바닥에 누워 손 발 모두 만세!
❷ 손과 다리를 지면과 45도 정도로 위치해줍니다.
❸ 손은 그대로 두고 다리만 바닥과 가깝게 올렸다 내렸다 반복해주면 돼요.

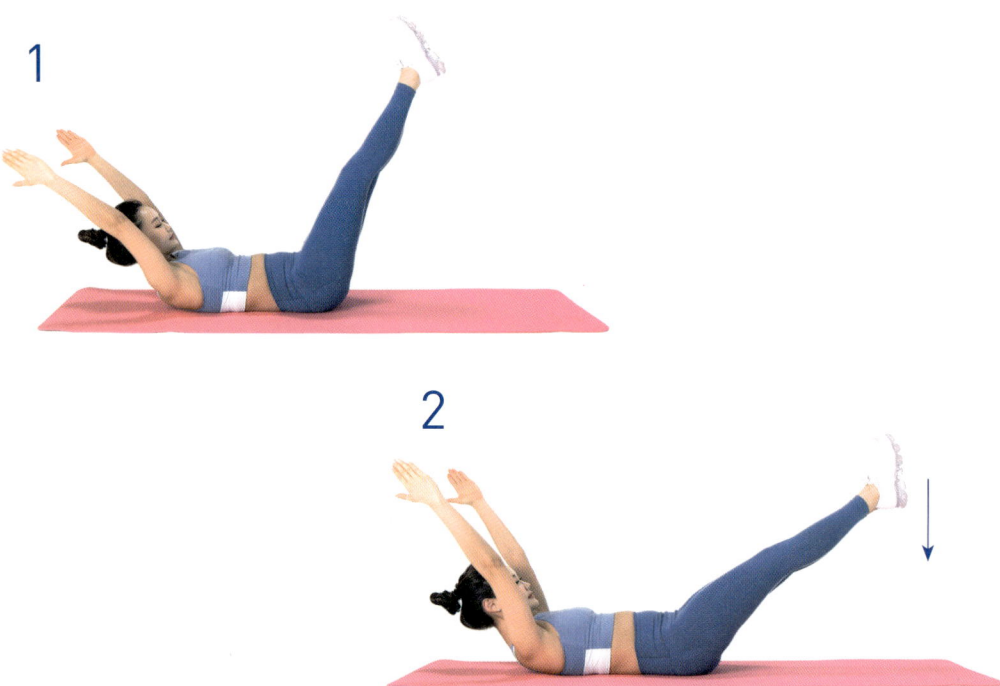

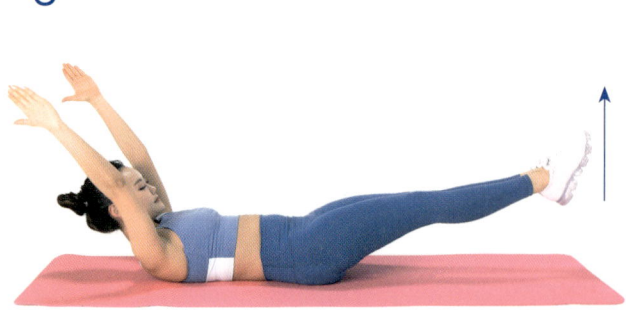

Soul Beauty Diet

근력 : 하체

강한 하체는 모든 움직임의 기본이자 어떤 운동이든 해낼 수 있게 만드는 단단한 초석이에요. 여성분들은 이 부분을 간과하시는데 저 수지는 단연코 말할 수 있어요. 하체가 '최고다!' 스쿼트 많이 하면 굵어진다고요? 그거야 어깨에 무거운 역기를 매야 가능하답니다. 탄력 넘치는 하체를 갖고 싶다면, 수지가 권하는 하체 근력 운동을 같이 해봐요!

> **당신을 바꾸는 기적의 10분**
>
> 스쿼트를 기준으로 30개부터 시작, 세트마다 다섯 개씩만 숫자를 늘린다는 생각으로 운동하고, 세트 사이 1분~1분 30초 정도 휴식을 취하세요. 4세트 정도면 10분이 훌쩍 가있을 거예요!

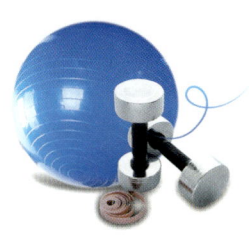

허벅지 1 - 스쿼트

❶ 어깨 넓이만큼 발을 벌리고 발이 V자 모양이 되게 만들어주세요. 손은 깍지를 껴주세요.
❷ 엉덩이를 살짝 뒤로 빼는 느낌으로 내려갑니다.
❸ 다시 올라오기까지를 한 턴으로 생각하시면 돼요.

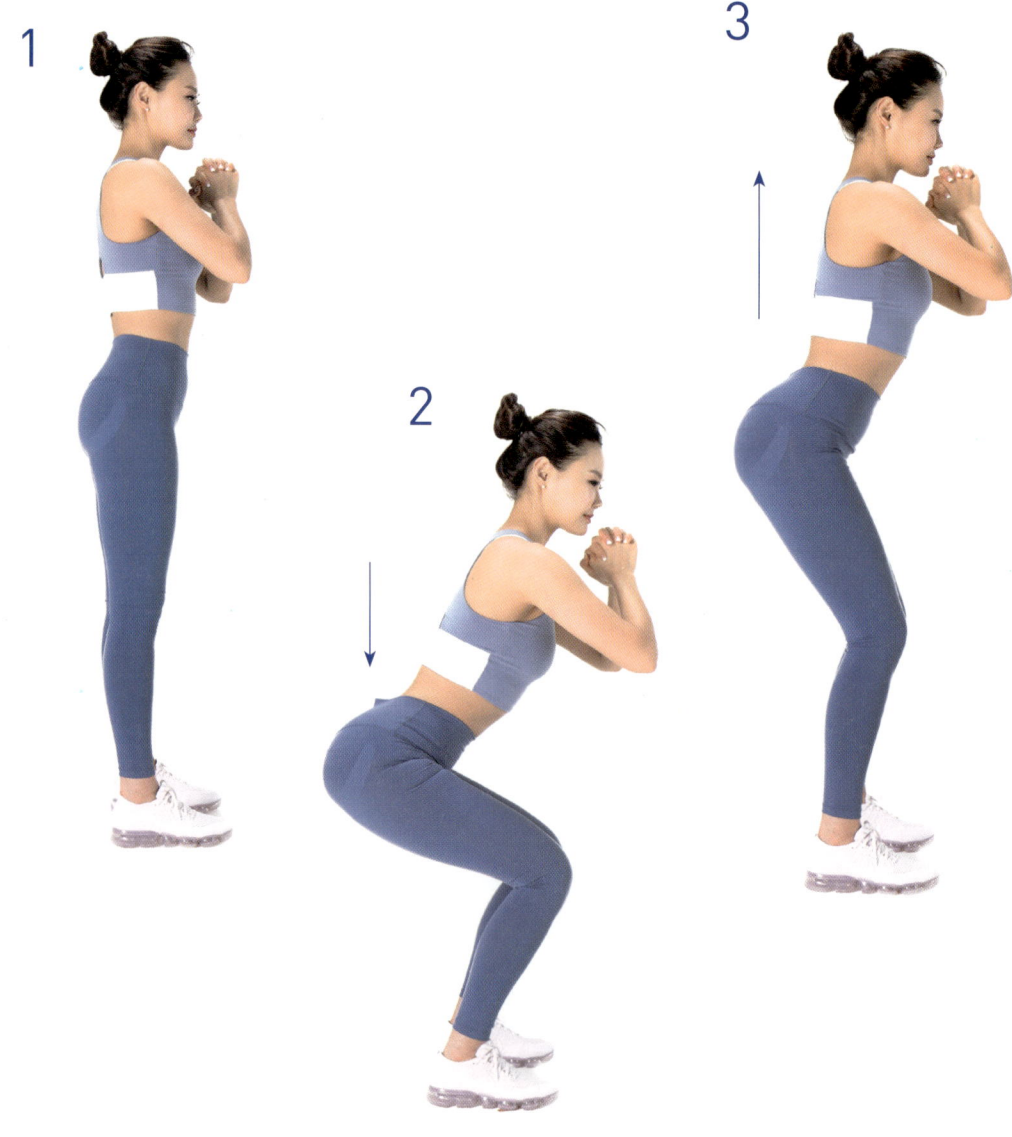

허벅지 2 - 슈퍼맨 햄스트링

❶ 포갠 손등에 이마를 대고 누워보세요.
❷ 엉덩이에 힘을 느끼며 한쪽 발을 천장 방향으로 올리세요.
❸ 다른 쪽 발도 마찬가지로 실시하세요.

근력: 하체

1

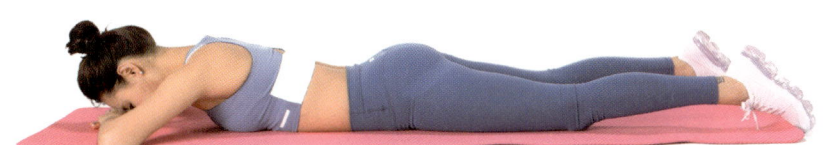

2

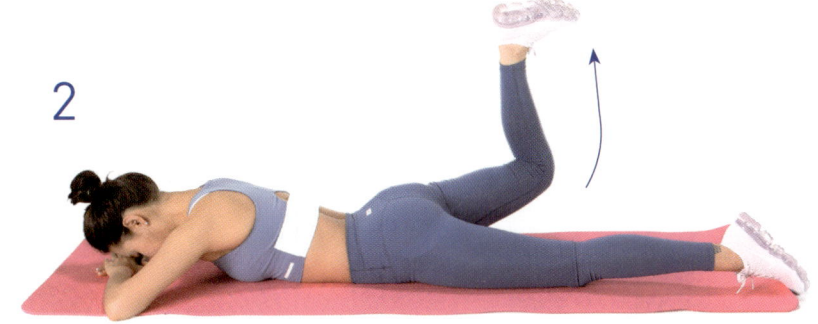

3

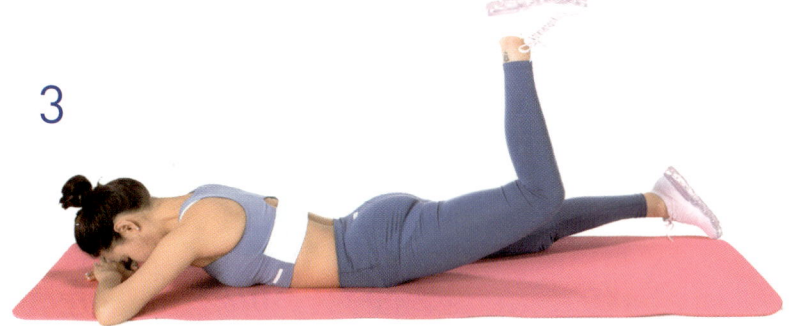

허벅지 3 - 벽 버티기

❶ 벽을 등에 두고 기대보세요.
❷ 벽에 기대어 자세를 낮춘 뒤 그대로 버티기 5초!
   (90도 정도의 각도를 유지하고 버티는 시간을 조금씩 늘려보세요.)

1

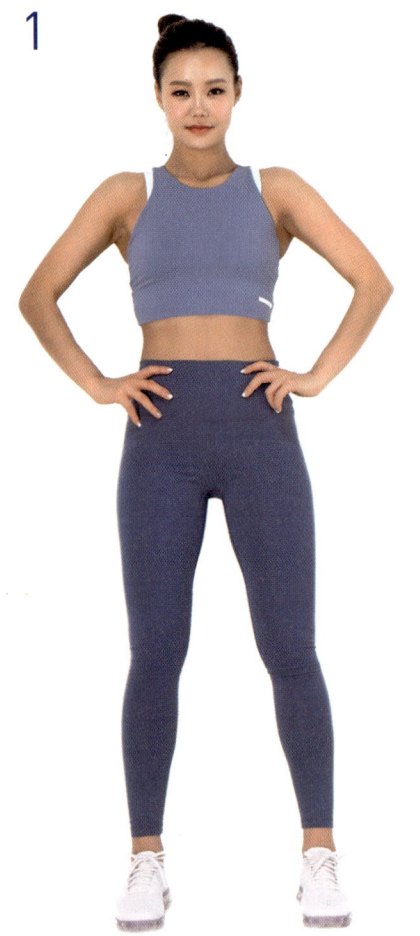

2

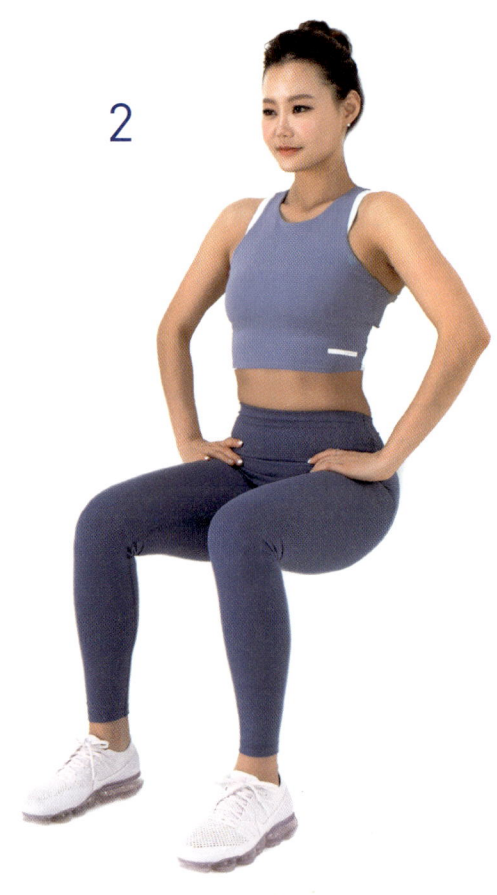

허벅지 4 – 밴드 햄스트링

근력: 하체

❶ 밴드의 양쪽 끝을 붙잡고 운동화의 바닥에 밴드를 걸어주세요.
❷ 무릎이 바닥에 닿지 않게 위로 올리고 내리는 걸 반복하세요.(반대쪽도 똑같은 방식으로 진행해 주세요.)

※ 원래는 발의 아치에 밴드를 걸어줘야 하지만 초반에 어려움이 있으면
  사진처럼 운동화의 틈을 이용해 밴드를 걸어주는 것도 좋아요.

1

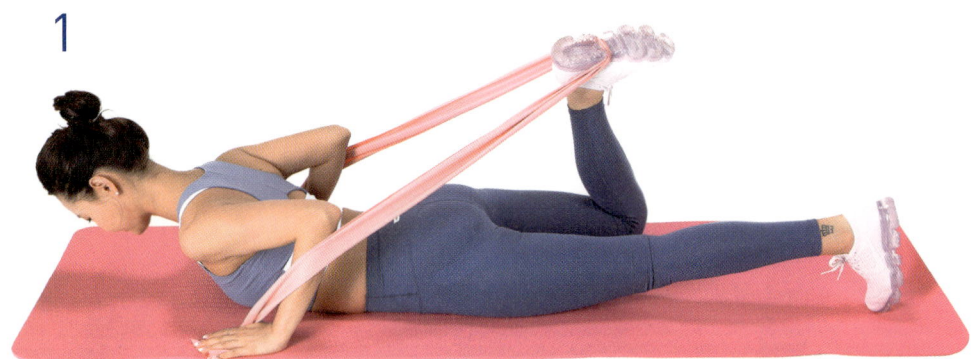

2

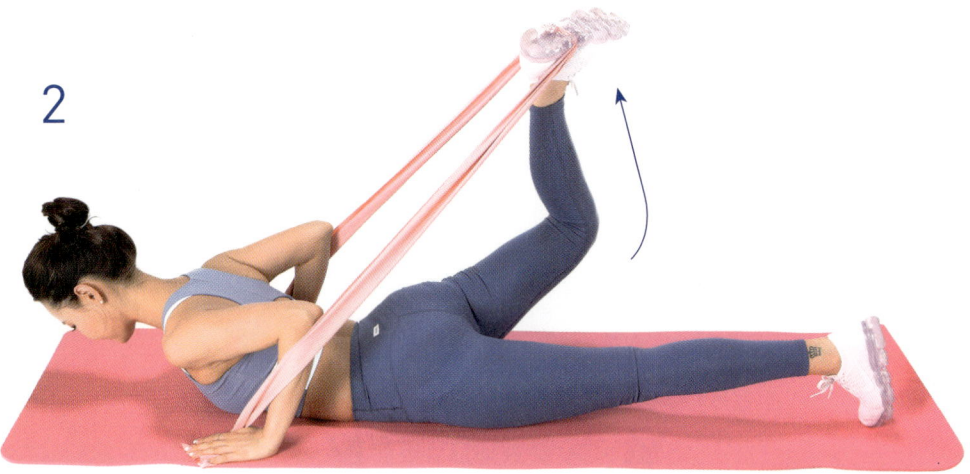

허벅지 5 - 안쪽 와이드 스쿼트

❶ 어깨 넓이 이상으로 양발을 위치해주고 손은 골반에!
❷ 허리를 곧게 펴고 아래로 내려갑니다.
❸ 발바닥으로 바닥을 민다고 생각하시고 올라오세요.

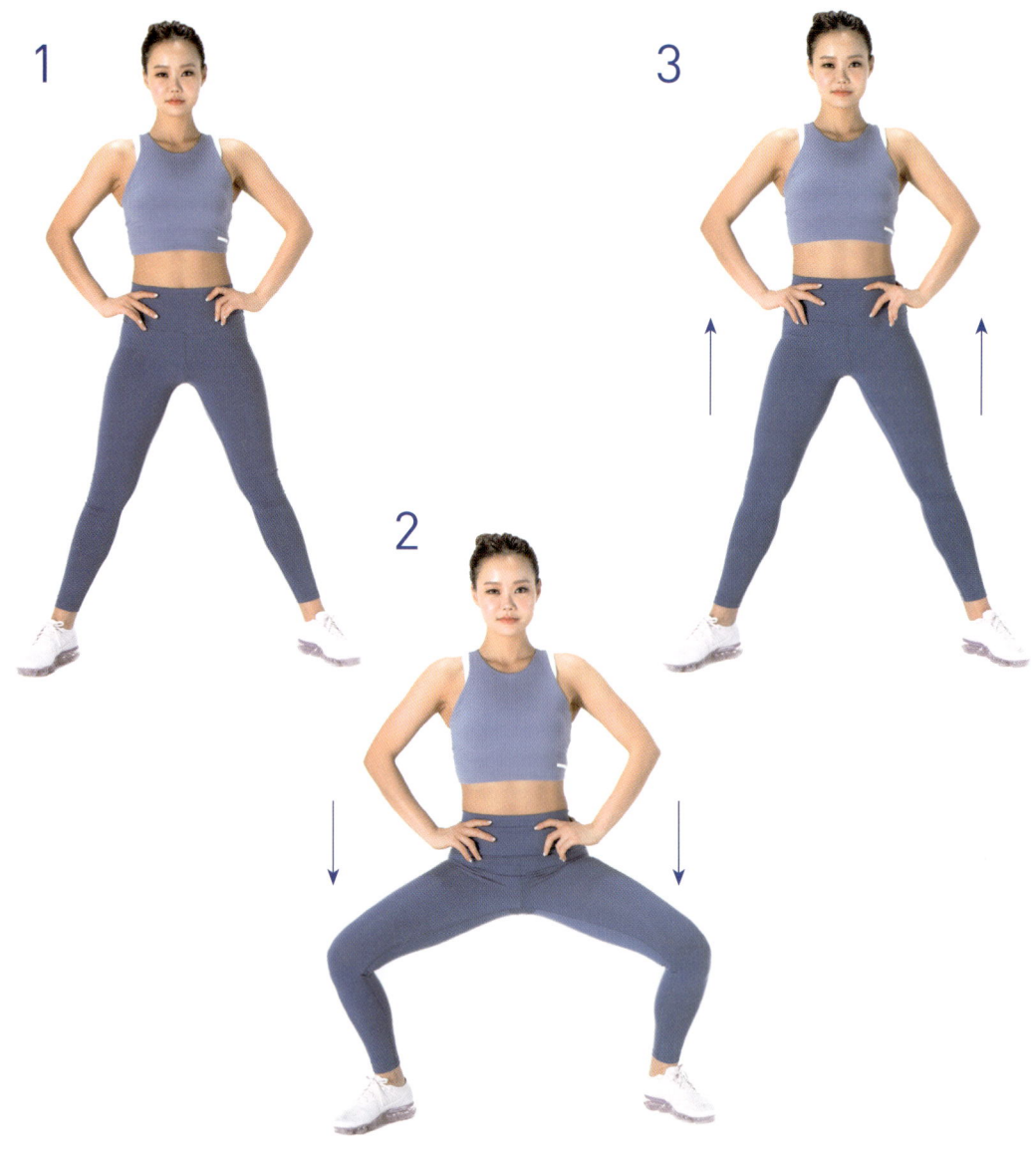

엉덩이 1 - 힙 쓰러스트

❶ 무릎을 세워서 바르게 누워보세요.
❷ 양 발바닥에 힘을 주고 허리는 곧게 편 후 하체를 위로 밀어 올리세요.
❸ 완전히 다 올라올 무렵 무릎을 모아 붙이며 엉덩이에 전체적인 자극을 더하세요.

근력: 하체

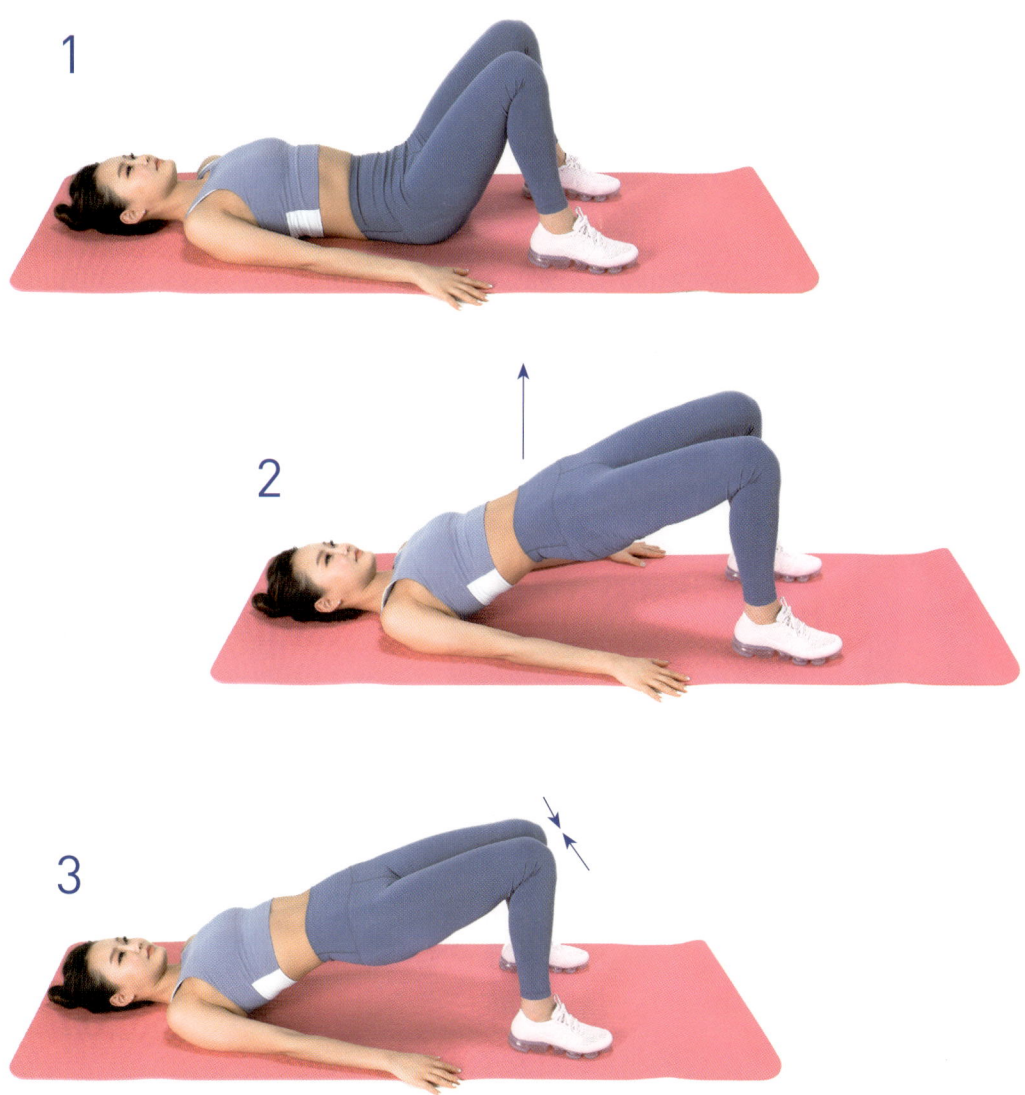

엉덩이 2 - 벽 사이드힙

❶ 옆으로 벽에 기댄 뒤, 기댄 편의 반대 손으로 벽을 밀어줍니다.
❷ 바깥 방향의 다리를 서서히 들어주세요.
❸ 반대의 경우도 실시합니다.

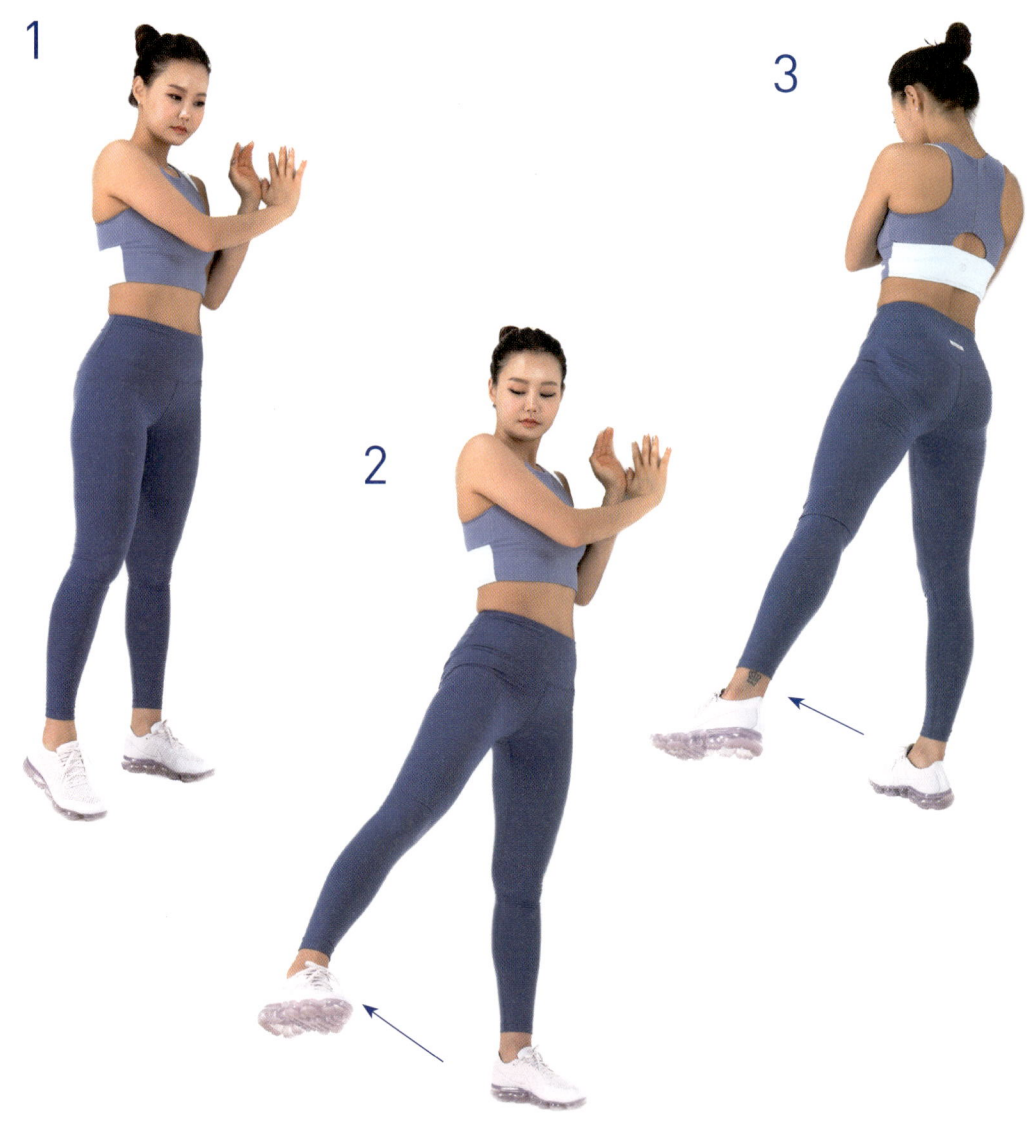

엉덩이 3 - 원 레그 데드리프트

근력: 하체

❶ 한쪽 다리로 중심을 잡고 상체는 살짝 숙여주세요.
❷ 손을 어깨선 높이로 올리고 중심을 잡으세요.
❸ 상체를 숙여 바닥을 짚을 때 들고 있던 다리도 살짝 더 올려주세요
❹ 다시 어깨선 높이로 팔을 올리고 중심을 잡으세요.

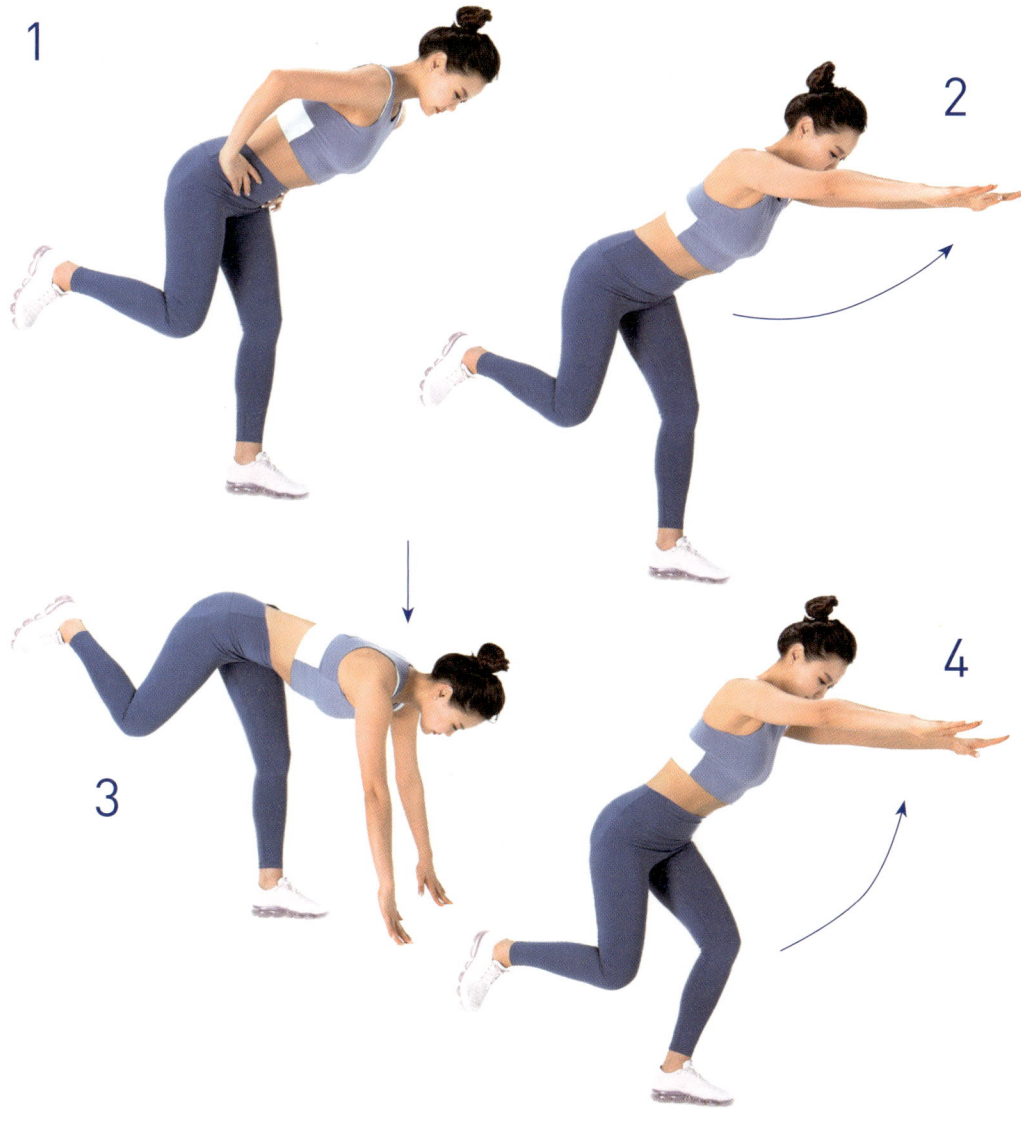

엉덩이 4 - 벽 백힙

❶ 벽 앞에 서서 양 손바닥을 벽에 밀착시킵니다.
❷ 무릎은 곧게 하고 한쪽 다리를 뒤로 들어주세요.
❸ 반대쪽도 같은 방법으로 진행하세요. 엉덩이 근육을 쥐어짠다고 생각하세요!

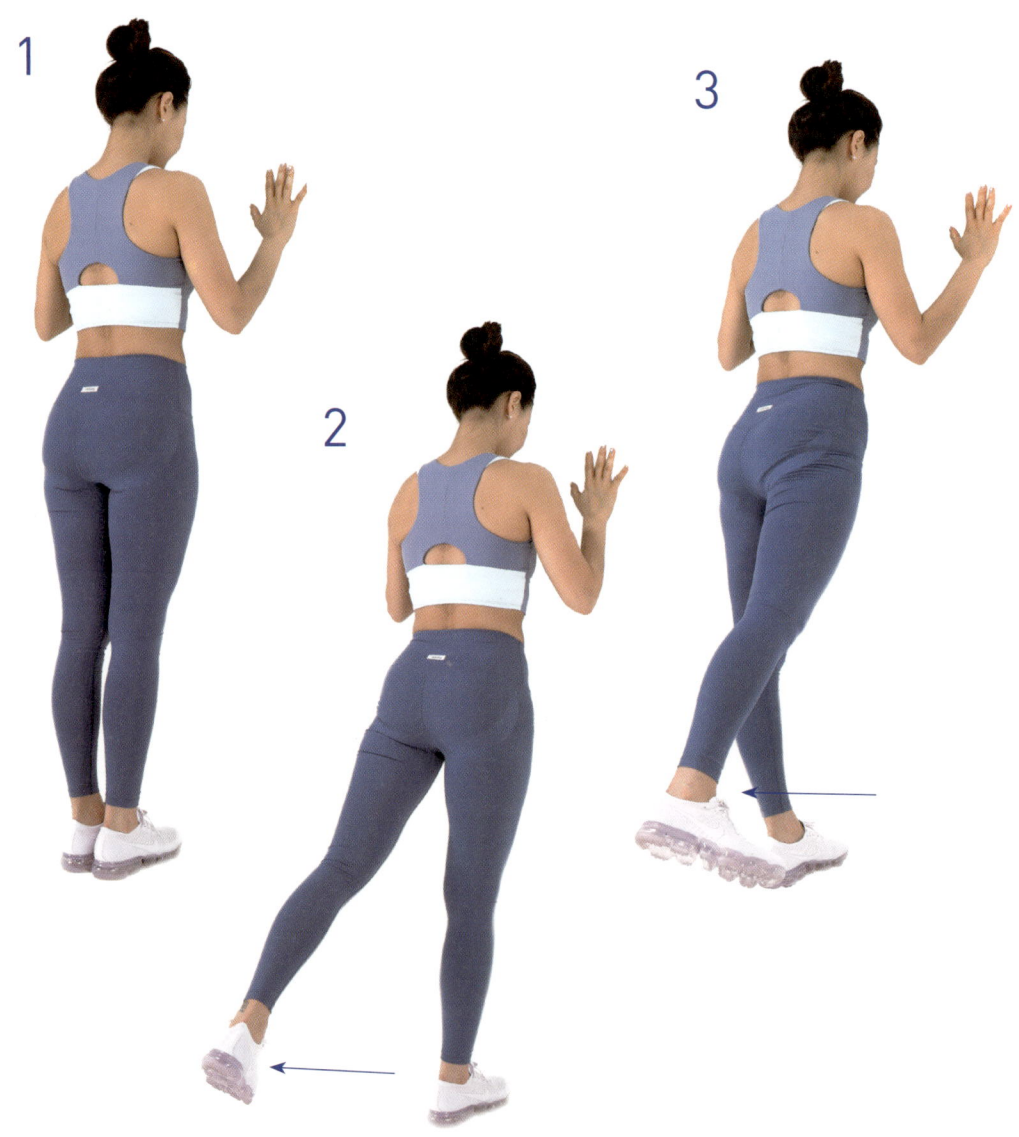

Soul Beauty Diet

고강도 자세

지금까지의 운동들은 껌이야! 라고 하실 분들을 위해 좀 어려운 고강도 자세 3가지를 준비해봤어요. 뭐, 간단해요. 물구나무 서시고~ 어깨로 서시고~ 어엇!! 벌써 따라하시다니 대단대단!

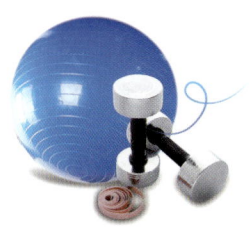

어깨 서기

❶ 자리에 바르게 누워보세요.
❷ 허리를 펴고 다리를 위로 곧추 세우며 양손으로 등을 받치세요.
❸ 양발 끝을 머리 방향으로 넘겨 바닥을 찍어주세요.
❹ 양손은 깍지를 끼고 쭉 펴줍니다.
❺ 다시 허리를 받치고 양 무릎을 복부 쪽으로 당기세요.
❻ 등, 허리, 엉덩이 순으로 바닥에 밀착시키면 어깨 서기가 끝납니다.

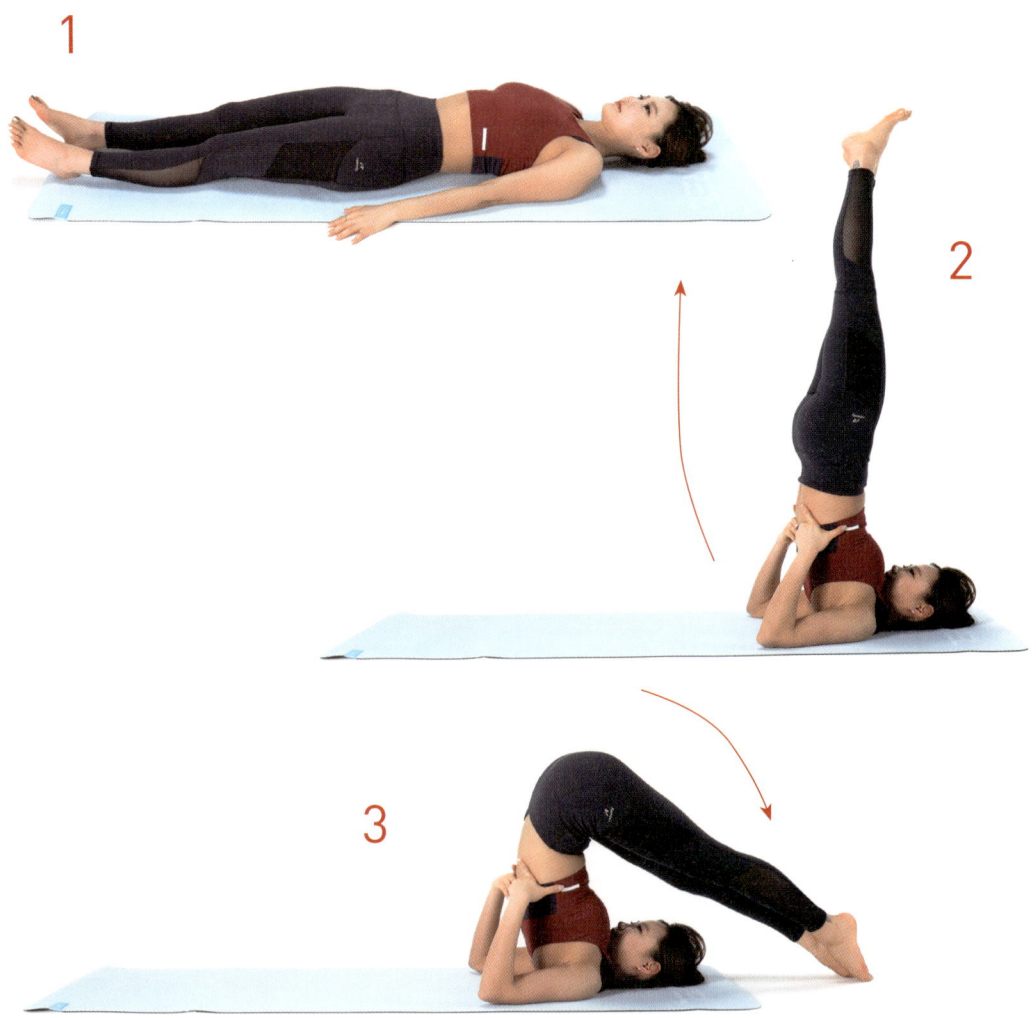

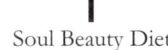

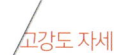

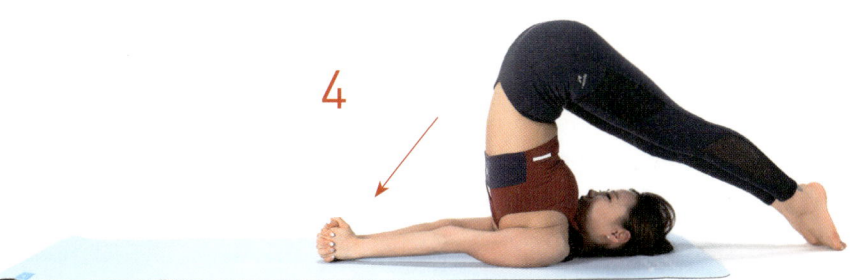

4

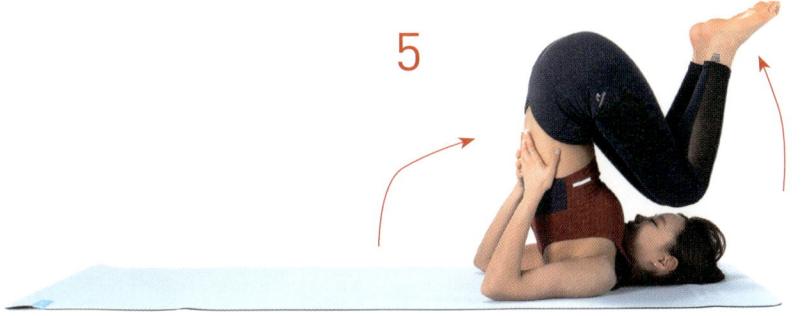

5

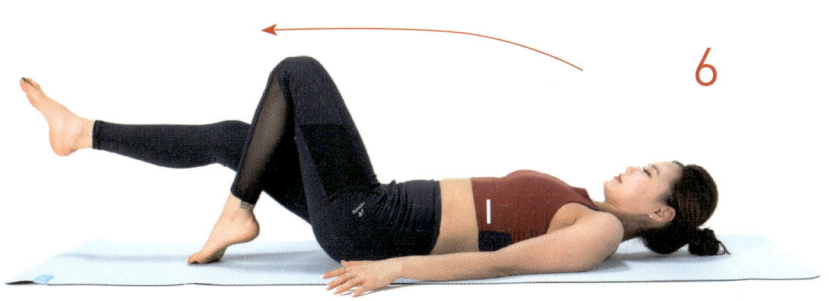

6

물구나무서기

❶ 무릎을 꿇고 엎드린 상태에서 손은 깍지를 껴 정수리 뒤쪽을 지지해주세요.
❷ 팔꿈치로 중심을 잡으며 다리를 곧추세우세요.
❸ 마치 높은 곳을 오르듯 다리를 번갈아 디디며 머리 쪽으로 향해주세요.
❹ 어느 정도 정점에 다다르면 천천히 한쪽 다리를 들어 올리세요.
❺ 균형이 잡혔을 때 두 다리를 모두 공중에 띄우세요.
❻ 천천히 다리를 들어 올리며 척추와 복근의 힘으로 몸을 최대한 1자로 만들면 물구나무서기가 완료됩니다.

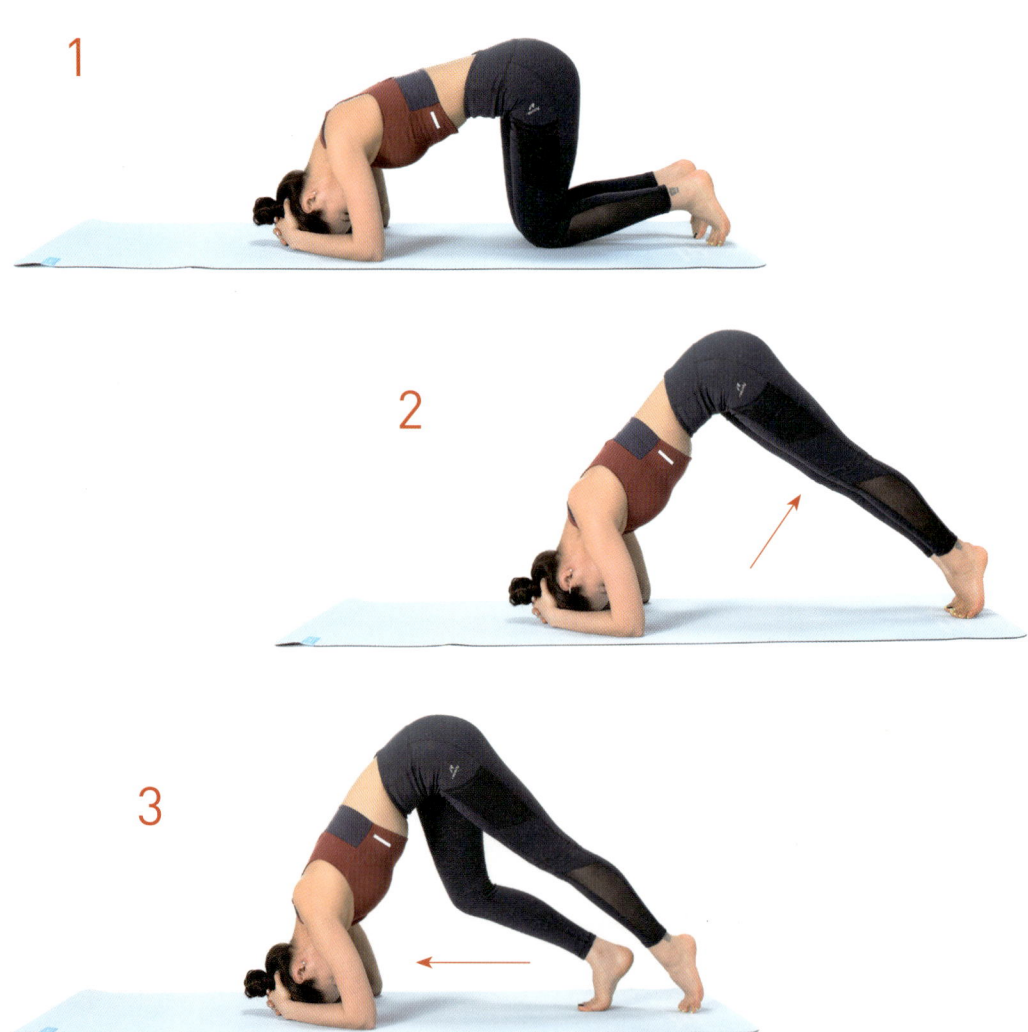

Soul Beauty Diet

고강도 자세

4

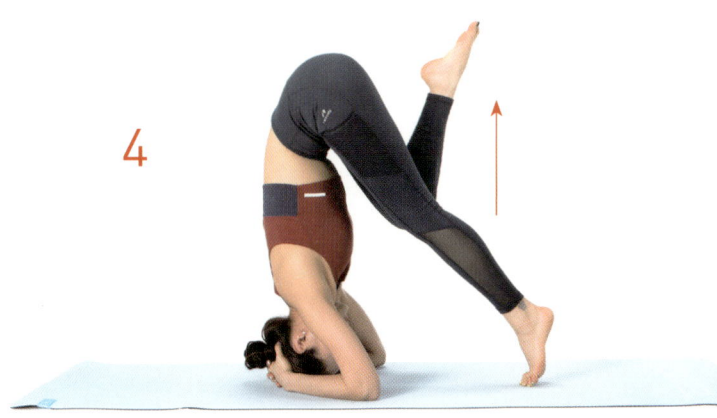

5

6

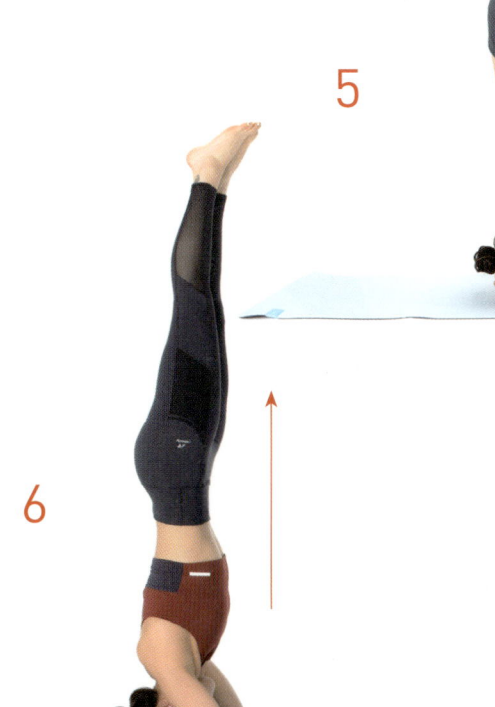

낙타자세

❶ 무릎을 꿇고 앉아 시선은 살짝 위로 향해주세요.
❷ 양손으로 발뒤꿈치를 잡으세요.
❸ 고개를 뒤로 꺾어 복근과 등 근육의 긴장감을 유지해주세요.

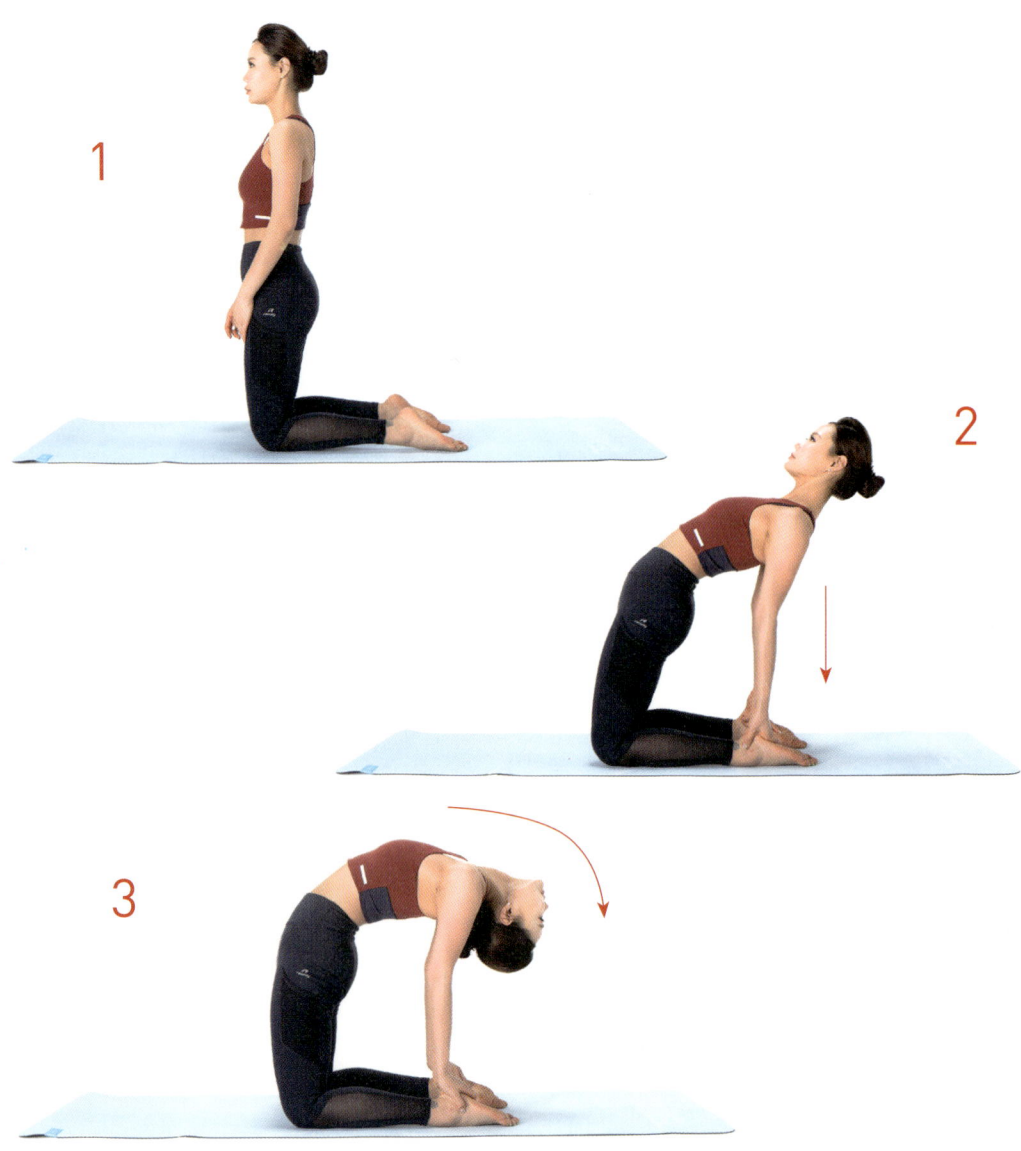

Soul Beauty Diet

폼롤러 맛사지

폼롤러를 이용해 온몸 구석구석을 맛사지하는 방법이랍니다. 그 어느 때보다 편안하고 안락하게, 폼롤러를 끌어안고 이리 굴링 저리 굴링!

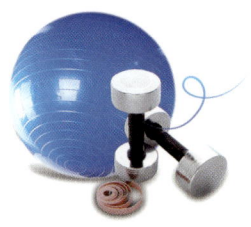

목풀기

❶ 목 아래 움푹 파인 곳에 롤러를 대세요.
❷ 목을 한쪽 방향으로 틀 때 목 근육을 밀착한다는 느낌으로!
❸ 반대도 같이 진행해주세요. 그냥 좌우로 왔다갔다 해주셔도 돼요.

1

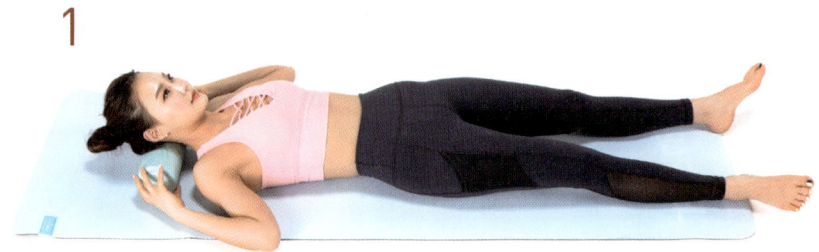

2

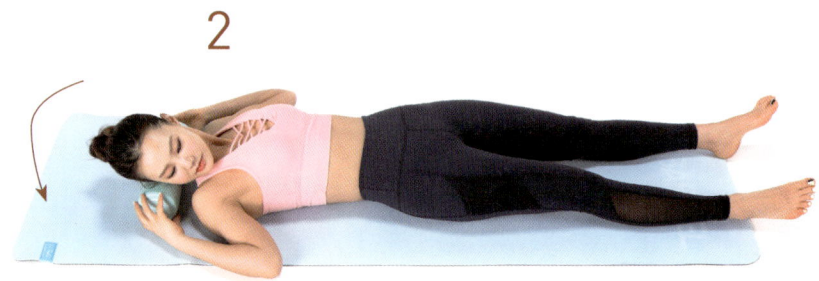

3

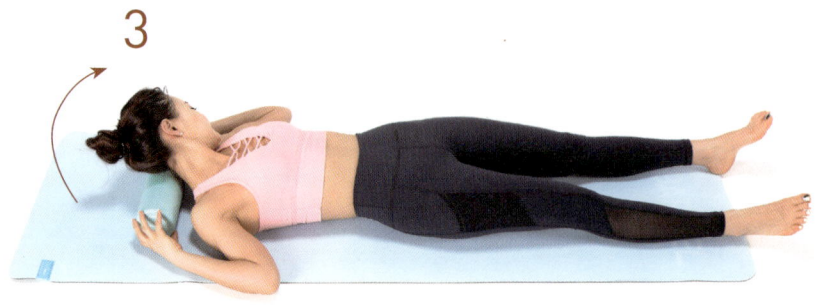

어깨풀기

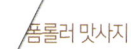

❶ 폼롤러를 어깨 아래에 두고 편히 누워보세요. 무릎은 세워주세요.
❷ 바닥에서 엉덩이를 떼고 허리를 곧게 한 후 위아래로 마사지해주세요.

1
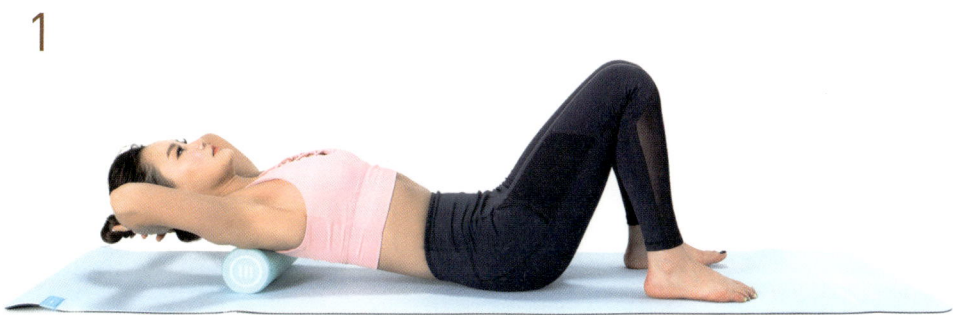

2
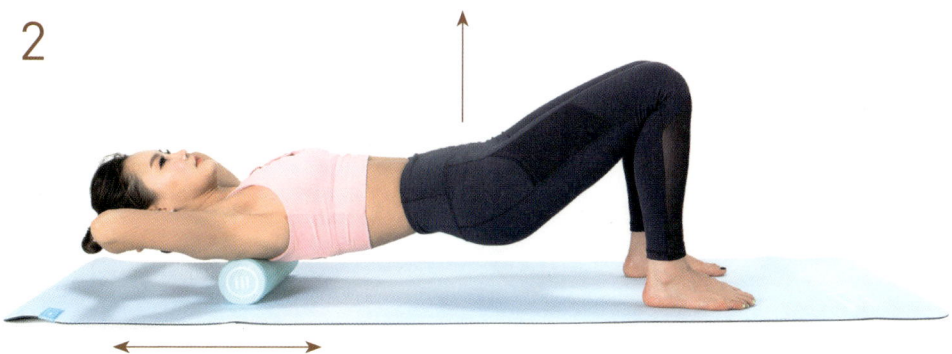

등 풀기

❶ 등의 중간 부분에 폼롤러를 두고 사진의 자세를 취해주세요.
❷ 위아래로 왔다 갔다 하며 마사지!

1
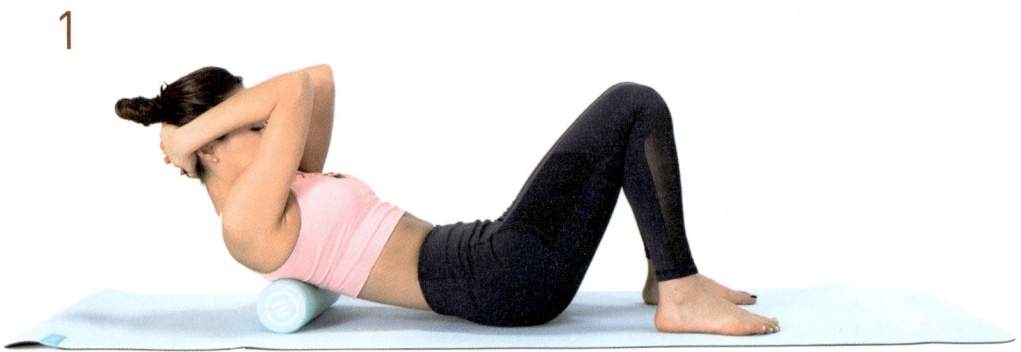

2
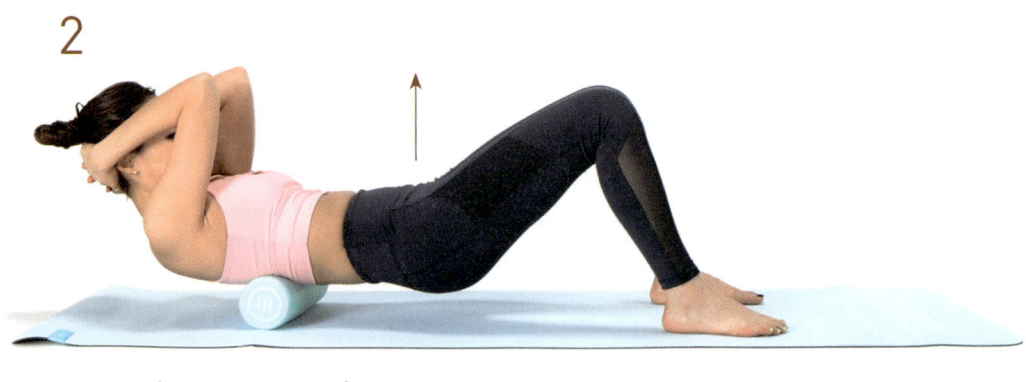

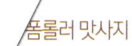

복부 풀기

❶ 배꼽 근처에 폼롤러를 깔고 누워 발끝으로 몸을 지지해 사진처럼 자세를 잡으세요.
❷ 발끝에 힘을 주고 밀어 올리며 복부 전체를 마사지 해주세요.

1

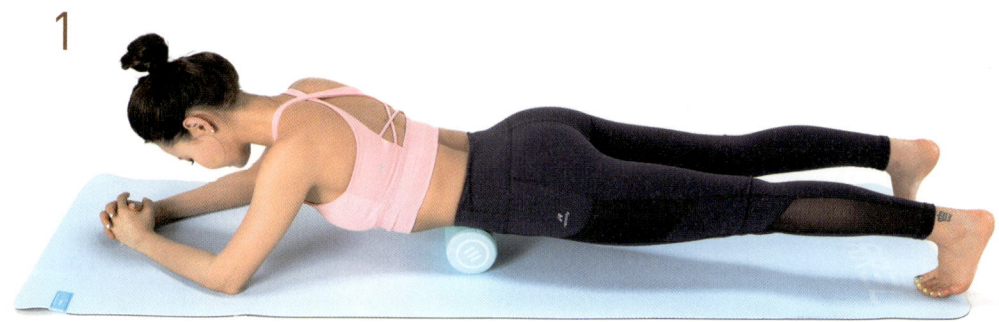

2

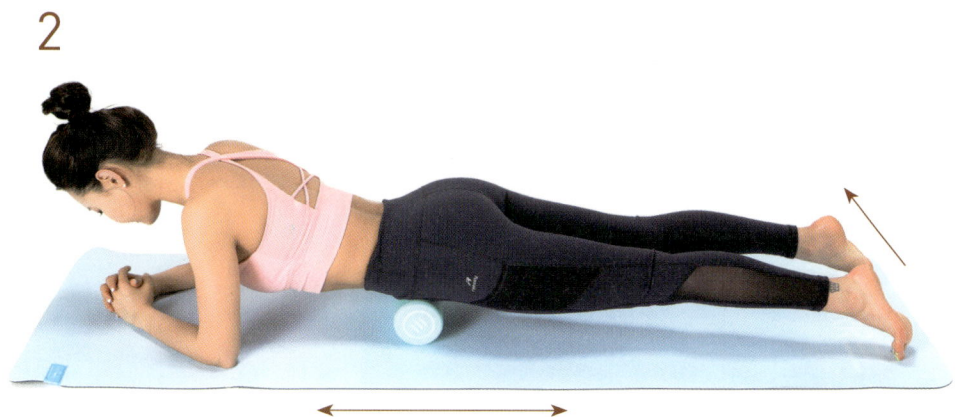

겨드랑이 풀기

❶ 겨드랑이의 쏙 들어가는 부분에 폼롤러를 두고 옆으로 누우세요.
❷ 폼롤러를 겨드랑이로 꾹 눌러주며 앞으로 몸을 숙입니다.
❸ 뒤로도 같은 방식으로 진행합니다.

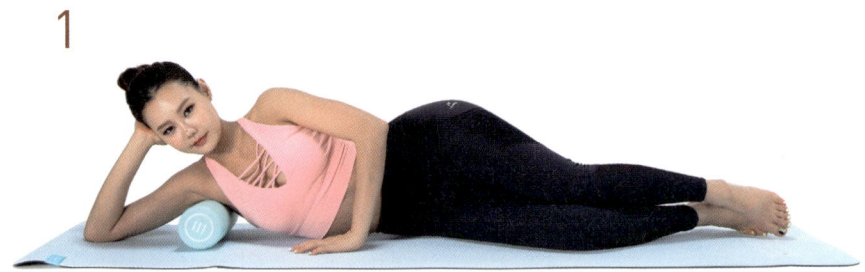

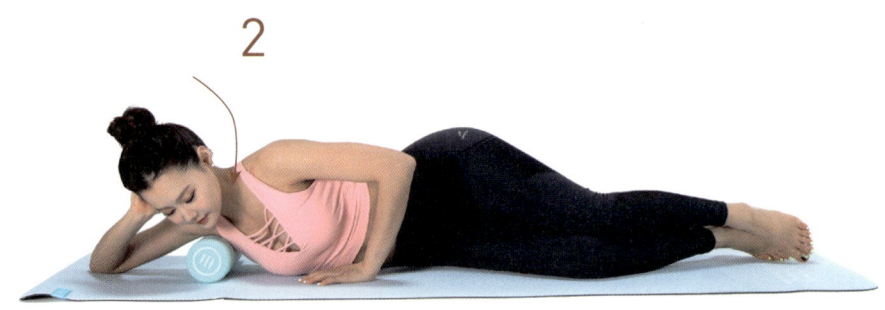

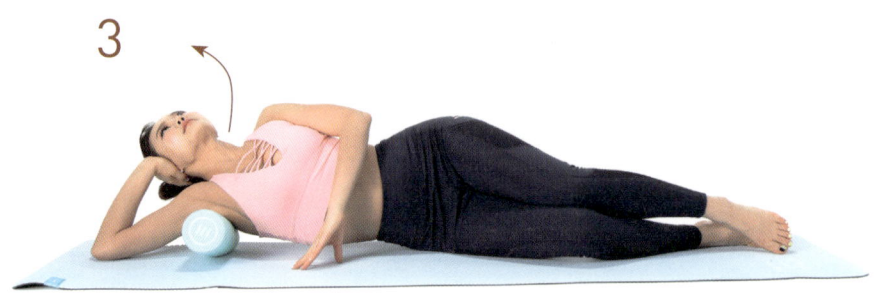

앞쪽 허벅지 풀기

❶ 허벅지 앞쪽에 두고 폼롤러에 올라탄다는 느낌으로 몸을 띄우세요.
❷ 위아래로 가볍게 롤링해주세요.

폼롤러 맛사지

1
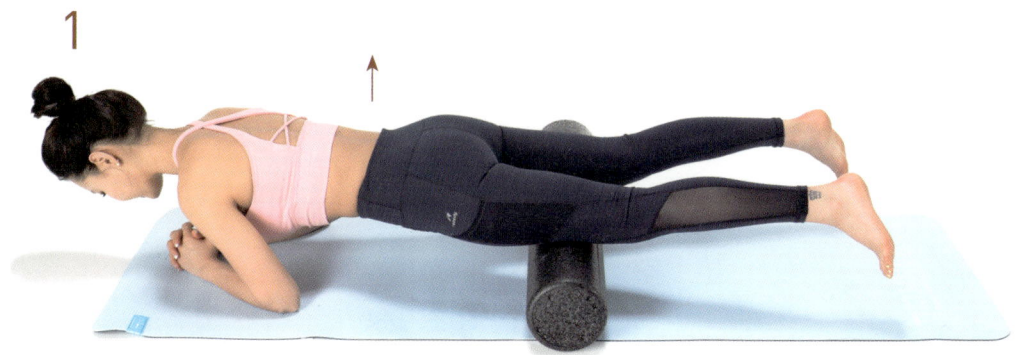

2
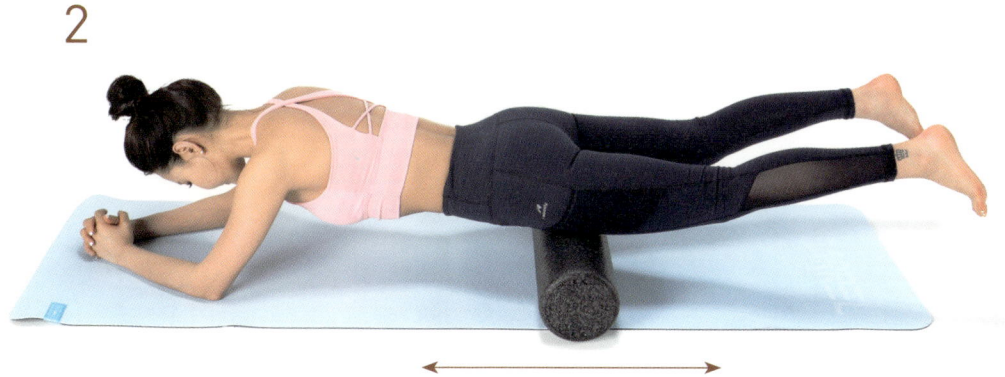

종아리 풀기 1

❶ 종아리를 폼롤러에 얹고 편하게 뒤로 기대 앉으세요.
❷ 종아리를 가볍게 튕겨주세요.
❸ 반대도 똑같이 진행해주세요.

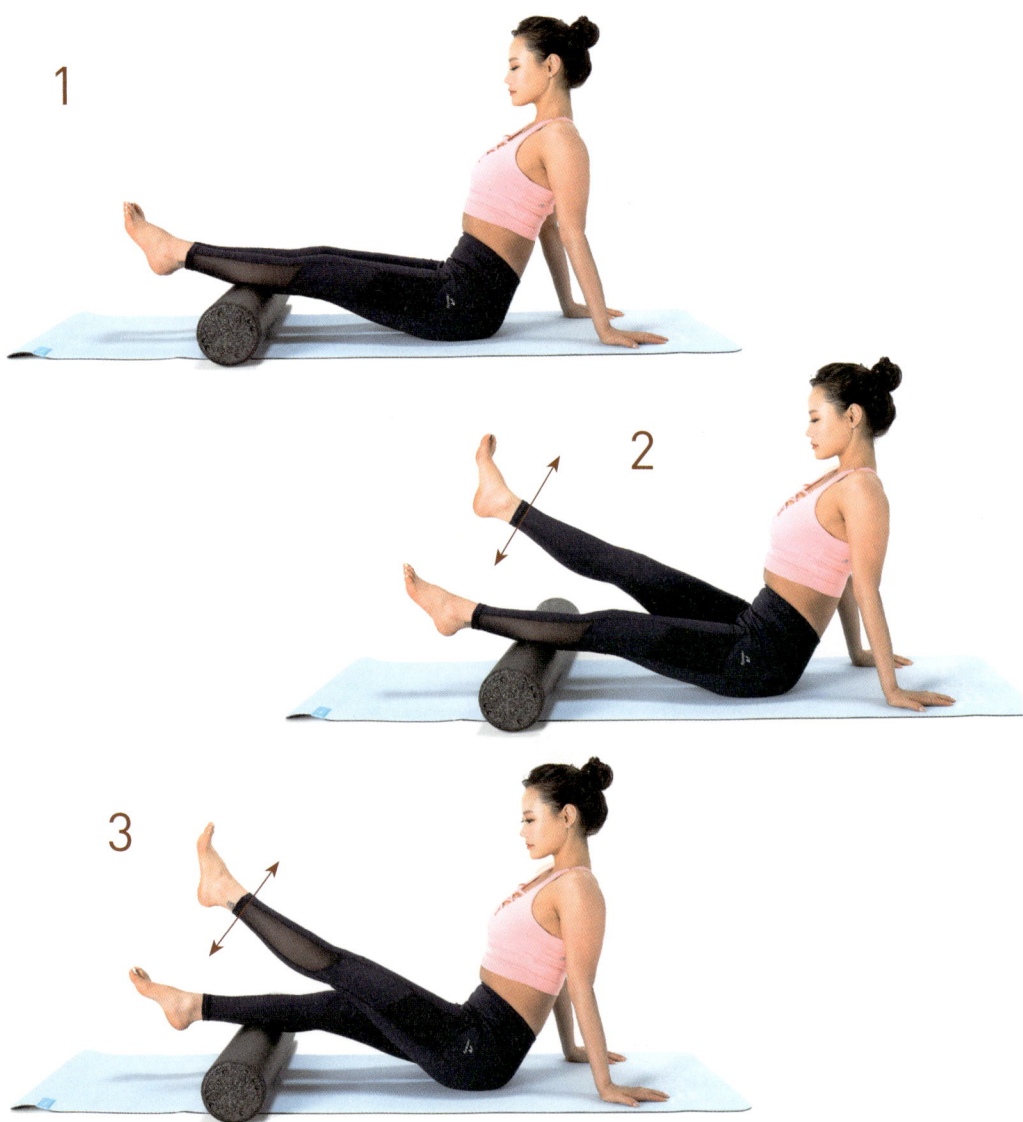

종아리 풀기 2

❶ 종아리를 폼롤러 위에 얹고 다리는 교차시킨 후, 디딘 손으로 몸을 띄워주세요.
❷ 한쪽 발을 다른 쪽 무릎에 얹어주고 위아래로 롤링!

1

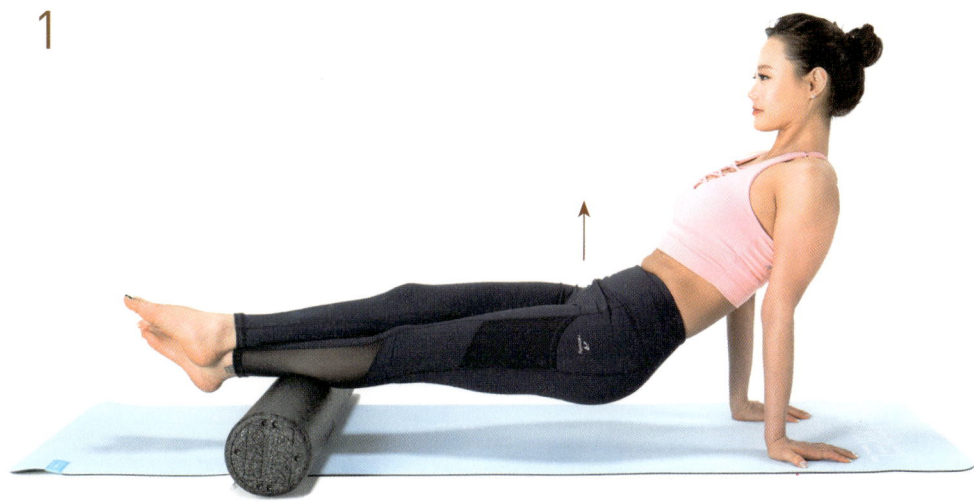

2

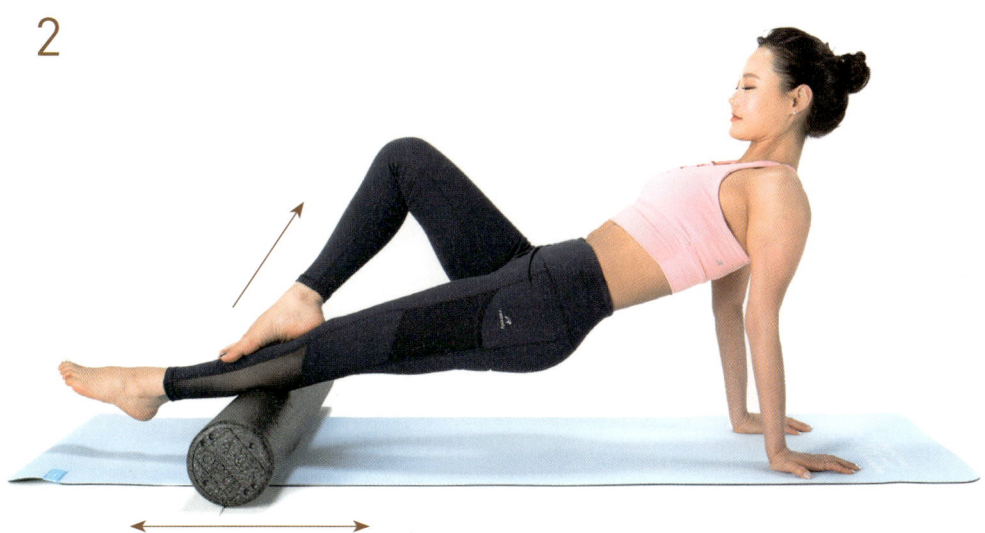

Soul Beauty Diet

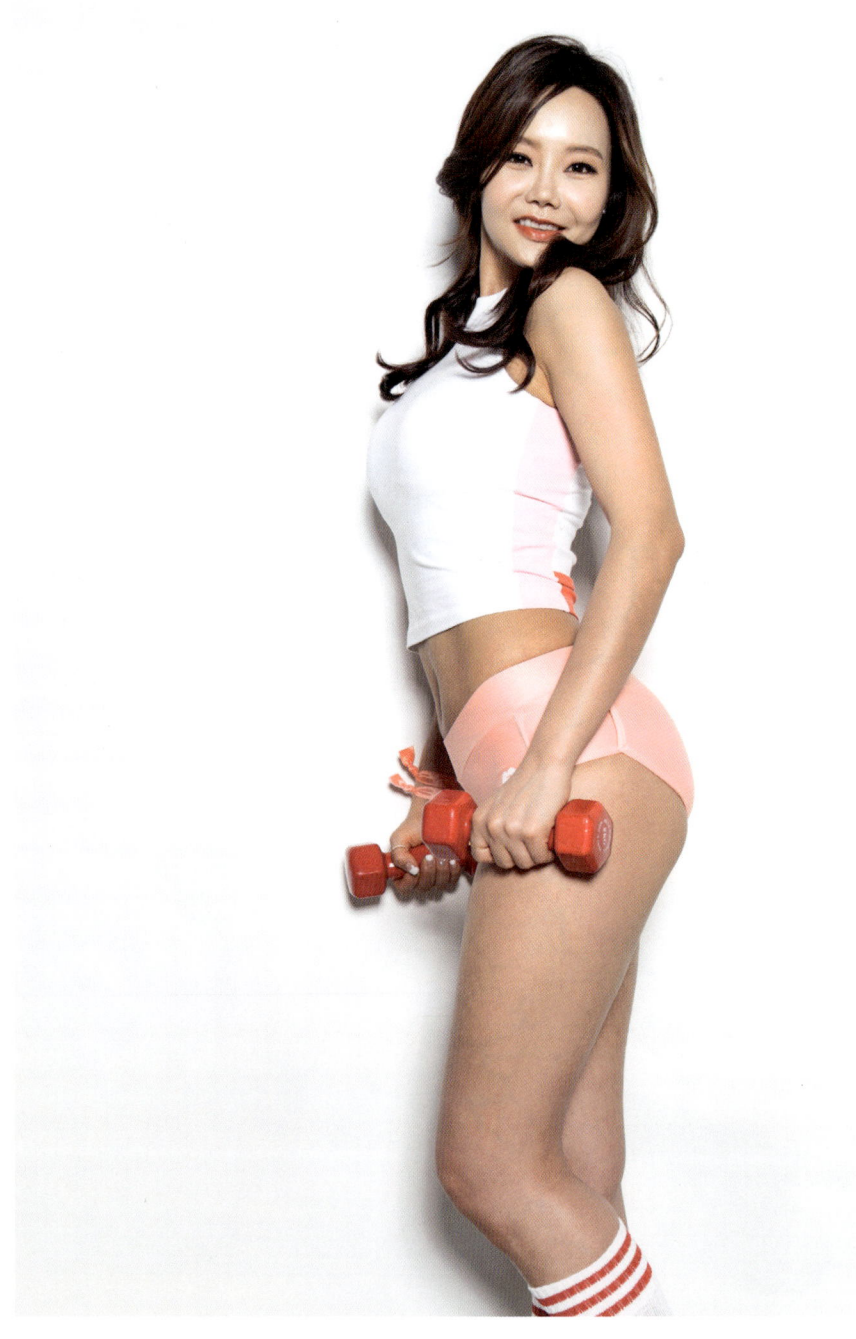

Soul Beauty Diet

수지와의 7일

체중별·체형별로 운동을 세분화하여 여러분의 상황에 맞게 운동을 할 수 있도록 더욱 쉽게 구성했어요. 일주일 동안 수지만 쫓아오세요! 체지방은 알아서 물러난답니다.

루틴의 전 구성에서 부위별 운동은 앞서 배우신 같은 부위의 다른 운동법으로도 대체 가능합니다. 자신만의 루틴을 구성해보세요!

저체중을 위한 7일

저체중을 위한 운동법에 있어서는 먹는 것도 운동만큼이나 중요해요. 먹는 것도 운동이라고 하죠? 식사가 귀찮다고 거르지 말고, 너무 짜거나 단 건 피하는 등의 기본적인 것만 지키도록 해요. 입맛 없다고 과자로 한 끼 때우는 건 운동하지 않는 것과 다름없어요!

1. 스쿼트 15개씩 3세트
2. 전신코어 20초 운동 / 10초 휴식, 3세트

스쿼트는 모든 운동의 기본이에요! 하체가 단단해야 다른 부위의 운동도 잘 된답니다!
신체 밸런스를 위해 전신코어는 필수에요.

고생하셨어요. 잠시 쉬어 갈까요?

1. 등 운동 20개씩 3세트
2. 전면코어 30초 운동 / 10초 휴식, 3세트

밴드를 응용한 등 운동인 '벤트-오버 밴드로우'를 추천해요. 날개 뼈를 서로 붙인다는 느낌으로 팔을 뒤로 당기며 자극점을 찾아보세요.

스쿼트 20개씩 4세트

스쿼트의 개수와 세트 수를 늘려보세요. 무엇보다도 자세가 무너지지 않도록 하는 것이 가장 중요하며 자극점을 찾고 그 부위에 집중하는 연습을 꾸준히 하세요.

꿀맛 같은 휴식!

30~40분 정도 산책 삼아 걷기!

1. 등 운동 20개씩 3세트
2. 전면코어 30초 운동 / 10초 휴식, 3세트

월요일과 목요일 스쿼트를 했으니 등 운동도 해주며 균형을 맞추세요. 자극 부위가 잘 잡힌다면 밴드를 더 타이트하게 감아 탄력을 더욱 강하게 만드세요. 복부도 슬슬 자극이 느껴지시죠?

Soul Beauty Diet

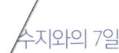

일반 체중을 위한 7일

적절한 체중을 유지하면서 근력과 지구력을 동반 성장시킬 수 있는 루틴으로 구성해봤어요. 가장 변화가 미미하게 나타날 수 있는 체중이기도 하지만 가장 빠르게 완성에 가까워질 수도 있으니 제일 부러운 체중이죠! 그래도 긴장 늦추지 말고 으쌰으쌰!

 월
1. 스쿼트 20개씩 3세트
2. 삼두 20개씩 3세트

운동의 꽃 스쿼트! 일반적인 스쿼트를 하시되 조금은 강화된 느낌으로 최대한 천천히 움직여보세요. 삼두는 근육을 빨래를 쥐어짠다는 느낌으로 꽉꽉 잡아주세요.

 화
제때 취하는 휴식만큼 몸에 유익한 건 없답니다.

수 30~40분 빠르게 걸어보자고요!

 목
1. 전신코어 20초 운동 / 10초 휴식, 3세트
2. 등 20개씩 3세트
3. 이두 20개씩 3세트

등은 자극을 느끼기 쉽지 않으니 다른 운동에 비해 천천히 하며 자극을 느껴보세요.

금 푹 쉬어주세요. 근성장은 휴식을 취할 때 이루어집니다!

 토
2분 빠르게 걷기 / 2분 뛰기 / 2분 천천히 걷기 6세트 → 걷기로 마무리

뛰고 걷기를 반복하는 것을 '인터벌 트레이닝'이라고 해요. 이렇게 하면 쉬는 시간에도 더 많은 칼로리 소모를 일으킨답니다.

일
1. 가슴 운동 20개씩 3세트
2. 삼두 20개씩 3세트
3. 전면코어 30초 운동 / 10초 휴식, 3세트

전면코어 운동 시 허리가 바닥에서 뜨지 않도록 주의! 모든 운동은 자세가 기본입니다.

과체중을 위한 7일

과체중의 경우 분할운동보다는 신체 전부를 쓰며 자신의 체중을 이용해서 하는 운동이 가장 효과적이에요. 내 몸을 잘 다룰 수 있어야 다른 운동에도 빠른 효과를 볼 수 있어요! 열심히만 한다면 가장 큰 변화를 가져오니 더욱 재미있어질 거예요.

 월 30~1시간 가볍게 걷기
무리한 운동보다는 몸을 풀어주는 걷기로 한 주를 시작하세요.

 화
1. 스쿼트 30개/25개/20개
2. 전신코어 30초/25초/20초, 세트 사이 10~20초 휴식

 수 운동으로 인한 근육통을 빠르게 걸으며 풀어보세요.

 목
1. 스쿼트 35개/25개/20개
2. 전면집중코어 30초/25초/20초, 세트 사이 10~20초 휴식

 금 푹 쉬세요. 달고 기름진 음식은 NO!

 토 빠르게 30분 걷기! 내일 운동에 대비하는 날!
뛰고 걷기를 반복하는 것을 '인터벌 트레이닝'이라고 해요. 이렇게 하면 쉬는 시간에도 더 많은 칼로리 소모를 일으킨답니다.

 일
1. 상복부 코어 30개/25개/20개
2. 하복부 코어 30개/25개/20개
3. 등 운동 35개/25개/20개

등 운동도 하체와 마찬가지로 큰 근육을 다루는 운동이라서 칼로리 소모가 엄청나답니다.

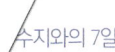

한눈에 보는 체중별 운동표

체중	운동법						
	월	화	수	목	금	토	일
저체중	• 스트레칭 • 워밍업 • 스쿼트 15개/3세트 • 코어 20초/3세트	휴식	• 스트레칭 • 워밍업 • 등 20개/3세트 • 코어 30초/3세트	• 스트레칭 • 워밍업 • 스쿼트 20개/4세트	휴식	유산소	• 스트레칭 • 워밍업 • 등 20개/3세트 • 코어 30초/3세트
일반 체중	• 스트레칭 • 워밍업 • 스쿼트 20개/3세트 • 삼두 20개/3세트	휴식	유산소	• 스트레칭 • 워밍업 • 전신 20초/3세트 • 등 20개/3세트 • 이두 20개/3세트	휴식	인터벌	• 스트레칭 • 워밍업 • 전면 30초/3세트 • 가슴 20개/3세트 • 삼두 20개/3세트
과체중	유산소	• 스트레칭 • 워밍업 • 스쿼트 30개/25개/20개 • 코어 30초/25초/20초	유산소	• 스트레칭 • 워밍업 • 스쿼트 30개/25개/20개 • 코어 30초/25초/20초	휴식	유산소	• 스트레칭 • 워밍업 • 상복부 35초/35초/40초 • 하복부 35초/35초/40초 • 등 35개/25개/20개

상체비만형 7일 운동법

 월
1. 상/하체를 스트레칭으로 풀어주세요.
2. 5단계까지의 워밍업을 2세트
3. 이두(컬)운동을 15회씩 3세트
4. 삼두(킥 백)운동을 15회씩 3세트
5. 어깨(프론트 프레스)운동을 15회씩 3세트

 화
갑작스런 운동에 몸이 놀랐을 거예요. 푹 쉬세요!

 수
2분 걷기 → 2분 뛰기 6세트 후 5분 걷기로 마무리!

 목
1. 스트레칭으로 몸을 풀어주세요.
2. 단계별 워밍업 중 선택, 5세트 반복!
3. 등(벤트-오버 로우) 운동을 15회씩 3세트
4. 삼두(컬) 운동을 15회씩 3세트
5. 어깨(래터럴 레이즈) 운동을 15회씩 3세트

 금
폼롤러나 마사지볼로 몸을 풀며 쉬세요.

 토
빠르게 30분 걷기! 대략 5km 정도가 좋아요.

 일
1. 스트레칭으로 몸을 풀어주세요.
2. 단계별 워밍업 중 선택해서 5세트 반복!
3. 가슴(무릎 푸시업) 운동을 15회씩 3세트
4. 삼두(킥 백) 운동을 15회씩 3세트
5. 어깨(밴드강화형) 운동을 15회씩 3세트

복부비만형 7일 운동법

1. 5단계까지의 워밍업을 한 번 실행해주세요.
2. 복근(전신코어) – 30초 운동 / 10초 휴식, 2세트
3. 복근(전면집중) – 30초 운동/ 10초 휴식, 2세트
4. 복근(상복부) – 30회씩 2세트

 복부의 이곳저곳이 다 아프실 거예요. 쉬시며 풀어주세요!

 2분 걷기 → 2분 뛰기 6세트 후 5분 걷기로 마무리!

1. 단계별 워밍업 중 선택해서 5세트 반복!
2. 복근(전신코어) – 30초 운동 / 10초 휴식, 2세트
3. 복근(전면집중) – 30초 운동 / 10초 휴식, 2세트
4. 복근(하복부) – 30초 운동 / 10초 휴식, 2세트

 푹 쉬며 내일을 준비해요!

 상쾌한 기분으로 빠르게 걸어볼까요?

1. 단계별 워밍업을 5세트 반복해주세요.
2. 벽 스쿼트 – 30초 운동 / 10초 휴식, 3세트
3. 복근(전신코어) – 30초 운동 / 10초 휴식, 2세트
4. 복근(전면집중) – 30초 운동 / 1초 휴식, 2세트

하체비만형 7일 운동법

 월
1. 단계별 워밍업을 2세트 반복해주세요.
2. 허벅지(스쿼트) – 20회씩 3세트
3. 엉덩이(슈퍼맨 햄스트링) – 20회씩 3세트

 화
몸도 마음도 가볍게, 휴식의 날!

 수
2분 걷기 → 2분 뛰기 6세트 후 5분 걷기로 마무리!

목
1. 1~5단계까지 워밍업을 2세트 반복해주세요.
2. 허벅지(와이드 스쿼트) – 20회씩 3세트
3. 엉덩이(힙 쓰러스트) – 20회씩 2세트

 금
쉬면서 다리를 풀어주세요.

 토
살짝 숨이 찰 정도로 빠르게 걸어보세요!

 일
1. 1~5단계의 워밍업을 2세트 반복해주세요.
2. 허벅지(스쿼트) – 20회씩 3세트
3. 엉덩이(원 레그 데드리프트) – 20회씩 3세트

한눈에 보는 체형별 운동표

체형	운동법						
	월	화	수	목	금	토	일
상체 비만	• 스트레칭 • 워밍업 2세트 • 이두 15개/3세트 • 어깨 15개/3세트	휴식	인터벌	• 스트레칭 • 워밍업 5세트 • 등 15개/3세트 • 삼두 15개/3세트 • 어깨 15개/3세트	휴식	유산소	• 스트레칭 • 워밍업 5세트 • 가슴 15개/3세트 • 삼두 15개/3세트 • 어깨 15개/3세트
복부 비만	• 스트레칭 • 워밍업 5세트 • 전신 30초/10초/2세트 • 전면 30초/10초/2세트 • 하복부 30초/10초/2세트	휴식	인터벌	• 스트레칭 • 워밍업 5세트 • 전신 30초/10초/2세트 • 전면 30초/10초/2세트 • 하복부 30초/10초/2세트	휴식	유산소	• 스트레칭 • 워밍업 5세트 • 전신 30초/10초/2세트 • 전면 30초/10초/2세트 • 하복부 30초/10초/2세트
하체 비만	• 스트레칭 • 워밍업 2세트 • 허벅지 20개/3세트 • 엉덩이 20개/3세트	휴식	유산소	• 스트레칭 • 워밍업 2세트 • 허벅지 20개/3세트 • 엉덩이 20개/3세트	휴식	달리기	• 스트레칭 • 워밍업 2세트 • 허벅지 20개/3세트 • 엉덩이 20개/3세트

마치며

To. 세상의 모든 다이어터분들께.

다이어트는 평생 숙제라는 말이 있어요. 달리 말하면 다이어트에 확실한 정답은 없다는 거죠. 그걸 모르는 많은 여성들이 계속해서 한번에 해결하려고만 하니 문제가 생기는 것 같아요.

많은 다이어트 방법들 중 자신에게 맞는 방식을 찾는 것이 쉽지만은 않을 거예요. 그래서 때로는 지치기도 하고 절망하는 순간들이 오기도 해요. 이러한 것들은 다이어트를 하면서 당연히 거쳐야 하는 하나의 과정일 뿐인데, 때로는 자신을 패배자로 만들어 자괴감에 빠지게 해요. 이런 모든 순간들을 겪지 말라고 이 책을 쓴 것은 아니에요. 저 또한 그랬었고 여러분들도 그러한 순간을 겪지 않는다는 보장이 없으니까요.

다만 다이어트는 나의 숨은 아름다움을 찾는 과정에서 겪게 되는 성장통일 뿐이고, 또 누구나 대면할 수 있는 일이니 '괜찮다' 말해주고 싶었어요, 아직까지 저도 체중과 체형 관리에 대한 고민과 걱정도 있고, 한번도 대면하지 못한 새로운 어려움에 힘이 들 때도 많아요. 하지만 그런 일들을 해결할 때마다 재미도 분명 느끼고 있으니 온전히 이 삶을 즐기고 있다고 자신 있게 말할 수 있어요.

제가 이 책을 쓰게 된 이유는 다이어터들의 외로움을 조금이라도 덜어드리고 싶었기 때문이에요. 공감할 수 있는 친구들이 없다는 것, 그리고 인스타그램이라는 피드 하나의 몇 마디 글로 다이어트를 통해 받은 상처를 다 어루만져줄 수 없다는 게 아쉬웠어요. 공감하며 이야기를 나눌 친구들이 있었다면 조금 덜 돌아왔을 텐데 하는 생각이 들어서 '튕클(Twinkle)'이라는 방을 만들고, 비슷한 처지의 친구들을 모아서 같이 다이어트를 했어요. 자격증이 있는 것도 아닌데 전문가가 아닌 저를 믿고 따라와준 '튕클' 멤버들이 너무 고마워요.

"언니 저 떡볶이 먹었어요, 초콜릿 먹었어요." 할 때마다 쓴소리를 해서 정신 번쩍 들게 하는 악역 같은 역할이지만 함께 해나갈 수 있는 동지가 생기고, 다이어트 이외에도 여자

로서 함께할 수 있는 공감대가 있어서 너무 좋아요. 그래서 현재는 다이어트 자체가 굉장히 재미있는 놀이처럼 됐답니다.

다이어트를 하면서 다양한 고충들을 겪는 팅클 멤버들을 보니 마치 예전의 저를 보는 것 같아 가슴 한 편이 짠했어요. 그리고 이 책을 쓰는 내내 멤버들에게 많은 도움을 받았어요. 책이 완성되기까지 내용을 공개하지 않아서 서운할 거예요. 그래도 우리 예쁜 팅클 멤버들, 언니 이해해줄 거지? 책 나오면 제일 먼저 보여줄게.

멤버가 되는 방법? 모두들 팅클 멤버가 되길 바라며 이 책을 쓰기로 결정했던 거죠! 여기까지 읽고 있다면 여러분은 이미 팅클 멤버가 되신 거예요. 앞으로도 우리 포기만은 하지 말아요. 실패했어도, 혹 잘못된 방식에 혼돈이 왔더라도 그저 과정일 뿐이니 포기만 안 하면 충분히 더 예뻐진 내일을 마주할 수 있어요. 나만의 아름다움을 찾기 위해 시작한 다이어트, 그것에 나 자신을 잃지 말기를. 상처받지 말고, 포기하지 말기를. 힘든 과정과 인내의 순간 사이, 웃음으로 스스로를 일으켜 세울 줄 아는 멋진 당신이 되길 바랄게요.

내일은 오늘보다 더 반짝이는 당신이 되길. TwInkle!!

from. 수지

Special Thanks

딸내미 걱정뿐인 울 이호숙 여사님, 루틴부터 책 내용까지 함께하며 고생한 재진이, 우리 팅클 1기 멤버들! 특히 부해인 요고요고 완전 사랑둥이!
다들 너무 고맙고, 너무 감사해!

수지의 소울 뷰티 다이어트

초판 1쇄 인쇄 2018년 5월 25일
초판 1쇄 발행 2018년 6월 4일

지은이 김수지
펴낸이 권기대
펴낸곳 도서출판 베가북스

총괄이사 배혜진
편 집 한경희, 유동민
디자인 이호영
마케팅 황명석, 하유빈

출판등록 2004년 9월 22일 제2015-000046호

주소 (07269) 서울시 영등포구 양산로3길 9. 201호 (양평동 3가)
주문 및 문의 02)322-7241 **팩스** 02)322-7242

ISBN 979-11-86137-70-3 (13510)

※ 책값은 뒷표지에 있습니다.
※ 좋은 책을 만드는 것은 바로 독자 여러분입니다. 베가북스는 독자 의견에 항상
  귀를 기울입니다. 베가북스의 문은 항상 열려 있습니다.
  원고 투고 또는 문의사항은 vega7241@naver.com으로 보내주시기 바랍니다.

홈페이지 www.vegabooks.co.kr
블로그 http://blog.naver.com/vegabooks.do
트위터 @VegaBooksCo **이메일** vegabooks@naver.com **인스타그램** www.instagram.com/vegabooks